上海文化发展基金会图书出版专项基金资助项目
"十三五"上海重点出版物出版规划项目
社会工作流派译库·军队社会工作系列
军队社会工作丛书

创伤后应激障碍治疗指南
（原著第二版）（下册）

Effective Treatments for PTSD：
Practice Guidelines from the International
Society for Traumatic Stress Studies，2E

［美］埃德娜·B. 福阿（Edna B. Foa）
［美］特伦斯·M. 基恩（Terence M. Keane）
［美］马修·J. 弗里德曼（Matthew J. Friedman）　主编
［美］朱迪思·A. 科恩（Judith A. Cohen）

沈　黎　**主译**　　张　曙　**审校**

U0395472

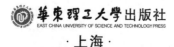
华东理工大学出版社
EAST CHINA UNIVERSITY OF SCIENCE AND TECHNOLOGY PRESS
·上海·

图书在版编目(CIP)数据

创伤后应激障碍治疗指南：原著第二版. 下册/
(美)埃德娜·B. 福阿(Edna B. Foa)等主编；沈黎主译
. —上海：华东理工大学出版社，2021. 12
（军队社会工作丛书）
书名原文：Effective Treatments for PTSD, Second
Edition：Practice Guidelines from the International Society
for Traumatic Stress Studies,2E
ISBN 978 - 7 - 5628 - 4381 - 8

Ⅰ.①创… Ⅱ.①埃… ②沈… Ⅲ.①创伤—心理应
激—精神障碍—治疗—指南 Ⅳ.①R641.05 - 62
②R749.05 - 62

中国版本图书馆 CIP 数据核字(2020)第 271882 号

策划编辑 / 刘　军
责任编辑 / 藕　园
装帧设计 / 居慧娜
出版发行 / 华东理工大学出版社有限公司
　　　　　　地址：上海市梅陇路 130 号,200237
　　　　　　电话：021 - 64250306
　　　　　　网址：www.ecustpress.cn
　　　　　　邮箱：zongbianban@ecustpress.cn
印　　刷 / 上海锦佳印刷有限公司
开　　本 / 710 mm×1 000 mm　1/16
印　　张 / 21.75
字　　数 / 436 千字
版　　次 / 2021 年 12 月第 1 版
印　　次 / 2021 年 12 月第 1 次
定　　价 / 172.00 元

编辑委员会

目　录

第三篇　慢性创伤后应激障碍的治疗

第四篇 治疗指南

第五篇 结 论

第三篇
慢性创伤后应激障碍的治疗

第十二章　团　体　治　疗

M. 特拉西·谢伊（M. Tracie Shea）、梅根·麦克德维特·墨菲（Meghan McDevitt-Murphy）、戴维·J. 雷迪（David J. Ready）、宝拉·P. 施努尔（Paula P. Schnurr）

团体治疗是 PTSD[①] 最常用的治疗方法之一。本章笔者对团体治疗进行了回顾,首先介绍了治疗 PTSD 所运用的团体方法,随后对不同类型的团体治疗方法的基本原理与实务技术进行了总结,并对研究结果予以评价。

一、理论背景

目前,此领域对 PTSD 的团体治疗方法有不同的标准,包括在目标、宗旨、理论依据、方法与结构（封闭还是开放）、活动频率与长度、治疗持续周期等方面。工作者在治疗时运用的原理也可能存在差异,有时之所以运用团体治疗是因为其被认为在治疗患者的创伤时优于个体治疗,尽管迄今为止这种观点未得到研究者的经验支持,工作者依旧认为团体可以高效地将一些治疗策略应用于多个病人。大多数认知—行为团体协助成员通过模仿或学习其他技能（例如,果敢训练、焦虑管理）,同时治疗多个个人来节约治疗时间。团体格局是一个判定治疗要素的标准。例如,以团体成员互动为焦点的过程取向团体,团体成员互动既是该团体的特征,也是该团体成员学习和治疗变化的基础。在创伤幸存者类型的团体中,团体成员的疏远、隔绝和异化行为常常是突出的创伤表现,而团体治疗方法为缓解创伤幸存者团体成员的突出问题提供了重要的方法。PTSD 团体治疗隐含着一个重要的共识性理论原则:人际交往的本质使团体为重新获得安全感、信任、自尊和与

---

① 本书分为上下两册,为与上册统一,本书中的"PTSD"为"创伤后应激障碍"的英文简称。

他人的亲密感提供了良好的环境(Allen and Bloom,1994)。参与团体能够降低 PTSD 患者的孤立感和疏离感,使他们试图从创伤恢复的努力中感受他人的支持和理解。这将有助于重建 PTSD 患者与他人之间的信任和联系。

众多团体治疗之间最重要的区别在于其是否认为重新整合创伤是治疗过程的关键。创伤焦点团体假定治疗在情感、认知和生理水平上对团体成员的创伤记忆进行整合,从而实现消除症状、重塑创伤意义的目标。以当前为中心的治疗方法使用团体治疗是为了减弱患者的孤独感,同时增强其力量感,从而提高他们的适应力并改善其各项功能。

除了支持性团体治疗倾向避免直接聚焦创伤以外,其他理论模式指导下的 PTSD 团体治疗方法既可能会聚焦于创伤,也可能不会。例如,与认知—行为方法类似,心理动力团体治疗就包含对创伤的关注,目的是帮助个体整合无关联的影响与认知,重构团体成员的创伤影响因素。成功重构创伤的概念化过程(例如,对潜意识的认识与习惯化、消退,或认知重建的对比)和解决创伤体验在策略上存在差别。

对团体治疗所采用的治疗方式来说,探索不适应的人际交往模式及这些模式如何与创伤经历相联系是非常重要的。这些团体治疗强调的理论假设是创伤的本质及随后对社会造成的影响。由此可见,PTSD 治疗的关键在于解决个人与他人的关系。许多团体治疗吸收了亚洛姆(Yalom)所描述的团体治疗的原则,将人际互动作为患者治疗后产生变化的核心(1995)。对团体中成员当前人际互动的关注为其人际学习与改变提供了经验基础,或者是提供了"矫正情感体验"的一些参考。对创伤幸存者来说,信任的重建与发展与矫正体验密切相关。人际心理治疗作为一种针对抑郁症的个体治疗方法在得到初步发展(Klerman et al.,1984)后,为适应 PTSD 团体格局的多样化也发生了相应的变化(Krupnick et al.)。人际心理治疗模式(IPT)的理论来源是团体成员在人际互动情境中所表现的症状:这些症状可能会引发或恶化团体成员的人际问题,同时也可能是他们产生人际问题的原因,或以上两种情况都可能存在;无论是哪一种,此种治疗都需要解决人际功能。除关系纠缠、社交困难、角色失调、人际缺损等人际心理互动的一般议题外,PTSD 团体人际心理治疗还关注那些导致团体成员社会支持减少或压迫与虐待更加严重的人际关系行为,以及这些人际关系行为如何与 PTSD 症状相连。

大多数团体都包含支持性要素。我们认为定义为"支持性"的团体,其最基本的特征是在具备基于情感支持和同理心的基础上增强团体成员适应性防御、控制、自尊、与他人联系等方面的作用。当某个团体成员创伤记忆非常强烈或者个人处理强烈情感的能力有限，又或者个人非常脆弱时，就需要运用支持性团体来帮助其摆脱创伤。支持性团体给予的接纳和支持不但增强了团体成员之间的信任，也减弱了常见于 PTSD 患者中的孤独感。

定义为认知—行为的团体治疗通常关注的是行为技能训练、认知重构、创伤暴露，或将上述几点相结合。这一团体治疗的理论基础与针对 PTSD 的个体治疗相类似。例如，根据古典和操作性条件反射原理，运用延长想象暴露法假定脱敏既能够减少患者的创伤性焦虑，又可以减少患者出于害怕而产生的回避反应。通过聚焦问题与接受挑战，创伤暴露有助于患者改变与创伤有关的生活不适应的想法与观念。患者的不适应想法与观念可能包括那些经由泛化而形成的危险夸大认知，也可能包括对创伤责任的认知与改变。原则上，通过整合那些有相同经历的创伤者，运用团体治疗能够促进团体成员认知的重构。

二、技术说明

不同理论模式下，针对 PTSD 的团体治疗所使用的方法与技术非常广泛。在大多数团体中，方案设计通常旨在建立团体成员的安全感、信任感和团体凝聚力。以下是我们对团体治疗中方法与技术的简要说明。

（一）心理动力、过程团体和人际心理治疗模式

尽管各类团体在实际运作时都会结合一系列的策略和技术，但是这些策略和技术的共同关键特征在于它们能够促进团体成员的顿悟性学习与改变。如前所述，不同理论模式指导下的 PTSD 团体治疗方法可能会聚焦于创伤，也可能不会。聚焦于创伤的团体治疗方法不同于认知—行为的团体治疗方法，后者在治疗时会习惯性地引出创伤的内容。与认知—行为创伤焦点团体相比，心理动力团体中出现创伤信息的结构化程度相对较低。其对团体成员创伤经历的提及可能是公开的也可能是隐蔽的。团体成员被鼓励描述并重构他们的经历——去体验与创伤有关的情感、去纠正有关自我发展的负面观点。心理动力团体治疗认为个人对无意识的恐惧与不适应模式有日渐清晰的认识，这些恐惧与不适应模式被视为是在患者的童年经历

与创伤经历交互作用下而产生的。这一方法的目标是将团体成员的创伤记忆进行整合后再带入他们的意识中。这些方法还强调其实施后对患者创伤症状的意义,创伤如何影响患者关于自我、他人的认知,以及源于创伤的行为模式如何被无意识驱动等。治疗者将患者当前的困境与创伤经历进行可能的联系,并思考这些联系是如何产生的,团体治疗的关注点可以在过去与现在之间依据需要来回转换。

过程团体通常保持对当下的关注。关注团体成员与创伤经历有关的当前体验,以及团体成员间的人际互动。治疗者会帮助团体成员提高对自身感觉的认识,并在他们的某种感觉出现时,表达自身的需求与内心的恐惧(Classen et al.,2001)。团体其他成员在团体活动中的反应可以使个体了解他人如何看待自己,从而纠正团体成员对自身及他人的错误认知预设。人际心理治疗模式(Krupnick et al.)有助于团体成员认识他们在关系纠缠、社交困难、角色演变、人际损失四个方面的特有的人际困难。该模式还协助团体成员识别可能阻碍他们获得社会支持,或者增加他们受到他人伤害的风险行为。此团体的最后一个阶段将帮助团体成员表达对团体结束,以及之前人际关系缺失的伤痛。

(二) 支持性团体

支持性团体的目标是通过为团体成员提供安全的、支持性的环境来增强他们日常生活及社交功能的正常运转。在此环境之下,参与者能够逐渐放松警惕,增加彼此之间的信任并与他人互动,感受来自他人的接纳与认可,在其他成员的反馈与支持下建立对自身问题的掌控感。尽管大多数团体都含有支持性的元素,但支持性团体的核心在于通过情感支持与反馈的给予来激励人际关系。此团体关注的重点在于团体成员当前的生活问题而非过去的创伤经历。此团体的治疗方案包括使团体成员的症状舒缓,体验常态化,促进团体成员之间的互动,提高团体凝聚力,鼓励并强化其适应性行为,提高他们的个人的掌控感及自我生存的能力。支持性团体常应用于一定特征的患者中,包括 PTSD 症状还未严重到需要进行精细治疗,或根据病情太严重而无法进行创伤焦点治疗的患者。

(三) 认知—行为的团体治疗

团体治疗方法的一个重要治疗方向是认知—行为治疗,包括患者的技能训练和暴露技术,或二者的结合运用。从 PTSD 症状的教育到暴露会谈的治疗方案,治疗者都希望患者能够在团体中反复描述其创伤经历的细节。大多数认知—行为的团体治疗针对的是控制或消除患者 PTSD 症状的技能训练,尤其是对焦虑和觉醒的训练。为提高患者的人际功能,治疗者会运用放松练习、想象与信仰、角色扮演、预演和果敢训练等方法。在退伍士兵的样本中,大多数治疗者会使用综合性的认知—行为的团体方法来治疗他们的 PTSD 症状,除了技能训练,通常还包括想象暴露法和认知重组法(Foy et al.,1997;Ready et al.,2008)。例如,针对战争所导致的士兵的 PTSD 症状的创伤焦点团体治疗(TFGT)就包括三个阶段。第一阶段为引导阶段,包括关于 PTSD 的教育,治疗者教授并强化患者基本的应对技能,协助团体成员之间相互了解,为成员进行创伤回忆做好准备。第二阶段从了解每个成员的创伤经历开始,这些经历将成为团体治疗的焦点并需要团体成员反复陈述及体验,进而对创伤记忆的关键部分进行系统的想象暴露。其中,团体治疗中有三分之一的会谈将致力于开展个体化的焦点工作。治疗者要求团体成员完成家庭作业,主要是听录音带,目的是增加他们在治疗时的暴露程度。团体治疗中暴露会谈则主要是对团体成员歪曲的认知进行识别和挑战。在第三阶段,治疗主要关注如何制定防止症状反复的预防计划,以及对可预测的高风险情况进行识别与评估的方案。

三、资料收集的方法

相关研究资料的收集是从早期版本中的研究综述(Foy et al.,2000)开始的。本章大部分文章来自美国国家 PTSD 中心网页上的“PILOTS 数据库”,以及由美国心理学协会维护的“心理科学数据库”。通过对“创伤”“PTSD”“团体”“治疗”“疗法”等关键词的搜索,本章梳理了 1998 年到现今的相关文章。此外,为了收集更多具有治疗效果的研究文献,我们还使用了社会科学引文索引和科学引文索引找到本章英文版本所引用的文章。为获得更多可资参考的已发表材料,我们还联系了从事团体治疗方法研究的研究人员。我们对具有以下特征的研究进行了总结,目标群体为 PTSD 患者,评估治疗前后的 PTSD 症状,以及团体治疗中至少有 10 个参与者的研究。考虑对比研究的数量仍然较少,我们就不再只关注涉及符合 PTSD 标准的研究。我们剔除了那些除了使用团体治疗,还结合其他多种干预措施的研究,因为我们认为这些研究中的团体治疗效果是比较模糊的。

四、文献综述

根据上述标准,我们共选择了22项研究(表12.1和表12.2所示),其中包括7项随机实验和6项非随机实验,这些实验研究将至少实现一个治疗组与对照组或控制条件进行对比(如表12.1),还有9项是关于治疗前后变化的研究报告(如表12.2)。在这些研究中,最常见的一种控制条件(13项研究中有10个)是将未接受治疗者——主要来自候选名单的成员作为评估控制组。最常见的团体治疗研究是针对认知—行为(22项研究中有14项)疗法的研究。在所涉及的研究中,有4项研究主要使用了心理动力或人际关系治疗,我们将其中3项研究界定为顿悟团体治疗,其中一个是心理教育/顿悟治疗取向,另外两个是女性主义团体治疗模式;还有3项研究为支持性团体治疗。

根据创伤的类型来看,人际虐待(主要是性虐待)是最常涉及的创伤类型之一(有15项研究),然后是退伍士兵的PTSD症状(5项研究)。相关研究中有5项研究关注的是具有伴发疾病的PTSD——或是物质使用障碍(4项研究),或是惊恐性障碍(1项研究)。

(一) 心理动力、人际关系、过程和顿悟团体治疗

团体治疗研究被描述为关注那些有受性侵害经历(尤其是在童年时期)的成员样本的心理动力、人际关系和过程。研究者在两项小规模研究中使用了随机研究设计。创伤焦点团体和以当前为中心团体都依据了心理动力的原则,但这两种治疗方法构成的治疗组与其他来自候选名单成员所构成的控制组之间不存在显著性差异(Spiegel et al.,2004)。然而,当将两个治疗组合并成一个治疗组时,治疗组和控制组在许多非PTSD测量中均呈现出显著的差异(Classen et al.,2001)。克鲁普尼克(Krupnick)和同事发现,治疗组成员与来自候选名单的控制组成员相比,PTSD人际心理团体治疗有显著效果。凯尼(Koenen,2001)指出,与非随机的候选名单控制组成员相比,人际关系或过程团体的成员状况有明显改善,但那些没有边缘型人格障碍成员的治疗组则没有得到改善。

相关研究中,有6项研究对顿悟或支持性团体进行了检验。斯托克和弗莱(Stalker and Fry,1999)采用随机研究设计来比较女性主义顿悟治疗模式在团体治疗与个体治疗中的使用,研究发现这两种治疗都对PTSD有

表12.1　控制与比较研究

研究 [AHCPR 水平]	目标群体 a	会谈的数量/时长	治疗方法；控制 b	主要发现	组间效应值	组内效应值
随机研究						
考夫曼等（Koopman et al., 2001；巴特勒等（Butler et al., 2004）[B]	55名患PTSD的女性；她们有童年受性虐待的经历	24次，每次1.5小时	心理动力：24名创伤焦点（TF）19名当前焦点（PF）（33名来自候选名单的成员作为控制组）	治疗组（两种治疗组合并起来）在分裂、性虐待创伤指数上都有明显的改善，他们人际问题的改善状况要好于控制组。当将两个治疗组分开，任何治疗组和控制组之间都不存在差异	创伤症状检查表-40（TSC-40）所有样本的数据 PF vs TF　0.04 TF vs WL　0.23 PF vs WL　0.19 治疗组组合并 vs WL 0.26	TSC-40 意向治疗（Intent to treat） PF 0.16 TF 0.26 WL 0.20
法尔塞蒂等（Falsetti et al., 2001）[B]	22名患PTSD并伴有惊恐性障碍的女性；她们有多种创伤的经历	12周，每周1次，每次1.5小时	认知-行为：12名患者接受多途径暴露疗法(MCET)（15名被试者 WL 作为控制组）c	与控制组相比，治疗组的PTSD症状明显减少	MPSS Completers MCET vs WL 0.94 * （* 基于 F 值）	数据资料不足
克拉科夫等（Krakow et al., 2000, 2001）[A]	168名患PTSD的女性；她们大多有童年受性虐待经历	2次、每次3小时，5周之后1次1小时的会谈	认知-行为：88名患者进行想象练习治疗(IRT) 88名来自候选名单的被试者作为控制组	与控制组相比，治疗组在梦魇、睡眠和PTSD方面得到明显改善；在治疗后的6个月内他们的改善状况得以维持	临床医师专用PTSD量表(CAPS) Intent to treat IRT vs WL 0.72 创伤后应激障碍症状量表(PSS) IRT vs WL 0.72	临床医师专用(CAPS) PTST量表 Intent to treat IRT 1.54 WL 0.43 PSS IRT 1.06 WL 0.27

续　表

研究 [AHCPR 水平]	目标群体[a]	会谈的数量/ 时长	治疗方法;控制[b]	主　要　发　现	组间效应值	组内效应值
克鲁普尼克等 (Krupnick et al.) [A]	48 名 PTSD 女性患者;她们有人际创伤史(如被殴打、被虐待、被骚扰)	16 次,每次 2 小时的会谈,3~5 名团体成员	32 名进行人际关系治疗的成员;16 名来自候选名单的成员作为控制组	与控制组相比,治疗组的 PTSD 成员,抑郁和人际功能都得到显著改善	临床医师专用 PTST 量表(CAPS) Intent to treat IPT vs WL 0.70	临床医师专用 PTST 量表(CAPS) Intent to treat IPT 1.15 WL 0.26
施努尔等 (Schnurr et al., 2003) [A]	360 名患有 PTSD 的男性退伍人员	30 次,每周 1 次;每月 5 次的支持性暴露会谈(1.5~2 小时)	认知—行为疗法 162 名创伤焦点团体治疗(TFGT)成员;165 名以当前为中心的团体治疗(PCGT)成员	成员治疗前与治疗后状况相比,两种治疗组成员状况都有显著改善。但是,治疗组之间没有显著差异。状况改善在治疗后 12 月内得以维持	临床医师专用 PTST 量表 TFGT vs PCGT 未调整的 0.11 调整的[d] 0.09 未调整的 0.15 调整的[d] 0.11	临床医师专用 PTST 量表(CAPS) TFGT Intent to treat 未调整的 0.31 调整的[d] 0.25 PCGT 未调整的 0.27 调整的[d] 0.21 Completers 未调整的 0.27 调整的[d] 0.20 PCGT 未调整的 0.21 调整的[d] 0.14

续 表

研究 [AHCPR 水平]	目标群体[a]	会谈的数量/ 时长	治疗方法;控制[b]	主 要 发 现	组间效应值	组内效应值
斯托克等(Stalker et al., 1999) [A]	77 名女性有童年受性虐待的经历	10 次、每次1.5 小时的团体会谈,50 分钟 1 次的个体会谈	领悟疗法;女性主义治疗模式;由 24 名成员进行团体治疗;由 28 名成员进行个体治疗;所有参与者在治疗前有 10 周的等待期	成员们的团体治疗与个体化治疗的结果没有显著差异;根据悲痛和全球评估量表,与治疗前相比,经历团体治疗和个体治疗后的成员 PTSD 状况得到显著改善	创伤症状检查表-40(TSC-40) Completers 团体较之个体 0.10* 创伤后压力心理量表(PTSS) 团体较之个体 0.07* (*基于 F 值)	数据资料不足
兹洛特尼克等(Zlotnick et al., 1997) [A]	48 名患 PTSD 的女性,有童年受性虐待的经历	每周 1 次、每次 2 小时的会谈,15 周过后,加入常规治疗(TAU)个人心理治疗加药物治疗	认知—行为疗法;16 名成员进行情绪管理治疗(AM);17 名来自候选名单的成员作为控制组	与控制组相比,治疗组成员的分裂、PTSD 症状明显减少	戴维森创伤量表(DTS) Completers AM vs WL 0.83	戴维森创伤量表(DTS) Completers AM 0.72 WL 0.06

续　表

研究 [AHCPR水平]	目标群体ᵃ	会谈的数量/ 时长	治疗方法:控制ᵇ	主　要　发　现	组间效应值	组内效应值
非随机机研究						
凯尼等(Koenen et al., 2001)[B]	60名患PTSD的女性,有童年受性虐待的经历	12周,每周1次,每次1.5小时的会谈	34名成员进行过程一人际关系治疗;其中:有边缘性人格障碍的成员16人,没有边缘性人格障碍的成员18人;15名来自候选入名单的成员作为控制组	在有边缘性人格障碍成员的团体中,他们的PTSD,愤怒和抑郁症状明显降低。控制组或边缘性人格障碍成员在愤怒表现明显的团体中状况没有显著改善		PSS组内效应值 BPD＋0.20 BPD－0.88 WL 0.35
摩根等(Morgan et al., 1999)[B]	89名女性,其中大多有PTSD症状和童年受性虐待经历	20次,每周1次会谈	女性主义充权治疗:40名作为女性主义充权治疗成员;40名作为评估对照组成员	在组长,社会不适应,自责和PTSD方面,治疗组的状况要明显好于控制组,成员们在治疗后的3个月里状况得以维持		PTSD subscale of Response to Childhood Incest Questionnaire (RCIQ) 治疗组0.63 控制组0.00

续　表

研究 [AHCPR 水平]	目标群体[a]	会谈的数量/时长	治疗方法；控制[b]	主 要 发 现	组间效应值	组内效应值
约旦等（Jordan et al.，1988）[B]	43 名有受性侵害经历的女性	6 次，每次 2 小时的会谈	认知—行为疗法；12 名压力免疫训练（SI）成员；13 名信心训练（Assert）成员；12 名支持性心理治疗（SP）成员（13 名未自候选名单的作为控制组成员）[c]	成员们在害怕、抑郁、愤怒、自我、自尊心、自我概念和 PTSD 方面得到明显改善。所有治疗组都有相似的改善，只有控制组的成员没有改善。成员们改善的状况在治疗后的 3 个月内得以维持		事件影响量表（IES） SI 0.57 Assert 0.57 SP 0.29 WL −0.34 IES Intrusion SI 0.48 Assert 0.62 SP 0.34 WL 0.13
施尼克等（Schnicke et al.，1992）[B]	41 名在童年或成年期间有受性侵害经历，具有严重的 PTSD 症状的女性	12 次每周一次 1.5 小时的会谈	认知—行为疗法；18 名进行认知加工程治疗（CPT）的成员；20 名未自候选名单的作为控制组的成员；	在治疗组中，成员们的 PTSD，抑郁悲痛和社会适应状况有明显改善；成员们的改善状况在治疗后 6 个月内得以维持。控制组成员较治疗前后没有变化		Symptom Checklist−90 （SCL−90）PTSD CPT 0.89 WL 0.02
约翰逊等（Johnson et al.，1999）[B]	38 名有近亲性侵害的女性；31 名未自候选名单的成员做为对照组	20 次每周 2.5 小时的会谈	支持性心理治疗；32 名进行支持性心理治疗（SP）的成员；31 名未自候选名单的作为控制组的成员	与控制组相比，治疗组在抑郁，PTSD，悲痛和自我概念方面有显著改善，改善状况在治疗后 6 个月内得以维持		事件影响量表 SP 0.92 WL 0.00 IES Intrusion SP 0.28 WL 0.08

续表

研究 [AHCPR水平]	目标群体[a]	会谈的数量/时长	治疗方法:控制[b]	主要发现	组间效应值	组内效应值
瓦利斯(Wallis, 2002)[B]	83名有童年受虐待或被忽视经历的男性和女性;他们身上不都具有PTSD症状	12周	顿悟疗法:64名进行顿悟疗法的成员;19名来自候选组的单的作为控制组的成员	根据创伤症状调查量表测量的结果,治疗组的状况得到了明显的改善,控制组的创伤症状并没有产生改变		TSI创伤复合值 治疗0.71 控制0.10

a N=被试开始研究或治疗

b N=数据分析中的被试

c 《》说明控制组与治疗组同时进行

d 调整分析单位和团体的组间相关

表 12.2 无控制或对照条件的研究

研究 [AHCPR水平]	目标群体	会谈的数量/时长	治疗取向	主要发现	组内效应值
库克等(Cook et al., 2006)[B]	25名退伍人员,他们具有PTSD症状和物质使用障碍(SUDs)	25次会谈	认知-行为治疗;18名成员进行安全寻求治疗	他们在PTSD和生活质量方面有显著改善	PTSD Checklist — Military Version PCL-M 1.18

续 表

研究 [AHCPR 水平]	目标群体	会谈的数量/时长	治疗取向	主要发现	组内效应值
克里默等（Creamer et al., 2006）[B]	2 223 名患有 PTSD 的越战退伍士兵	主要进行团体治疗，另加有限性的个体治疗，12 周，6 个同龄成员为一个团体	认知—行为治疗	在 6 个月的时间里，成员们的 PTSD、愤怒、抑郁和焦虑状况得到显著改善；在随后的 1 年中成效较小	PCL 前期处理： 6 个月 0.59 12 个月 0.70 24 个月 0.85
多诺万等（Donovan et al., 2001）[B]	46 名退伍老兵，患有战后 PTSD 和物质使用障碍（SUDs）	12 周，每周 10 小时的团体治疗	认知—行为治疗；对 35 名成员进行技能培训，创伤处理和同伴支持	成员们的 PTSD 和依赖程度显著下降；在 6 个月到 12 个月的治疗期同效果得以维持	CAPS 0.67
琼斯等（Jones et al., 1996）[C]	15 名患有 PTSD 的越战退伍老兵	15 次个体会谈：主题为教育和暴露；14 次团体会谈：主题为杜会和康复；每次 1.5 小时的会谈（1～3 周每次）	认知—行为治疗；对 11 名成员进行创伤管理治疗（TMT）	成员们在控制、性问题、自尊、创伤症状和悲痛方面有显著改善	CAPS 1.09
哈泽德等（Hazzard et al., 1993）[C]	148 名有童年受性侵犯的经历的女性，她们没有 PTSD	每周时长 1.5 小时的会谈，为期 1 年	过程取向；对 78 名成员进行过程性团体治疗	成员们在控制、性问题、自尊、创伤症状和悲痛方面有显著改善	TSC－33 * 0.44（*基于 34 名被试成员的数据[a]）

续 表

研究 [AHCPR 水平]	目标群体	会谈的数量/时长	治疗取向	主要发现	组内效应值
卢宾等（Lubin et al., 1998）[C]	33 名在童年或成年时期经历过性侵害、心理伤害或暴力事件多重创伤的女性	16 次，每次 1.5 小时的会谈	认知-行为治疗；对 29 名成员进行创伤焦点心理教育团体治疗	在 3 个 PTSD 症状成员群中，成员们有抑郁情况在治疗后有显著改善；状况在治疗后的 6 个月内得以维持	CAPS 0.81 IES 0.32
斯托弗等（Stauffer et al., 1996）[C]	30 名非受侵害母亲，她们有受过性侵害的孩子	11 次，每次 2 小时的会谈	对 18 名进行认知-行为治疗	在母亲悲痛、逃避和儿童行为方面有显著改善；改善后的状况在 3 个月及随后时间里得以维持	IES Avoidance 0.56 Intrusion 0.24
纳贾维茨等（Najavits et al., 1998）[B]	27 名患有 PTSD 和物质使用障碍，严重的创伤史——性侵害和心理侵害和其他犯罪受害者的女性	24 次，每次 1.5 小时的会谈（每周 2 次）	寻求安全治疗；对 17 名成员进行寻求安全治疗	成员们在物质使用、PTSD、抑郁、心理功能、自杀方面有显著改善；所有方面改善的时间得以维持	TSC-40 total 3-mo follow-up 0.56
约翰逊等（Johnson et al., 2003）[B]	18 名患有 PTSD 和物质使用障碍，有受过性侵害和心理侵害经历的女性囚犯	24 次，每次 1.5 小时的会谈（每周 2 次）	寻求安全治疗；对 17 名成员进行寻求安全治疗	成员们在 PTSD、药物使用和酗酒方面有显著改善；改善后的时间里得以维持	CAPS 1.28* *根据 T 值

a N=被试开始研究或治疗

b N=数据分析中的被试

c 组间效应值

显著的改善作用,但团体与个体治疗之间没有差别。其他研究比较了在非随机研究设计中团体治疗与候选名单控制组或评估控制的差别,所有研究结果都显示出治疗组有显著效果,这其中有 2 项运用支持性团体治疗的研究作为比较条件用以检验认知—行为治疗的效果(Resick et al.,1988;Schnurr et al.,2003)。同时,这些研究在治疗前与治疗后都有显著性差异,但组内效应值偏小。

研究者在总结来自这一大类的研究结果时提出,基于人际关系的团体疗法在实践中非常有价值,且值得在大样本中做进一步的研究。研究发现,团体治疗方法能够产生积极的改变,并具有从小到中的前后测效应值。此类型的团体有利于标准化、同伴支持和问题的重构,因此是针对 PTSD 的临床治疗中最常使用的一种方法。

(二) 认知—行为团体治疗

相关研究中,有 4 项研究采用了认知—行为疗法。这 4 项研究都是随机研究,其中 2 项是初步分析研究,另外 2 项的样本规模明显大了很多。一项关于 168 名具有 PTSD 女性的研究发现,想象操练治疗对处理与 PTSD 有关的梦魇有显著效果(Krakow et al.,2001)。此外,研究者还对更大规模、更严谨的越战退伍士兵团体治疗检测了创伤焦点团体治疗的效果(Schnurr et al.,2003)。研究者将创伤焦点团体治疗与以当前为中心的团体治疗进行比较,旨在发现不同成员身上具备的"特异性",但却发现团体格局本身就提供了支持人际关系的潜在因素。这两种治疗的效果相差不多,研究者在 PTSD 或其他任何结果的意向性分析中没有发现差别。尽管创伤焦点团体治疗的成员最终退出比率(22.8%)高于以当前为中心的团体治疗的比率(8.6%),但是创伤焦点团体治疗的参与者在治疗期间的退出率很低,可以说明,在暴露条件下,创伤焦点团体治疗对大多数参与者而言是可以忍受的。研究者对那些接受至少 24 次会谈的团体治疗成员进行的二次分析发现,创伤焦点团体治疗成员的治疗效果更为显著。在同期群体中,创伤焦点团体治疗的治疗结果要好于以当前为中心的团体治疗(Schnurr et al.,2003)。

研究者在一份项目评估研究中分析了参与越战的澳大利亚退伍士兵 PTSD 的团体治疗结果(Creamer et al.,2006)。尽管治疗者没有进行控制,但由于是在真实环境下进行的且具有样本量上的优势(2 223 名男性退伍老兵),这项研究颇具临床实践意义。此项研究与占主要优势的认知—行为团

17

体治疗及以当前为中心的团体治疗有部分类似(Foy et al.，1997)，都包括创伤的暴露。成员们的效应值显示下降了3%，但是在治疗期间稳定的效应值在治疗过后的日子里出现了大幅度提升。

研究者们发现被称为寻求安全的认知—行为疗法(Najavits，2002)显示，受物质使用障碍和过度依赖的影响，成员们PTSD的情况会更加复杂。研究者们的三项初步分析指出，这种承诺介入对患者们的PTSD症状和物质使用障碍过度依赖的状况都有显著改善。当然，治疗者认为有必要将这种治疗方法与控制组进行对比分析。

总之，退伍士兵的研究(治疗前与治疗后的效应均值为0.81)，以及受性侵的成年患者的研究(治疗后均值为0.89)的结果都为认知—行为团体治疗提供了重要的经验性支持。(注：此研究中内效应值最小为0.31，最大为1.54。)

(三)治疗方法的比较

研究者发现很少有研究直接比较不同形式的团体治疗，其中一个重要的原因是，就PTSD症状而言，专注于创伤的治疗优于不专注于创伤的治疗。尽管有关会谈数量的二次分析显示出了创伤焦点团体治疗的优势，但即便是在样本规模最大的控制研究(Schnurr et al.，2003)中也没有找到创伤焦点团体治疗优于以当前为中心的团体治疗的证据。此外，研究者还发现其他两项比较研究主要是对两种或多种治疗类型进行分析(Classen et al.，2001；Resick et al.，1988)，并且他们没有发现不同治疗方法之间的差别，可能的原因在于样本规模较小而无法提供充足的解释力(如表12.3)。

表12.3 团体内部治疗效应值(是否关注创伤)

强调创伤的团体	效应值	不强调创伤的团体	效应值
Classen et al. (2001)	0.26	Classen et al. (2001)	0.16
Cloitre and Koenen (2001)	0.63	Cook et al. (2006)	1.18
Creamer et al. (2006)	0.59	Krupnick et al. (in press)	1.15
Donovan et al. (2001)	0.67	Najavits et al. (1998)	0.56
Frueh et al. (1996)	1.09	Resick et al. (1988)	0.60[a]
Hazzard et al. (1993)	0.44	Resick et al. (1988)	0.32[a]
Krakow et al. (2001)	1.54	Schnurr et al. (2003)	0.27
Lubin et al. (1998)	0.81	Wallis (2002)	0.71

强调创伤的团体	效应值	不强调创伤的团体	效应值
Morgan and Cummings（1999）	0.63	Zlotnick et al.（1997）	0.72
Resick et al.（1988）	0.53[a]	Zlotnick et al.（2003）	1.28
Resick and Schnicke（1992）	0.89		
Saxe and Johnson（1999）	0.60[a]		
Schnurr et al.（2003）	0.31		
Stauffer and Deblinger，1996	0.40*		

＊治疗效应值指事件影响与事件规避的影响均值。

五、结论与建议

自本书于 2002 年出版第一版以来，研究 PTSD 团体治疗的经验性文献逐渐增多。相关研究中有 15 项新增的研究符合我们总结的标准，其中有 6 项研究属于随机研究。施努尔等（Schnurr et al.，2003）的研究显示样本规模和方法论方面的巨大进步。然而，在其全部的 7 项随机研究中有 5 项的样本是小规模的，且大多数时候选择候选名单中的成员作为控制组。总的来说，施努尔的研究根据治疗前后效应值从小到大的变化，反映出团体治疗确实与 PTSD 的症状改善密切相关。在大多数的人际关系、过程取向和认知—行为治疗研究中，除了心理动力研究外，所有治疗组的变化都超过了来自候选名单的控制组。但是，在此治疗中成员们状况的改善是否与不同团体治疗中所使用的具体策略有关仍是未知数。其中，只有一项随机研究中具有充足的数据解释力和积极的控制条件（Schnurr et al.，2003），但在初步分析时也没有发现创伤焦点团体治疗比以当前为中心的团体治疗拥有更为显著的优势。事实上，研究者对至少有 24 次会谈的团体治疗进行二次分析时发现，当参与者接受了足够的治疗"剂量"或面对特定类型的患者时，创伤焦点团体治疗可能比以当前为中心的团体治疗更加有效。可惜的是，几乎没有证据可以作为选择不同治疗方法的决策指导。

大多数团体治疗研究都不能使用分析模型来说明团体内的观察，这一点需要重点关注。当然，也有一些研究例外（Creamer et al.，2006；Ready et al.，2008；Schnurr et al.，2003），这些研究将参与者个人作为分析单位，这里有一个假设，即团体治疗中的个人是团体治疗环境下的组成部分，可能影响其他团体参与者的状况。有研究(Baldwin，Murray ，and Shadish，2005)分析了美国心理学协会列表中 33 项有数据支撑的团体治疗研究结果，发现所有结果都具有显著的统计学意义。在有些研究中，自由度的调整导致了 30% 以上的显著性的损失，还有一些研究通过改变相关系数来调整群体聚类也导致了显著性的损失，由此，PTSD 团体治疗的真正效果可能比研究报告呈现出来的要低一些。另外，在临床环境中经常发生以下情况：由于团体治疗使用严格控制的方法论，阻碍了研究时对团体成员的精挑细选，如果这种选择确实改善了团体的过程与结果，那么将会降低团体治疗的效果。

在各种团体疗法中，对哪些因素可能减缓或调节治疗结果研究者也所知甚少，因为鲜有研究会关注这一点。但有一项研究例外(Cloitre and Koenen，2001)该研究针对有童年受性侵害经历的妇女进行团体治疗，通过加入或去掉一个或多个边缘型人格障碍的成员来比较过程导向疗法与人际关系疗法的效果。实验结果显示，在没有边缘型人格障碍成员的团体中，效应值出现了较大的变动(效应值为-0.88)，在那些至少有一个边缘性人格障碍成员的团体中效应值为 0.20。我们在分析治疗效果时，不应该简单依据没有边缘型人格障碍成员的团体变化，而应该至少设置有一个边缘型人格障碍成员在团体中的变化，因为团体中有一个或多个具有边缘型人格障碍成员将会显著改变整个团体的进程。这一研究发现过程导向团体治疗对PTSD 成员的选择也具有重要意义。具有边缘型人格障碍的个人可能在注重技能培训，如辩证行为疗法等更加结构化的团体治疗中表现得更好(Linehan，1993)。

福伊等(Foy et al.，2000)在已有研究中总结出影响一般团体治疗和与支持性团体治疗相比更专业化的创伤治疗的重要因素。许多禁忌证团体治疗：例如，活跃性精神病——这些患者的认知能力有限，存在自杀或伤害别人的风险，通常不符合团体治疗研究的标准。对成功的创伤焦点团体治疗而言，一个重要的关键特征就是容忍高度焦虑及其他强烈情感的能力。尽管这一特征只具有临床意义，但是当前还没有如何评估该特征更为明确的方法。同时，创伤焦点团体治疗本身也没有这方面的要求，更没有将检验这一特征作为预测结果的依据。作为一种替代性创伤，个体也有在创伤焦点团体治疗中遭受消极影响的可能，尽管缺乏这方面的证据，但这一问题值得研究。此外，在受创伤影响的群体内部，某些类型的创伤群体可能比其他类型的创伤群体更容易受影响，但在现有的经验研究中，还没有关注到团体中创伤类型同质的重要性。

据估计,在创伤焦点认知—行为治疗团体中,脱敏过程应该在促进改变中发挥着核心作用。一个核心假设是:与创伤相关的焦虑、生理冲动可能反复出现,因此脱敏也将反复出现。许多研究开始质疑团体疗法中暴露的妥善性,尤其是团体中所发展的社会支持是否能降低焦虑状况的发展(Woodward et al.,1997),相对于个体治疗而言,团体中较少的个人暴露是不是足够达到暴露的"剂量"。伍德沃德等在对 6 名越战退伍士兵进行团体暴露治疗期间,将心率作为同情心被激发的一个指标,研究指出,在团体成员自我暴露期间,在整个会谈中参与者心率较高,因此说明团体情境下能够激发人们的同情心。此外,当团体成员未积极投入自我暴露中时,从会谈开始到结束,成员们的心率出现了轻微的线性下降,这说明成员们对暴露的"间接感受"没有出现。

为了有充足的测试样本,团体治疗,尤其是以创伤为焦点的团体治疗对成员暴露最低数量的要求是一个关键问题,因为会谈中个人暴露的数量是有限的(通常不超过 2 个)。尽管不同团体对成员暴露的数量要求不同,但运用录音的方法确实能够增加暴露团体疗法在团体之外暴露的频率。以创伤为焦点的团体治疗至少需要两次团体内暴露和八次团体外暴露,雷迪等(Ready et al.,2008)公布了被称为基础暴露团体疗法(GBET)的初步研究结果。基础暴露团体疗法是一个为期 16 周的门诊项目,与创伤焦点团体治疗类似,但是团体中成员暴露所占比重明显增大。每位团体成员可以在团体中讲述 2 次战争所带来的创伤,并至少将陈述的录音听 10 遍。基础暴露团体疗法的暴露次数为 22 次,而在创伤焦点团体治疗中是 10 次。这种方法周期较短,但也有着更加密集的管理的功能,每次进行 3 个小时的团体治疗,一周 2 次。同时,基础暴露团体疗法还适用于更大的同类群体。雷迪等发现,尽管评估是由临床治疗的医生来进行的,但暴露团体疗法中的成员临床用的创伤后应激障碍诊断量表(CAPS)还是得到了较大的效应值,PTSD 自我监测报告也显示中度到高度的效应值,且成员们的改善在治疗后的 6 个月内仍旧存在(Ready et al.,2008)。迄今为止,在基础暴露团体疗法的暴露阶段还没有出现患者需要到精神科住院治疗的情况,症状整体的下降率为3%。关于基础暴露团体疗法的控制研究正在计划中。

鉴于美国和澳大利亚退伍军人管理局系统中最常使用暴露治疗模式,以及之前在伊拉克战争中出现了大量患有 PTSD 的退伍军人,进一步研究增加暴露量可能带来的研究效益是非常重要的。在此类数量较少的退伍老兵样本中,亟须个人与团体的创伤治疗效果的比较数据。

　　已有研究中还有一个基本的但是尚未解决的问题,那就是在不同治疗方法中团体与个人模式的疗效比较。只有一项研究对个人和团体治疗进行了比较,且从治疗结果来看,并未发现两者之间的不同(Stalker, and Fry, 1999)。在退伍士兵的治疗样本中,从创伤焦点治疗的保留率来看,团体模式要好于个人模式。在另一个研究领域中,团体治疗优于个体治疗是因为PTSD症状以外的其他治疗结果。一般说来,因为团体疗法与人际互动和支持密切相连,因此在社会适应和生活质量的测试中要明显比个人疗法有优势。但是,这一观点还未得到证实。

　　总之,现有研究尽管有所进步,但是在这一领域中仍然缺少设计完美的随机研究为上述问题提供明确的答案。PTSD团体治疗在治疗前后有积极的变化,与控制组相比也具有优势。认知—行为疗法仍旧是使用数量最多的研究。但没有证据表明哪一种团体治疗优越于另外一种,也没有证据表明关注创伤是否对团体成员的康复更加有益,这一问题需要进一步研究。目前,研究者们对PTSD团体治疗效果的缓和与调节因素也知之甚少。我们认为,今后的研究需要明确不同团体治疗模式中的转变机制。

参考文献[①]

Allen, S. N., & Bloom, S. L. (1994). Group and family treatment of posttraumatic stress disorder. *Psychiatric Clinics of North America, 17*, 425–437.

Baldwin, S. A., Murray, D. M., & Shadish, W. R. (2005). Empirically supported treatments or Type I errors?: Problems with the analysis of data from group-administered treatments. *Journal of Consulting and Clinical Psychology, 73*, 924–935.

Classen, C., Koopman, C., Nevill-Manning, K., & Spiegel, D. (2001). A preliminary report comparing trauma-focused and present-focused group therapy against a wait-listed condition among childhood sexual abuse survivors. *Journal of Aggression, Maltreatment and Trauma, 4*, 265–288.

Cloitre, M., & Koenen, K. C. (2001). The impact of borderline personality disorder on process group outcome among women with posttraumatic stress disorder related to childhood abuse. *International Journal of Group Psychotherapy, 51*, 379–398.

Cook, J. M., Walser, R. D., Kane, V., Ruzek, J. I., & Woody, G. (2006). Dissemination and feasibility of a cognitive-behavioral treatment for substance use disorders and posttraumatic stress disorder in the veterans administration. *Journal of Psychoactive Drugs, 38*, 89–92.

[①]　为方便读者查阅,"参考文献"部分扫描原书,不做修改,其后同此处理。

Creamer, M., Elliott, P., Forbes, D., Biddle, D., & Hawthorne, G. (2006). Treatment for combat-related posttraumatic stress disorder: Two-year follow-up. *Journal of Traumatic Stress, 19*, 675–685.

Donovan, B., Padin-Rivera, E., & Kowaliw, S. (2001). "Transcend": Initial outcomes from a posttraumatic stress disorder/substance abuse treatment program. *Journal of Traumatic Stress, 14*, 757–772.

Falsetti, S. A., Resnick, H. S., & Davis, J. (2005). Multiple channel exposure therapy: Combining cognitive-behavioral therapies for the treatment of posttraumatic stress disorder with panic attacks. *Behavior Modification, 29*, 70–94.

Falsetti, S. A., Resnick, H. S., Davis, J., & Gallagher, N. G. (2001). Treatment of post-traumatic stress disorder with comorbid panic attacks: Combining cognitive processing therapy with panic control treatment techniques. *Group Dynamics: Theory, Research, and Practice, 5*, 252–261.

Foy, D. W., Glynn, S. M., Schnurr, P. P., Jankowski, M. K., Wattenberg, M. S., Weiss, D. S., et al. (2000). Group therapy. In E. B. Foa, T. M. Keane, & M. J. Friedman (Eds.), *Effective treatments for PTSD: Practice guidelines from the International Society for Traumatic Stress Studies* (pp. 155–175). New York: Guilford Press.

Foy, D. W., Ruzek, J. I., Glynn, S. M., Riney, S. A., & Gusman, F. D. (1997). Trauma focused group therapy for combat-related PTSD. *Journal of Clinical Psychology, 3*, 59–73.

Frueh, B. C., Turner, S. M., Beidel, D. C., Mirabella, R. F., & Jones, W. J. (1996). Trauma management therapy: A preliminary evaluation of a multicomponent behavioral treatment for chronic combat-related PTSD. *Behaviour Therapy and Research, 34*, 533–543.

Hazzard, A., Rogers, J., & Angert, L. (1993). Factors affecting group therapy outcome for adult sexual abuse survivors. *International Journal of Group Psychotherapy, 43*(4), 453–468.

Klerman, G. L., Weissman, M. M., Rounsaville, B. J., & Chevron, E. S. (1984). *Interpersonal psychotherapy of depression.* New York: Basic Books.

Krakow, B., Hollifield, M., Johnston, L., Koss, M., Schrader, R., Warner, T. D., et al. (2001). Imagery rehearsal therapy for chronic nightmares in sexual assault survivors with posttraumatic stress disorder. *Journal of the American Medical Association, 286*, 537–545.

Krakow, B., Hollifield, M., Scharader, R., Koss, M., Tandberg, D., Lauriello, J., et al. (2000). A controlled study of imagery rehearsal for chronic nightmares with PTSD: A preliminary report. *Journal of Traumatic Stress, 13*, 589–609.

Krupnick, J. L., Green, B. L., Miranda, J., Stockton, P., & Mete, M. (in press). Group interpersonal therapy for low-income women with PTSD. *Psychotherapy Research.*

Linehan, M. M. (1993). *Cognitive-behavioral treatment of borderline personality disorder.* New York: Guilford Press.

Lubin, H., Loris, M., Burt, J., & Johnson, D. (1998). Efficacy of psychoeducational group therapy in reducing symptoms of posttraumatic stress disorder among multiply traumatized women. *American Journal of Psychiatry, 155*(9), 1172–1177.

Morgan, T., & Cummings, A. (1999). Change experienced during group therapy by female survivors of childhood sexual abuse. *Journal of Consulting and Clinical Psychology, 67*(1), 28–36.

Najavits, L. M. (2002). *Seeking Safety: Cognitive-behavioral therapy for PTSD and substance abuse.* New York: Guilford Press.

Najavits, L. M., Weiss, R. D., Shaw, S. R., & Muenz, L. R. (1998). "Seeking Safety":

Outcome of a new cognitive-behavioral psychotherapy for women with posttraumatic stress disorder and substance dependence. *Journal of Traumatic Stress, 11,* 437–456.

Ready, D. J., Thomas, K. R., Worley, V., Backscheider, A. G., Harvey, L. A. C., Baltzell, D., et al. (2008). A field test of group based exposure therapy with 102 vererans with war-related posttraumatic stress disorder. *Journal of Traumatic Stress, 21,* 150–157.

Resick, P., Jordan, C., Girelli, S., Hutter, C., & Marhoefer-Dvorak, S. (1988). A comparative outcome study of behavioral group therapy for sexual assault victims. *Behavior Therapy, 19,* 385–401.

Resick, P., & Schnicke, M. (1992). Cognitive processing therapy for sexual assault victims. *Journal of Consulting and Clinical Psychology, 60*(5), 748–756.

Saxe, B. J., & Johnson, S. M. (1999). An empirical investigation of group treatment for a clinical population of adult female incest survivors. *Journal of Child Sexual Abuse, 8*(1), 67–88.

Schnurr, P. P., Friedman, M. J., Foy, D. W., Shea, M. T., Hsieh, F. Y., Lavori, P. W., et al. (2003). Randomized trial of trauma-focused group therapy for posttraumatic stress disorder. *Archives of General Psychiatry, 60,* 481–488.

Spiegel, D., Classen, C., Thurston, E., & Butler, L. (2004). Trauma-focused versus present-focused models of group therapy for women sexually abused in childhood. In L. J. Koenig, L. S. Doll, A. O'Leary, & W. Pequegnat (Eds.), *From childhood sexual abuse to adult sexual risk: Trauma, revictimization, and intervention* (pp. 251–268). Washington, DC: American Psychological Association.

Stalker, C., & Fry, R. (1999). A comparison of short-term group and individual therapy for sexually abused women. *Canadian Journal of Psychiatry, 44*(2), 168–174.

Stauffer, L., & Deblinger, E. (1996). Cognitive-behavioral groups for nonoffending mothers and their young sexually abused children: A preliminary treatment outcome study. *Child Maltreatment, 1*(1), 65–76.

Wallis, D. A. N. (2002). Reduction of trauma symptoms following group therapy. *Australian and New Zealand Journal of Psychiatry, 36,* 67–74.

Woodward, S. H., Dresher, K. D., Murphy, R. T., Ruzek, J. I., Foy, D. W., Arsenault, N. J., et al. (1997). Heart rate during group flooding therapy for PTSD. *Integrative Physiological and Behavioral Science, 32,* 19–30.

Yalom, I. D. (1995). *The theory and practice of group psychotherapy* (4th ed.). New York: Basic Books.

Zlotnick, C., Najavits, L. M., Rohsenow, D. J., & Johnson, D. M. (2003). A cognitive-behavioral treatment for incarcerated women with substance abuse disorder and posttraumatic stress disorder: Findings from a pilot study. *Journal of Substance Abuse Treatment, 25,* 99–105.

Zlotnick, C., Shea, T., Rosen, K., Simpson, E., Mulrenin, K., Begin, A., et al. (1997). An affect-management group for women with posttraumatic stress disorder and histories of childhood sexual abuse. *Journal of Traumatic Stress, 10*(3), 425–436.

第十三章　儿童与青少年学校治疗方法

丽莎・H. 杰克斯(Lisa H. Jaycox)、布拉德利・D. 斯坦(Bradley D. Stein)、丽莎・阿玛亚-杰克逊(Lisa Amaya-Jackson)

一、理论背景

儿童创伤压力领域的研究在过去十年有了长足的发展,很多此领域的研究和政策以减轻创伤对儿童生活的影响为目标,远远超出了 DSM-Ⅳ 对(PTSD)诊断标准所做的调整。随后的研究主要围绕儿童青少年治疗方法,并由此积累了大量的实证研究经验。这些研究结果不仅针对真正意义上的PTSD症状,也针对更为广泛的PTSD症状,如抑郁、焦虑、攻击性行为及情感失调。治疗者改进临床病例的研究方案需要考虑儿童发展的阶段,并建立一个时间进度表来指导在创伤事件发生之后应该采取紧急干预还是延后治疗,同时需要创造一个合适的治疗环境。本章旨在说明关于学校治疗项目的发展与运用。近期,一些研究越来越侧重于学校治疗、评估及具体治疗方法的发展和运用,这其中包括:

(1)受创伤的学龄儿童的数量之多已成为公共健康话题,研究者需要从公共健康的视角,把学校当作基地和大环境开展治疗,因为学校是儿童日常活动的重要场域;

(2)创伤影响学生的学习成绩,需要学校整体的环境来解决一些问题,同时也需要利用学校这个环境来消除创伤带给学生各方面的不良影响;

(3)学龄儿童发生引人注目的灾难性创伤事件也要求学校层面提供精神健康治疗。已有研究发现儿童经历了多次创伤事件及多层面的创伤压力不仅仅只是单一的学校危机事件。

本章将简要介绍研究者们在学校开展的儿童创伤压力治疗,回顾有关学校治疗的文献及过去曾使用过的治疗手段,并且对这些面向儿童创伤压力的学校治疗方法或干预研究提供实证依据。

对美国的儿童和青少年来说,成为创伤的目击者或受害者会对他们的成长造成很大的问题,尤其是经历过社区和家庭人际暴力的儿童和青少年(包括儿童虐待和疏于照顾)。事实上,公共健康专家们认为人际间暴力事件是全球公共健康最重要的问题之一(Koop and Lundberg,1992;Krug,Dahlberg,and Mercy et al.,2002)。其他形式的创伤,例如,亲人突然离世、急性或长期病痛、车祸等,也会对青少年产生严重的影响。战争、恐怖主义及大规模自然灾害的发生在全球范围内引发了一系列创伤问题的讨论,使越来越多的人意识到这些灾难事件对儿童的不良影响。

创伤通常会带来持续的心理健康问题,这些问题影响了儿童身心的发展与能力的培养。创伤经历可能会导致创伤后应激障碍,表现为焦虑情绪、抑郁症状、攻击性行为及违法行为(《美国儿童与青少年精神病学研究》,1988)。创伤性生活经历,尤其是人际关系方面的创伤,是公共健康发展领域的热点问题,因为它增加了人们发生严重健康问题的风险(Sachs-Ericsson,Plant,and Blazer et al.,2005),导致高风险行为的发生,例如,酗酒以及滥用药物(Back et al.,2000;DeBellis,2002)、青少年怀孕(Anda et al.,2002)、自杀想法和自杀行为(Ull-man and Brecklin,2002;Ystgaard et al.,2004)。创伤也影响儿童在学校的表现(Garbarino et al.,1992;Hurt et al.,2001;Saigh,Mroueh and Bremner,1997;Schwab-Stone et al.,1995),遭遇暴力事件会导致学生成绩下降、出勤率降低(Hurt et al.,2001)、毕业率降低(Beers and DeBellis,2002;Delaney-Black et al.,2002;Grogger,1997)、注意力下降、抽象推理能力下降、记忆力下降、阅读能力减弱、智商下降(Beers and DeBellis,2002)。研究者们认为创伤对多个发展领域产生影响,包括对学术成就的负面影响,迫切需要将精神健康和教育结合起来,为受创伤后的儿童提供支持。

在美国,创伤经历通常出现在低收入、少数民族儿童及其家庭中,他们所处的环境因素,例如,贫穷、中低水平的居住条件及高比例的成人辍学率等,都增加了暴力事件和精神健康问题的发生概率(Coulton et al.,1995;Garbarino,1995;Stein et al.,2003;Straussner and Straussner,1997)。从教育者的角度来看,创伤对学生学业的负面影响也解释了"种族成绩差距"这一现象,即为什么非裔和拉美裔美籍学生在学校的表现和出勤率方面都落后于欧裔美籍同辈学生(Shin,2005)。

在社会经济方面,处于弱势的儿童在获取精神健康资源中难度最大(美国公共健康服务,2000)。无保险的儿童、拉美裔及非裔美籍儿童,他们都存在无法获得特殊精神健康治疗的风险(Bussing et al.,1998;Kataoka,Zhang,and Wells,2002;Zima et al.,2000)。相比没有受到创伤的儿童,受创伤的儿童更难寻求健康资源(Guterman,Hahm,and Cameron,2002)。所以,大部分弱势青少年都是难以获得传统的临床精神健康护理的群体。

学校对受创伤后学生心理健康恢复有着重要的作用,例如,在社区事件或者学校危机事件之后应立即采取干预措施来发挥作用。在创伤事件发生后,由于学校环境稳定且迫在眉睫的安全问题已经解决,学校可以对经历了创伤的儿童进行危机干预,以提供情感支持和心理教育;同时,学校可以进行心理急救,一旦周围环境平稳下来,心理急救就能安抚学生的情绪并使他们平静下来。

危机事件如,校园暴力、学生或教师突然死亡等,发生后,学校都需要进行危机干预。该阶段的重点是稳定学校环境,帮助那些受此类事件严重影响的学生或者教师,确保为他们提供一个安全与稳定的校园环境。此过程的经验总结已经形成了一套标准的国际性校园危机反应机制(Dorn and Dorn,2005;Duda et al.,2004a,2004b),但该过程尚未经过严格的评估检测。研究者发现一旦校园环境保持了稳定,以支持和教育为重点的早期干预就可以推进了。论证早期干预的有效性并且设计严格的实验研究之所以如此缺失,很大程度上是因为在这种情况下进行研究面临着后续的伦理问题(《精神健康国家组织》,2002)。然而,也有一些基于学校的研究项目已经得到评估的检测(见第五章对非学校危机干预的心理急救)。例如,在对经历木星船难的学生的研究中,研究者将在灾难发生的 10 天后接受心理疏导的学生与另一所学校里同样受创伤但没有接受心理疏导的学生进行比较,发现接受过心理疏导的学生有较少的 PTSD 症状,5—9 个月后的跟踪研究发现接受干预治疗的学生呈现出更少的 PTSD 症状及更少的恐惧情绪(Yule,1992)。

这些实证结果表明,学校在治疗创伤行为和情感问题方面有巨大的作用。学校提供的精神健康服务能解决经济及结构障碍的关键性问题,正是这些问题的存在阻碍了社会经济处于弱势的少数民族儿童获取所需要的服务(Garrison,Roy,and Azar,1999)。长期以来,学校都被认为是提供儿童精神健康服务的理想入口(Allensworth et al.,1997),否则儿童在传统的服务背景下将无法获得这些服务。不仅如此,据官方数据显示,学校是儿童每天活动时间较长的地方,利用学校环境能促进其常态化的发展,并整合同龄人课业和社会学习自然发展的过程。比起医院,小组活动在学校更容易开展,因为有很多年龄相近的学生在一起。之所以选择小组活动,是因为考虑回忆创伤及创伤症状对学生日常生活和同辈关系的影响,这些问题——在小组活动中更容易得到解决。研究者不认可"在悲剧和灾难后利用自然条件促进恢复"的原则(Amaya-Jackson et al.,2003;Macy,2003),这一原则应该被进一步考量和评估,以确定是否可以作为其他创伤治疗的媒介。不论此种干预措施是针对创伤事件的直接治疗还是间接治疗,也不论这种干预措施是全校范围的还是针对特定儿童的,校园环境下创伤治疗的积极效果并不会自动发生,而是需要精神健康领域和学校之间的努力与合作才能达成。

二、技术说明

学校干预治疗分为:全校课程干预、对"问题学生"进行干预、对经历学校危机事件并具有 PTSD 症状的学生进行干预三种类型。目前学校开展的大部分研究项目都属于第二类,这些项目都包含了某种筛选或者识别的过程,以此来确认哪些儿童可以进行干预治疗。

研究者针对创伤或者 PTSD 的学校干预项目结合了几种不同的技术手段,主要来源于认知行为理论(CBT)。认知行为理论的核心理念可以概括为以下:家庭治疗、心理教育、放松与缓解压力技巧、有效表达和模仿能力、认知能力、创伤叙述、创伤体内脱敏能力、父母配合,以及提高安全与未来发展能力(Cohen,Mannarino,and Deblinger,2006)。由于这些技术大部分都是以组合的形式运用于学校的情境中,具体运用时可以加以变化,已有学校发展并评估了一些类似的项目。另外一些技术是从心理动力理论或者危机干预模式中整合而来的(Lieberman et al.)。所以,成功的学校干预治疗要求对以临床治疗为基础的认知行为理论进行一些必要的调整。

第一,临床医疗中的认知行为理论通常是运用于个体或者父母与孩子之间的,而学校治疗大多运用于小组活动中。所以,学校治疗运用于教室形式的教学方法,既展现练习和体验的个体行为也能用于儿童小组的集体活动。这些小组活动并不是简单地调整治疗的焦点和速度,而是为学生提供一种方法,使他们可以向同伴学习并获得和利用同伴的支持,这是个体治疗所欠缺的部分。

　　第二,如前所述,对一些家庭而言,学校干预可能更加可行且更易被接纳。其他研究中阻碍和困扰干预实施的问题,如经费、交通、时间等,在学校环境中是不存在的。在学校里,那些还没有准备好寻求特殊帮助的家庭及儿童,或者那些难以获得所需服务的儿童都能获得治疗。

　　第三,父母配合治疗环节在学校治疗中的可行性较低。一方面,因为双方的时间日程无法协调,另一方面,因为家长在学校治疗过程中并不像在临床治疗中那样投入。通常情况下,学校会发现有需要的儿童并为其提供服务,而父母只会把孩子带到医院去接受治疗。也就是说,父母并没有"准备"参与学校治疗的过程。所以,一些治疗中原本能与还未进入特殊精神健康阶段的孩子进行沟通的优势,在某些情况下会因父母未完全参与而不复存在。如果出现这样的情况,当需要父母参与时,治疗提供者可能需要付出相当大的努力才可能呈现同样的治疗效果。出于同样的原因,那些父母不愿或者不能参与治疗的儿童可以在学校治疗中得到他们原本不能获得的服务,并在治疗过程中找到其他治疗中不会存在的同伴。

　　第四,学校治疗中的创伤叙述可能并不全面,甚至要比临床治疗更为简短。尤其是对那些经历过多种创伤事件的儿童来说,学校治疗的时间与空间限制并不总允许对所有的创伤进行全面治疗。某些学生有时也需要第二阶段的治疗来继续观察。

三、资料收集的方法

　　因为这是一个新兴的领域,所以我们进行了规范的文献检索并加以论述。我们从几个相关的数据库中检索了1986—2006年的论文,这些数据库包括了《护理与健康照护资料库》《刑事与司法》《教育研究信息中心》《国家刑事司法参考文献》《社会科学文献》《社会服务文献》《社会学文献》。本章包含了八个主要的概念:创伤、灾难、虐待、暴力性事件、青少年或儿童、PTSD或压力或后创伤压力、治疗或干预或精神治疗,以及学校环境。我们本次文献检索共搜索了186篇相关论文并对其进行了进一步的筛选,同时我们也查看了一些文献综述及检索了相关的项目,通过专家论证及对2005年高尔夫州发生的飓风事件进行了一些附加项目的研究,我们总结并形成了一些观点,发表在了"国家儿童创伤压力"网站上。虽然相关研究在不断发展,但是很多观点还没有在公开发表的刊物中获得相应的论证评估。

我们在文献综述中删除了一些内容,包括:没有特别关注创伤治疗的研究项目;没有以学校为背景的研究或者只将学校作为社区里一小部分的研究;基于毕业论文要求的研究;为学校儿童提供临床治疗但没有把学校作为对象的研究;预防性的而不是干预性的研究。我们没有把社区治疗项目囊括进来,因为这些研究只是简单地把学校的一些参与(也就是概括性的项目,包括学校人员提供的服务咨询帮助)纳入社区治疗。我们没有涉及治疗方法的组成元素或者药物治疗,但学校临床医生可能在治疗个体创伤学生时会用到这些。我们也没有涉及非文献所描述的一些项目,因为我们未找到相应的评估标准或者无法从网络上获得一些更新的研究动态,也就没有后续的应用或评估了。

四、文献综述

学校治疗和干预致力于减少学生由危机事件引发的创伤及相关症状,许多关于这些治疗和干预的项目已经发展起来了。本研究只针对具体的学校研究项目,并且这些研究都有详细的研究方案或者手册。我们将他们治疗的创伤类型进行分类,发现其中有一些项目可以灵活运用于不同类型的创伤治疗。本章在每个类别中重点介绍了已在公开发表的研究中评估过的项目。

根据表 13.1 和表 13.2 所呈现的减少 PTSD 症状的实证论据,这些研究分为 A 级和 B 级。A 级研究主要是一些随机控制实验研究,B 级研究主要是一些非随机控制实验研究。目前,A 级随机实验主要用于论证两类项目,B 级研究运用非控制对照实验组论证三类项目。非控制性研究及未直接评估 PTSD 症状的研究都没有列入表格中,但本章会加以描述。此外,我们也简要介绍了其他尚未评估的研究,因为相关新领域的研究有很多新的方法还没有经过评估的检验。

(一)多种创伤治疗研究或者非特异性创伤研究

1. 循证研究项目

专门运用于学校的研究有三个,主要针对比较宽泛的创伤问题:学校认知行为创伤干预治疗(Jaycox,2003)、多态创伤治疗(Amaya-Jackson et al.,2003;March et al.,1998),以及 UCLA 创伤研究项目(Goenjian et al.,2005;Saltzman et al.,2001)。很大程度上,这三个循证研究在治疗

表 13.1　A 级研究（随机实验）

研究者	研究对象[a]	研究数量和时间	治疗方法/控制因素[b]	研究结果	小组之间影响的大小	小组内部影响的大小
贝格等（Berger et al., 2007）	以色列反复遭受恐怖袭击的142名小学生	8周，每周90分钟	战胜恐怖袭击的恐怖感（OTT），70名学生参与治疗，64名学生没有参与治疗（NT）	在这一随机对照试验中（RCT），战胜恐怖袭击参与治疗者与没有参与治疗的学生相比，PTSD症状、个体自我理想以及一般和特殊分离焦虑症状明显减少	用DSM_IV有效治疗战胜恐怖袭击的恐怖感的UCLA反应量表对比没有参与治疗的学生：1.06	战胜恐怖袭击的恐怖感：1.14
斯坦因等（Stein et al., 2003）	洛杉矶126名中学生	10周小组活动，每周45—60分钟；1~3次个体治疗；2~4次单个父母治疗；一次教师教育性治疗活动	学校认知行为创伤干预治疗（CBITS），63名学生在候补名单上成员（WL）	在这一随机对照试验中，学校认知行为创伤干预治疗者在PTSD，沮丧方面的症状及父母（并非老师）所提到的不良行为都有明显减少	儿童PTSD症状量表真写者与学校认知行为创伤干预对比创伤干预候补名单上的学生：1.08	不能计算

[a] N＝开始接受研究或者治疗的对象数量；[b] N＝数据分析的对象数量。

表 13.2　B 级研究（非随机性对比实验）

研究者	研究对象[a]	研究数量和时间	治疗方法/控制因素[b]	研究结果	小组之间影响大小	小组内部影响大小
艾尔德（Goerder et al., 2005）	64 名经历过亚美尼亚1988 年地震的青少年	16—20 次小组活动，每周1次，每次50 分钟	UCLA 创伤治疗项目：32 名学生参与治疗27 名没有参与治疗	在这个拟实验中，对比实验组（准实验对照研究），研究对象的PTSD和抑郁症状明显减少，学习成绩和课堂表现明显改善	PTSD 反应量表：1.29（1997）和0.69(2005)（两年跟踪研究对象得出的结论）	1997，1.5 年到 3年的项目：1.13；没有参与：0.60
卡托尔（Kator et al. 2003）	113 名洛杉矶近期移民的学生（母语是西班牙语）	8 次小组活动，每周每次 45—60 分钟；1—3 次个体治疗；2—4 次单个父母治疗，1 次教师教育性治疗活动	学校认知行为创伤干预治疗：有 67 名青少年参与，46名青少年在候补名单中	在这一拟对比实验中，学校认知行为创伤干预治疗参与者在PTSD，沮丧症状以及父母提及的不良行为同题方面明显改善	儿童 PTSD 症状：0.29	学校认知行为创伤干预治疗：0.86；候补儿童：0.27
卡米斯等（Khamis et al., 2004）	6—16 岁巴勒斯坦儿童	15 次班级活动，一周3次，超过五周	教室干预疗法：380 名青少年参与；284 名在候补名单中	在这一批实地实验中，教室干预疗法参与者表现出在同辈群体关系，交流能力以及在学校日常心理社会功能方面均有改善	事件影响量表（IES）；0.21（6—11 岁）0.07(12—16 岁)	事件影响表所涉及青少年的年龄段：6—11 岁教室干预疗法：0.34;候补儿童：0.20IES所涉及青少年的年龄段：12—16 岁教室干预疗法：0.19;候补儿童：0.08

续　表

研 究 者	研究对象[a]	研究数量和时间	治疗方法/ 控制因素[b]	研 究 结 果	小组之间 影响大小	小组内部 影响大小
马奇等（March et al., 1998)	17 名小学和初中学生，他们均有过一次危机事件	14 次小组活动，每周每次 45—60 分钟；2 次个体单独活动	多态创伤治法（MMTT）：14 名学生开展个案多情境研究	在这一个案跨情境研究中，多态创伤治法参与者 PTSD，沮丧和焦虑的症状有明显减少	1.15	无法计算

[a] N=开始接受研究或者治疗的对象数量；[b] N=数据分析的对象数量。

创伤方面都是运用认知行为技术,而且在减少创伤症状方面都有一些实证支持。学校认知行为干预治疗在一个准实验设计中得到验证。这个实验测试了部分移民学生(N=152,治疗小组;N=47,候补控制小组),随机控制实验中的六年级、七年级学生(N=126),以及 PTSD 症状和行为问题减少的学生(Kataoka et al.,2003;Stein et al.,2003)。多态创伤治疗运用一个错开起始日期的控制实验进行评估,显示了 14 个治疗对象在 PTSD、消极焦虑等方面症状的减少(March et al.,1998),这些效果在后面的研究中也得到同样的验证(Amaya-Jackson et al.,2003)。UCLA 的创伤研究显示,26 名经历过南加利福尼亚社区暴力事件的实验者的 PTSD 和悲伤症状得到减轻,GPA 得到提升,但是抑郁症状的前后测结果并没有变化(Layne,Pynoos,and Cardenas,2001;Saltzman et al.,2001)。类似地,亚美尼亚地震后所进行的研究中有两个实地实验发现了 PTSD 症状的减少。此外,波斯尼亚也进行了战后人员的 PTSD 状况研究(Layne et al.,2001)。

这 3 个研究是针对症状减少和技能培养展开的(通过培养具体的处理技能来影响自我管理机制,减少焦虑),还包含了一些通过想象、绘画或者构建创伤叙述来处理创伤事件的方法。学校认知行为创伤干预治疗和多态创伤治疗项目运用学生小组进行研究,而 UCLA 的创伤项目在个体和群组学生中进行研究。这三个研究项目跟踪了从小学后阶段到高中前阶段的学生的受创伤治疗情况,并在美国几所学校里进行。

2. 新兴的研究项目

这些研究包括近期在学校进行的以创伤为中心的认知行为治疗法(Cohen et al.,2004);"社区推广研究 - Esperanza"(de Arellano et al.,2005),这个研究结合了父母—子女互动治疗与以创伤为中心的认知行为治疗的核心内容(Chaffin et al.,2004;Eyberg et al.,2001);"以创伤为中心的动力/认知行为理论/眼部运动脱敏和再加工"——对有行为问题的青少年进行基础研究(Greenwald,2002)。另外,还有两个项目是研究整个班级或者学校而不仅仅是选择一些有需要的学生:"学校干预项目",主要研究前来接受治疗的青少年的自我管理和解决问题的能力(Jaycox et al.,2006);"今天更好,明天更好—儿童精神健康"项目(B2 - T2;Kirkwood and Stamm,2004,2006),建议学校员工提高创伤情感的影响意识,而不是通过直接干预来治疗学生,这两种研究结果至今都没有得到评估检测。

(二) 解决(自然或者人为)灾难,恐怖主义及战争创伤的研究项目

1. 循证研究项目

受灾难或者持续性恐怖主义威胁的地区性创伤在国际上也有一些著名的研究,其中有五项已经被评估过。"教室干预项目"(Macy, Bary, and Noam,2003)被分为 15 个阶段,在教室里给 7 岁至 19 岁的儿童以及青少年开展心理教育课程,这项研究已用于解决遭受威胁或者恐怖创伤儿童的一些重要需求问题的重要方法。此项课程主题包括:(1)信息、安全和控制;(2)稳定、意识和自尊;(3)生存故事叙述,讲述个人及他或她所爱之人面对危险时的反应和想法;(4)生存故事叙述——发现资源和解决问题的能力;(5)建立资源以及未来的计划(Macy et al.,2003)。土耳其地震中受伤的群体为此项目接受了初步的评估,西岸和加沙地带巴基斯坦难民的学校和营地儿童(4—9 岁)以及女性青少年(12—16 岁)的受创伤表现显著改善,这次评估是面向 664 名儿童以及青少年的随机控制实验。参与者在很多方面都有进步,包括与人交流、协商能力等,他们以放松作为应对策略。然而,此项研究中男性青少年(12—16 岁)的创伤症状并没有得到显著的改善(Khamis, Macy, and Coignez,2004)。学者们针对六年级青少年研究项目的评估——"驱散恐怖主义威胁创伤项目",在以色列分 8 个阶段进行应用(Berger, Pat-Horenczyk, and Gelkopf,2007)。此项目共有 70 名儿童在随机控制实验中接受了干预治疗,两个月后,与没有受干预治疗的儿童相比,他们的 PTSD、躯体和焦虑症状有所减少。"驱散恐怖主义威胁创伤项目"包括了解决问题的技能培养以及心理教育,可以帮助儿童应对恐怖主义带来的持续性威胁。

另外一个与灾难相关的研究项目是"Maile"项目,它是一个分为 4 个阶段的心理教育项目,用以解决夏威夷"Iniki"海啸后受到 PTSD 困扰的学生所面临的问题。此项目针对有 PTSD 症状的小学生,通过全州筛查,最终参与群组实验或个体实验的 214 名儿童都减少了因遭受创伤所引发的问题(Chemtob, Nakashima, and Hamada,2002)。

"灾难压力干预项目"在遭受"Hugo"飓风的南卡罗来纳高中进行,该项目持续了三年,每年有 3 次小组会议,主要聚焦于认识和缓解压力、增加社会支持,以及通过艺术活动增加学生们的自我效能感。在一项准实验实地研究中,这个项目在飓风过后的两年里有效减少了受创伤学生精神上的痛苦,但在随后的时间里,这一效果消失了(Hardin et al.,

2002）。另外一个项目应用于土耳其 1999 年遭受地震创伤的群体，通过对比，该实验验证了教师调节干预的积极效果（Wolmer et al.，2005）（见表 13.1）。

2. 新兴的研究项目

其他几个类似但还没有得到评估的项目，例如，"Katrina"飓风后成立的"拯救儿童"项目对教室干预疗法（CBI）进行改编运用，里面包含社会心理结构活动（Jaycox and Morse et al.，2006）；有两个项目还处在发展阶段，即"应变之路"以及"学生应变能力提升之路"（Jaycox and Morse et al.，2006）；其他三个项目是针对战争创伤的儿童而展开的。这些项目在非对比实验或者小规模预调查研究中表现出了积极的影响，比如，针对科索沃的"战争创伤儿童的身心机能项目"（Gordon et al.，2004）；难民以及寻求庇护者的"认知行为项目"（Ehntholt，Smith，and Yule，2005）；克罗地亚战争创伤儿童"治愈与平复项目"（Woodside，Santa Barbara，and Benner，1999）；受卡特里娜飓风创伤的学生的三个项目："一线希望、朋友和新的地方"；卡特里娜飓风后对 UCLA 创伤项目的改编运用（Jaycox et al.，2006）。另外还有"创伤修复能力项目"（HATS；Gurwitch and Mes-senbaugh，2005）在1995 年俄克拉荷马市爆炸事件后运用于俄克拉荷马市的学校学生治疗中，应变力及技能培养的系列培训分为 5 个阶段的课程，这些课程在 2001 年"9·11"恐怖袭击事件后被归入高中健康课（Jaycox et al.，2006）。

（三）解决亲人故去创伤的循证研究项目

之前介绍的创伤项目有一些是关于亲人故去话题的。亲人故去是创伤经历的一种，但一些学校项目并没有专门针对此项创伤的疗愈，亲人故去包括亲人的突然离世或者亲人的非正常死亡。遗憾的是，相关项目中只有一个经过了评估的检验。"三维恢复项目"又称"学校哀切项目"（Sklarew et al.，2002），主要针对的是失去亲人的学龄儿童。它的主要目的是引导悲伤过程及恢复自我完整性。在一次随机控制实验中，有 43 名儿童参与了治疗，30 名没有参与治疗的儿童作为对照组，受治疗者在人物肖像绘画的测试中有明显进步，老师和家长的观察报告也体现了这部分儿童在同理、共情和注意力集中方面能力的提升，攻击性冲动减少（Skarlew et al.，2004；Sklarew et al.，2002），但该研究数据并没有计算有效影响力的范围。其他三个项目——"儿童青少年亲人故去项目"、"安全港项目"（Prothrow-Stith et al.，2005），以及"彩虹项目"都是围绕亲人故去这一主题的，但都没有进行相应的评估(Jaycox and Morse et al.，2006)。

(四) 解决暴力事件创伤的研究项目

1. 循证研究项目

除了学校认知行为干预治疗和多态创伤治疗这些涵盖了儿童暴力事件创伤的项目,还有一个专门针对暴力事件创伤并已被评估检测的项目。学校教职工或学生父母共同参与了"儿童幸福小组",这个小组的设立目的在于减少儿童行为问题,提高小学生应对本土暴力事件或者其他不利事件的社会能力。此项目前后测所得的研究数据都显示了儿童在幸福感等方面的水平有所提升(Johnston，2003)。

2. 新兴的研究项目

另外两个研究项目已在学校进行试验,虽然没有针对特定的学生,但是没有正式的评估数据。"安全港"(美国受害者公正局,2003)是一个全校性的项目,针对六年级到十二年级的学生;还有一个与之相关的项目,叫作"防止关系虐待项目",它和"安全港项目"很类似但是以研究情侣暴力造成的创伤为主题。

(五) 解决复杂创伤问题的新兴研究项目

此外,有一些解决复杂创伤问题的学校研究项目。"复杂创伤"的含义是——在护理过程中经历多种创伤事件,并且没有获得该有的安全和稳定的状态(Cook et al.，2003)。尽管参与该项目的学生都曾经历过一次以上的创伤事件,有时候也包括复杂的创伤,但这些项目都是用来解决人格问题、情感管理困难以及复杂创伤之后的冲动性或者风险性行为问题,且目前并没有一个项目在儿童方面体现有效性。"生存技能或者生活经历"(Cloitre et al.，2002)是一个研究妇女的临床项目,已经被加以改编应用到受过性侵害和儿童期受过虐待的女性高中生身上。青少年创伤适应性恢复小组的教育和治疗(Ford，Mahoney，and Russo，2001)主要针对他们身体自我管理、记忆、人际交往及压力管理等问题。"青少年应对长期压力的结构性心理治疗"项目(DeRosa and Pelcovitz，2008)是关于男女青少年目前出现的处理问题能力、关系发展以及能力培养的研究项目。它包含了 22 次小组活动,并结合了来自创伤项目与青少年辩证性行为治疗法的相关技术(Rathus and Miller，2000)。

五、结论与建议

从文献中我们可以看出,大量的研究开始关注校园受创伤学生的创伤干预治疗。很多研究集中在战争地区,具有国际性的共性色彩。美国地区有一些主要用于解决诸如自然灾害、恐怖主义事件、暴力事件和亲人故去等创伤带来问题的研究。尽管干预治疗方法在不断发展,但这些项目的评估却相对滞后。现如今,只有一小部分的研究记录或计算过它的有效影响范围。在这些项目中虽然一些报告没有很显著的发现,但其他报告却记录了该方法的有效的影响力。目前只有两个项目采用了随机控制实验的方式,而且他们都报告了中等以上的影响程度(Berger et al.,2007;Stein et al.,2003)。学校研究充满了挑战性,尤其是当遇到敏感问题时,例如,学生遭遇暴力事件和创伤事件(Jaycox et al.,2006),而很多其他研究主要依赖于准实验设计。

总而言之,认知行为项目在学校治疗中有积极的作用,但在其他领域还未被更多地挖掘和测试。但显然,这个领域需要更深入地研究。值得注意的是,大部分项目已经得到发展并运用于学校受创伤学生治疗的情境中,减少了从医疗或者大学环境下转换运用所带来的适应性挑战,这些挑战包括不熟悉学校的特定需求及其他阻碍。在"现实环境"中实施评估与干预研究,被认为是精神健康有效性研究领域的下一个关键步骤。很多著名学者致力拓展该领域,试图将治疗适用范围从"大学校园"延伸到"社会",以发现其在"真实世界"的有效性(Chorpita et al.,2002;Weisz et al.,1995)。通过系统不断地整合,干预治疗让学校完全参与了学生治疗发展的过程,本章所介绍的一些干预方法已开始对此加以研究,而且这将成为学校精神治疗和干预治疗普及的一个主要挑战。学校总体上面临的系统问题与其特别面临的干预实施问题日益融合到干预治疗的研发中,对此,本章介绍的干预措施已做了清晰的表述,而且,这种融合将成为拓宽其他以学校为基础的精神健康治疗的普及范围和干预程度的关键因素。

参考文献

Allensworth, D., Lawson, E., Nicholson, L., & Wyche, J. (1997). *Schools and health: Our nation's investment.* Washington, DC: National Academy Press.

Amaya-Jackson, L., Reynolds, V., Murray, M. C., McCarthy, G., Nelson, A., Cherney, M. S., et al. (2003). Cognitive-behavioral treatment for pediatric posttraumatic stress disorder: Protocol and application in school and community settings. *Cognitive and Behavioral Practice, 10*(3), 204–213.

American Academy of Child and Adolescent Psychiatry. (1998). Practice parameters for the diagnosis and treatment of posttraumatic stress disorder in children and adolescents. *Journal of the American Academy of Child and Adolescent Psychiatry, 36*(Suppl.), 4S–26S.

American Psychiatric Association. (1994). *Diagnostic and statistical manual of mental disorders* (4th ed.). Washington, DC: Author.

American Psychiatric Association. (2000). *Diagnostic and statistical manual of mental disorders* (4th ed. text revision). Washington, DC: Author.

Anda, R. F., Chapman, D. P., Felitti, V. J., Edwards, V., Williamson, D. F., Croft, J. B., et al. (2002). Adverse childhood experiences and risk of paternity in teen pregnancy. *Obstetrics and Gynecology, 100*(1), 37–45.

Back, S., Dansky, B., Coffey, S., Saladin, M., Sonne, S., & Brady, K. (2000). Cocaine dependence with and without posttraumatic stress disorder: A comparison of substance abuse, trauma history and psychiatric comorbidity. *American Journal on Addictions, 9*(1), 51–62.

Beers, S., & DeBellis, M. (2002). Neuropsychological function in children with maltreatment-related posttraumatic stress disorder. *American Journal of Psychiatry, 159*, 483–486.

Berger, R., Pat-Horenczyk, R., & Gelkopf, M. (2007). School-based intervention for prevention and treatment of elementary students' terror-related distress in Israel: A quasi-randomized controlled trial. *Journal of Traumatic Stress, 20*(4), 541–552.

Bussing, R., Zima, B. T., Perwien, A. R., Belin, T. R., & Widawski, M. (1998). Children in special education programs: Attention deficit hyperactivity disorder, use of services, and unmet needs. *American Journal of Public Health, 88*(6), 880–886.

Chaffin, M., Silovsky, J. F., Funderburk, B., Valle, L. A., Brestan, E. V., Balachova, T., et al. (2004). Parent–child interaction therapy with physically abusive parents: Efficacy for reducing future abuse reports. *Journal of Consulting and Clinical Psychology, 72*(3), 500–510.

Chemtob, C. M., Nakashima, J. P., & Hamada, R. S. (2002). Psychosocial intervention for postdisaster trauma symptoms in elementary school children: A controlled community field study. *Archives of Pediatrics and Adolescent Medicine, 156*(3), 211–216.

Chorpita, B. F., Yim, L. M., Dorkervoet, J. C., Arensdorf, A., Admundsen, M. J., McGee, C., et al. (2002). Toward large-scale implementation of empirically supported treatments for children: A review and observations by the Hawaii Empirical Basis to Services Task Force. *Clinical Psychology: Science and Practice, 9*(2), 165–190.

Cloitre, M., Koenen, K., Cohen, L. R., & Han, H. (2002). Skills training in affective and interpersonal regulation followed by exposure: A phase-based treatment for PTSD related to childhood abuse. *Journal of Consulting and Clinical Psychology, 70*, 1067–1074.

Cohen, J. A., Deblinger, E., Mannarino, A. P., & Steer, R. A. (2004). A multisite, randomized controlled trial for children with sexual abuse-related PTSD symptoms. *Journal of the American Academy of Child and Adolescent Psychiatry, 43*(4), 393–402.

Cohen, J. A., Mannarino, A. P., & Deblinger, E. (2006). *Treating trauma and traumatic grief in children and adolescents*. New York: Guilford Press.

Cook, A., Blaustein, M., Spinazzola, J., & van der Kolk, B. (2003). *Complex trauma in children and adolescents: National Child Traumatic Stress Network.* Retrieved April 7, 2006, from *www.nctsnet.org/nctsn_assets/pdfs/edu_materials/complextrauma_all.pdf*

Coulton, C. J., Korbin, J. E., Su, M., & Chow, J. (1995). Community level factors and child maltreatment rates. *Child Development, 66*(5), 1262–1276.

de Arellano, M. A., Waldrop, A. E., Deblinger, E., Cohen, J. A., Danielson, C. K., & Mannarino, A. R. (2005). Community outreach program for child victims of traumatic events: A community-based project for underserved populations. *Behavior Modification* [Special issue: Beyond Exposure for Posttraumatic Stress Disorder Symptoms: Broad Spectrum PTSD Treatment Strategies], *29*(1), 130–155.

DeBellis, M. (2002). Developmental traumatology: A contributory mechanism for alcohol and substance use disorders. *Psychoneuroendocrinology, 27*(1–2), 155–170.

Delaney-Black, V., Covington, C., Ondersma, S. J., Nordstrom-Klee, B., Templin, T., Ager, J., et al. (2002). Violence exposure, trauma, and IQ and/or reading deficits among urban children. *Archives of Pediatric and Adolescent Medicine, 156,* 280–285.

DeRosa, R., & Pelcovitz, D. (2008). Group treatment for chronically traumatized adolescents: Igniting SPARCS of change. In J. D. Brom, R. Pat-Horenczyk, & J. Ford (Eds.), *Treating traumatized children: Risk, resilience, and recovery* (pp. 225–239). London: Routledge.

Dorn, M., & Dorn, C. (2005). *Innocent targets: When terrorism comes to school.* Macon, GA: Safe Havens International.

Duda, R., Shepherd, S., Dorn, M., Wong, M., & Thomas, G. (2004a). *Jane's: School safety handbook, second edition.* Coulsdon, UK: Jane's Information Group.

Duda, R., Shepherd, S., Dorn, M., Wong, M., & Thomas, G. (2004b). *Jane's: Teachers' safety guide.* Coulsdon, UK: Jane's Information Group.

Ehntholt, K. A., Smith, P. A., & Yule, W. (2005). School-based cognitive-behavioural therapy group intervention for refugee children who have experienced war-related trauma. *Clinical Child Psychology and Psychiatry, 10*(2), 235–250.

Eyberg, S., Funderburk, B., Hembree-Kigin, T., McNeil, C., Querido, J., & Hood, K. (2001). Parent–child interaction therapy with behavior problem children: One and two year maintenance of treatment effects in the family. *Child and Family Behavior Therapy, 23,* 1–20.

Ford, J., Mahoney, K., & Russo, E. (2001). *TARGET and FREEDOM (for children).* Farmington: University of Connecticut Health Center.

Garbarino, J. (1995). The American war zone: What children can tell us about living-with violence. *Journal of Developmental and Behavioral Pediatrics, 16*(6), 431–435.

Garbarino, J., Dubrow, N., Kostelny, K., & Pardo, C. (1992). *Children in danger: Coping with the consequences of community violence.* San Francisco: Jossey-Bass.

Garrison, E. G., Roy, I. S., & Azar, V. (1999). Responding to the mental health needs of Latino children and families through school-based services. *Clinical Psychology Review, 19*(2), 199–219.

Goenjian A. K., Pynoos, R. S., Karayan, I., Minassian, D., Najarian, L. M., Steinberg, A. M., et al. (1997). Outcome of psychotherapy among pre-adolescents after the 1988 earthquake in Armenia. *American Journal of Psychiatry, 154,* 536–542.

Goenjian, A. K., Walling, D., Steinberg, A. M., Karayan, I., Najarian, L. M., & Pynoos, R. S. (2005). A prospective study of posttraumatic stress and depressive reactions among treated and untreated adolescents 5 years after a catastrophic disaster. *American Journal of Psychiatry, 162,* 2302–2308.

Gordon, J. S., Staples, J. K., Blyta, A., & Bytyqi, M. (2004). Treatment of posttraumatic stress disorder in postwar Kosovo high school students using mind–body skills groups: A pilot study. *Journal of Traumatic Stress, 17*(2), 143–147.

Greenwald, R. (2002). Motivation–adaptive skills–trauma resolution (MASTR) therapy for adolescents with conduct problems: An open trial. *Journal of Aggression, Maltreatment and Trauma, 6*(1), 237–261.

Grogger, J. (1997). Local violence and educational attainment. *Journal of Human Resources, 32*(4), 659–682.

Gurwitch, R. H., & Messenbaugh, A. K. (2005). *Healing after trauma skills, 2nd edition.* Retrieved April 7, 2006, from *www.nctsnet.org/nctsn_assets/pdfs/edu_materials/hats2ndedition.pdf*

Guterman, N. B., Hahm, H. C., & Cameron, M. (2002). Adolescent victimization and subsequent use of mental health counseling services. *Journal of Adolescent Health, 30*(5), 336–345.

Hardin, S. B., Weinrich, M., Garrison, C., Addy, C., & Hardin, T. L. (2002). Effects of a long-term psychosocial nursing intervention on adolescents exposed to catastrophic stress. *Issues in Mental Health Nursing, 23*(6), 537–551.

Hurt, H., Malmud, E., Brodsky, N. L., & Giannetta, J. (2001). Exposure to violence: Psychological and academic correlates in child witnesses. *Archives of Pediatrics and Adolescent Medicine, 155*, 1351–1356.

Jaycox, L. H. (2003). *Cognitive-behavioral intervention for trauma in schools.* Longmont, CO: Sopris West Educational Services.

Jaycox, L. H., McCaffrey, D. F., Ocampo, B. W., Shelley, G. A., Blake, S. M., Peterson, D. J., et al. (2006). Challenges in the evaluation and implementation of school-based prevention and intervention programs on sensitive topics. *American Journal of Evaluation, 27*(3), 320–336.

Jaycox, L. H., Morse, L., Tanielian, T., & Stein, B. D. (2006). *How schools can help students recover from traumatic experiences: A toolkit for supporting long-term recovery.* Santa Monica, CA: RAND Corporation.

Johnston, J. R. (2003). Group interventions for children at risk from family abuse and exposure to violence: A report of a study. *Journal of Emotional Abuse, 3*(3/4), 203–226.

Kataoka, S. H., Stein, B. D., Jaycox, L. H., Wong, M., Escudero, P., Tu, W., et al. (2003). A school-based mental health program for traumatized Latino immigrant children. *Journal of the American Academy of Child and Adolescent Psychiatry, 42*(3), 311–318.

Kataoka, S. H., Zhang, L., & Wells, K. B. (2002). Unmet need for mental health care among U.S. children: Variation by ethnicity and insurance status. *American Journal of Psychiatry, 159*(9), 1548–1555.

Khamis, V., Macy, R., & Coignez, V. (2004). *Impact of the Classroom/Community/Camp-Based Intervention Program on Palestinian children: USAID Report on Palestinian Children.* Available at *http://savethechildren.org/publications/technical-resources/education/CBI.Impact.Evaluation.pdf*

Kirkwood, A. D., & Stamm, B. H. (2004). Confronting stigma: An Idaho community-based social marketing campaign. In K. Robinson (Ed.), *Advances in school-based mental health care: Best practices and program models* (pp. 21–22). Kingston, NJ: Civic Research Institute.

Kirkwood, A. D., & Stamm, B. H. (2006). A social marketing approach to challenging stigma. *Professional Psychology: Research and Practice, 37*(5), 472–476.

Koop, C. E., & Lundberg, G. B. (1992). Violence in America: A public health emergency: Time to bite the bullet back. *Journal of the American Medical Association,*

267, 3075–3076.

Krug, E. G., Dahlberg, L. L., Mercy, J. A., Zwi, A. B., & Lozano, R. (Eds.). (2002). *World report on violence and health*. Geneva: World Health Organization.

Layne, C. M., Pynoos, R. S., & Cardenas, J. (2001). Wounded adolescence: School-based group psychotherapy for adolescents who sustained or witnessed violent injury. In M. Shafii & S. Shafii (Eds.), *School violence: Contributing factors, management, and prevention* (pp. 163–180). Washington, DC: American Psychiatric Press.

Layne, C. M., Pynoos, R. S., Saltzman, W. R., Arslanagic, B., Black, M., Savjak, N., et al. (2001). Trauma/grief-focused group psychotherapy: School-based post-war intervention with traumatized Bosnian adolescents. *Group Dynamics, 5*, 277–290.

Macy, R. D. (2003). Community-based trauma response for youth. *New Directions for Youth Development, 98*, 29–49.

Macy, R. D., Bary, S., & Noam, G. G. (2003). Youth facing threat and terror: Supporting preparedness and resilience. In *New directions for youth development* (pp. 51–79). San Francisco: Jossey-Bass.

March, J. S., Amaya-Jackson, L., Murray, M. C., & Schulte, A. (1998). Cognitive-behavioral psychotherapy for children and adolescents with posttraumatic stress disorder after a single-incident stressor. *Journal of the American Academy of Child and Adolescent Psychiatry, 37*(6), 585–593.

National Child Traumatic Stress Network and National Center for PTSD. (2006). *Psychological first aid: Field operations guide* (2nd ed.). Available online at *www.nctsn. org* and *www.ncptsd.va.gov*

National Institute of Mental Health. (2002). *Mental health and mass violence: Evidence-based early psychological intervention for victims/survivors of mass violence: A workshop to reach consensus on best practices*. Washington, DC: U.S. Government Printing Office.

Prothrow-Stith, D., Chery, T., Oliver, J., Feldman, M., Chery, J., & Shamis, F. (2005). *The PeaceZone: A program for social literacy*. Champaign, IL: Research Press.

Rathus, J. H., & Miller, A. L. (2000). DBT for adolescents: Dialectical dilemmas and secondary treatment targets. *Cognitive and Behavioral Practice, 7*, 425–434.

Sachs-Ericsson, N., Plant, E., Blazer, D., & Arnow, B. (2005). Childhood sexual abuse and physical abuse and the 1-year prevalence of medical problems in the National Comorbidity Survey. *Health Psychology, 24*(1), 32–40.

Saigh, P. A., Mroueh, M., & Bremner, J. D. (1997). Scholastic impairments among traumatized adolescents. *Behaviour Research and Therapy, 35*(5), 429–436.

Saltzman, W. R., Pynoos, R. S., Layne, C. M., Steinberg, A. M., & Aisenberg, E. (2001). Trauma- and grief-focused intervention for adolescents exposed to community violence: Results of a school-based screening and group treatment protocol. *Group Dynamics: Theory, Research, and Practice, 5*, 291–303.

Saltzman, W. R., Steinberg, A. M., Layne, C. M., Aisenberg, E., & Pynoos, R. S. (2001). A developmental approach to school-based treatment of adolescents exposed to trauma and traumatic loss. *Journal of Child and Adolescent Group Therapy, 11*(2/3), 43–56.

Schwab-Stone, M. E., Ayers, T. S., Kasprow, W., Voyce, C., Barone, C., Shriver, T., et al. (1995). No safe haven: A study of violence exposure in an urban community. *Journal of the American Academy of Child and Adolescent Psychiatry, 34*(10), 1343–1352.

Shin, H. B. (2005). *School enrollment–social and economic characteristics of students: October 2003 population characteristics (P20-554)*. Washington, DC: U.S. Bureau of the Census.

Sklarew, B., Krupnick, J., Ward-Wimmer, D., & Napoli, C. (2002). The School-Based Mourning Project: A preventive intervention in the cycle of inner-city violence. *Journal of Applied Psychoanalytic Studies, 4*(3), 317–330.

Skarlew, B., Krupnick, J., Ward-Wimmer, D., & Napoli, C. (2004). The School-Based Mourning Project: A preventive intervention in the cycle of inner-city violence. In B. Sklarew, S. Twemlow, & S. Wilkinson (Eds.), *Analysts in the trenches: Streets, schools, war zones* (pp. 196–210). Hillsdale, NJ: Analytic Press.

Stein, B. D., Jaycox, L. H., Kataoka, S., Rhodes, H. J., & Vestal, K. D. (2003). Prevalence of child and adolescent exposure to community violence. *Clinical Child and Family Psychology Review, 6*(4), 247–264.

Stein, B. D., Jaycox, L. H., Kataoka, S. H., Wong, M., Tu, W., Elliott, M. N., et al. (2003). A mental health intervention for schoolchildren exposed to violence: A randomized controlled trial. *Journal of the American Medical Association, 290*(5), 603–611.

Straussner, J. H., & Straussner, S. L. (1997). Impact of community school violence on children. In N. K. Phillips & S. L. A. Straussner (Eds.), *Children in the urban environment: Linking social policy and clinical practice* (pp. 61–77). Springfield, IL: Thomas.

Ullman, S., & Brecklin, L. (2002). Sexual assault history and suicidal behavior in a national sample of women. *Suicide and Life-Threatening Behavior, 32*(2), 117–130.

U.S. Department of Justice Office for Victims of Crime. (2003, January). *Safe Harbor: A school-based victim assistance/violence prevention program.* Washington, DC: Author.

U.S. Public Health Service. (2000). *Report of the Surgeon General's Conference on Children's Mental Health: A National Action Agenda.* Washington, DC: U.S. Department of Health and Human Services.

Weisz, J. R., Donenberg, G. R., Han, S. S., & Weiss, B. (1995). Bridging the gap between laboratory and clinic in child and adolescent psychotherapy. *Journal of Consulting and Clinical Psychology, 63*(5), 688–701.

Wolmer, L., Laor, N., Dedeoglu, C., Siev, J., & Yazgan, Y. (2005). Teacher-mediated intervention after disaster: A controlled three-year follow-up of children's functioning. *Journal of Child Psychology and Psychiatry, 46*(11), 1161–1168.

Woodside, D., Santa Barbara, J., & Benner, D. G. (1999). Psychological trauma and social healing in Croatia. *Medicine, Conflict, and Survival, 15*(4), 355–367.

Ystgaard, M., Hestetun, I., Loeb, M., & Mehlum, L. (2004). Is there a specific relationship between childhood sexual abuse and physical abuse and repeated suicidal behavior? *Child Abuse and Neglect, 28*(8), 863–875.

Yule, W. (1992). Post-traumatic stress disorder in child survivors of shipping disasters: The sinking of the *Jupiter. Psychotherapy and Psychosomatics, 57*(4), 200–205.

Zima, B. T., Bussing, R., Yang, X., & Belin, T. R. (2000). Help-seeking steps and service use among children in foster care. *Journal of Behavioral Health Services and Research, 27*, 271–285.

第十四章　心理动力治疗

哈罗德·S. 库德勒(Harold S. Kudler)、珍妮丝·L. 克鲁普尼克(Janice L. Krupnick)、亚瑟·S. 布兰克(Arthur S. Blank)、朱迪思·L. 赫曼(Judith L. Herman)、玛迪·J. 霍洛维兹(Mardi J. Horowitz)

一、理论背景

一个多世纪以来,用以治疗创伤后症候的心理动力学一直在发展中。它的理论和实践具有十分广泛的应用范围。根据我们的经验,心理动力学治疗模式能够为应对创伤前人格混乱、创伤经历及使一些不可抗力事件的后果复杂化的创伤后症状提供宝贵的经验。

在歇斯底里症候的研究上,约瑟夫·布鲁尔(Josef Breuer)和西格蒙德·弗洛伊德(Sigmund Frend,1895,1955)提出过这样的观点——精神障碍可能源于心理创伤。他们基于当时的主流观点认为精神病是由于生理层面的因素所造成的,这一观点可谓相当激进。当时珍妮特(Janet)已经发展出了一套有效的针对创伤幸存者的心理疗法(1886,1889,1973),不过她的方法是建立在相信病人的大脑因受损退化而无法整合创伤记忆的基础之上。但布鲁尔和弗洛伊德则认为,心理创伤本身即可导致疾病。

布鲁尔在书中写下了第一个案例。他使用了催眠来探究、识别和消除创伤记忆。在催眠的状态下,病人一旦回忆起导致特定症状的创伤事件进行联系之后,将会重温过去的事件,并体验伴随该事件的种种情绪。此后,症状将会逐渐消失。通过重复这一过程,病人最终将会实现康复。这便是首个心理分析方法——宣泄疗法。

尽管弗洛伊德也开始采用布鲁尔的方法,但他并不相信催眠带来的治疗效果。在一位病人的配合下,弗洛伊德邀请病人尽可能随心所欲地谈论其症状和想法。他发现积极的倾听有助于病人理解和接纳自己的经历。弗洛伊德假设歇斯底里患者是为了"防卫(自我保护)"才压抑他们对创伤记忆的知觉。而这些被压抑的记忆并没有被忘却,它们依旧留存于病人的意识之外。

弗洛伊德认为,意识与潜意识之间的互动关系,就好像保护"自我"功能与防卫"本我"功能之间的互动关系。在这种模式下,心理平衡状态通过"妥协"得以维持,而"妥协"是指将一部分被压抑的创伤及其联系(包括情感部分)以症状的形式表达出来。

案例:

一个男人抱怨他经常被一个家乡小旅馆坍塌的噩梦所困扰。这个噩梦不但干扰了他的睡眠,同时也影响着他清醒时的思绪。可他不能理解为什么噩梦中的景象在实际生活中从未发生过。他的医生通过与他一起回溯过去的历史,发现这位病人在第一次海湾战争期间曾是一位医护兵,他负责将战争中战死士兵的尸体拖出被导弹直接命中的营房。病人从来没有把梦境和那可怕的战争景象联系起来。在清醒的时候,他总是回避关于战争的记忆。不过,他却将这段难以接受的记忆变成了可以接受的梦境来加以表达。虽然病人并不愿意相信医生的这一解释,但当医生指出这一点后,他的噩梦就再也没有出现过了。

病人寻求心理平衡也要付出代价,当其压抑到某种特定的程度时,就不是在有效地处理现实问题了。他只是退缩到一个想象出来的自我世界中而已。理想的状态是,病人会慢慢学会调适创伤后遗症,并建立新的心理平衡机制。但当病人陷入困境时,其症状就可能会变得多且严重,使其进退维谷。这个时候就需要心理动力治疗来对病人加以协助。

像布鲁尔那样,弗洛伊德最开始也认为创伤记忆就像外来物体那样侵入病人的心理,并使之恶化。只要将这些"侵入物"拔除,就可以确保其恢复健康。但随着时间的推移,他发现分析病人的防卫机制和分析被压抑的内容同样重要。因此,弗洛伊德提出了"修通"的概念来取代"宣泄"。他将跟症状形成有关的动力过程作再三探讨,站在心理动力学的角度来看,创伤后症状并非单纯的问题,而是想要去适应和处理创伤的一种尝试。

外部世界虽然不见得有存在的意义(这是有关哲学和神学的问题),但精神生活不可避免地要去找寻和创造意义。而心理动力学派的心理治疗阐释了精神生活的意义所在，并给潜意识赋予了意义。病人日益明白自己行为的原因和运作的规则，从而有机会以更有效率的方式去应对它们。症状本身更像是一种妥协造成的让步，它的意义必须去理解并加以"修通"，这是心理动力治疗本质上区别于之前其他理论和治疗方法的地方。

在心理动力治疗中，另一有别于其他治疗方式的概念是"移情"。当病人和治疗者进入工作关系之后，病人的某些反应代表着他对治疗者所做的现实评估，以及为寻求成功治疗而与治疗者结成的实质性同盟关系。然而，正如弗洛伊德和后来的临床工作者所观察到的那样，在每一种治疗关系中，病人都会对治疗者发展出与此前截然不同的态度。这些态度主要源自重复病人过去的重要关系，但却并不符合当前的现状（Greenson, 1967）。当弗洛伊德第一次遭遇"移情"时，他将其视为一种干扰（或阻抗），并试图通过说理甚至动用自身权威来将其克服。随着时间的推移，他发现移情和歇斯底里症状（以及梦境）一样，也是内在精神经过妥协让步之后的表达。只有通过共同努力去了解移情的意义，病人和治疗者才能更清晰地认识到问题的内涵所在。

现代精神分析技术促进了"移情"的发生。治疗者和病人频繁的会面使得两者的关系更加密切。治疗室中的治疗椅和持中立立场的治疗者，以及相当程度的保密性都为病人提供了一个可以投射移情反应的"空白屏幕"。精神分析已经变成了"移情分析"。

所有的心理动力学心理疗法都跟"移情"有关，不过在这些疗法的"光谱谱系"中还是存在着微妙的差别的。例如，在支持性心理治疗中，治疗者很少会让病人有产生婉转的"正移情"的机会，而是通过直面"负移情"反应中的非理性内容，尽可能早地防止治疗的停滞。相比之下，在正统的精神分析中，不管是正面还是负面的"移情"，对病人的行为和意识都有明显的作用。将对"移情"的诠释和"修通"作为治疗所关注的焦点，这正是正统精神分析和其他心理动力治疗方法的本质区别所在。

治疗者需要与病人建立治疗关系，当病人是一位有创伤经历的幸存者时，这一过程会更加复杂（Courtois, 1999；De Wind, 1984）。在与这样一位幸存者建立密切的专业关系时，治疗者不仅需要面对自己对病人经历的反应，同时也要面对病人的种种要求。这可能会引发强烈的"反移情"效应。"反移情"有多种定义，但在这里，它特指治疗者的反应（如思想、情感与干预措施等）。它们更多的是与治疗者个人有关，而非临床上对病人的适当回应。在这种情况下,治疗者有可能会暂时失去把控现实的能力。甚至是那些并不认为自己是在采取心理动力治疗法的治疗者们也会特别注意"反移情"的发生(Figley,1995)。

许多重要的文献在"反移情"对创伤幸存者的治疗及处遇的重要性上都有所阐发(Danieli,1984;Davies and Frawley,1994;Haley,1974;Pearlman and Saakvitne,1995;Wilson and Lindy,1994)。一般说来,学者们都同意治疗者应该防止对"反移情"进行回应。但是作为个体的人,治疗者经常发现,在察觉到"反移情"之时,自己已经陷入了这些思想、情感或反应之中。许多治疗者同样会寻求个人的心理动力学治疗,以便更好地察觉自身的"反移情"倾向。但重要的是,要彻底消除对病人的个人感受,是既不可能也不可取的。如果对治疗者病人的经历无动于衷,便很难提供有益的帮助,压抑个人的感受只会制造更多的盲点,学习并承认"反移情"的影响,有助于治疗者更好地领会治疗过程。

病人和治疗者之间的关系并不能简单地理解为"移情"和"反移情"。双方也参与着一种真实的关系——从扭曲的关系中释放出来,以形成双方同盟的核心部分——真正为病人的康复而努力(Greenson,1967)。洛瓦尔德(Loewald,1960)认为,"病人—治疗者"关系正是精神分析中最关键的因素。就像布鲁赫(Bruch,1974)指出的那样:"(心理动力)心理治疗的基本假设是——病人的问题源于早期受到破坏的混乱经验,治疗者可以通过一段新的、不同的亲密关系而加以恢复。"一段被扭曲的自我与他人关系有望在新关系中得以修复。这种人际倾向在心理动力治疗创伤幸存者的工作中同样十分重要。"病人—治疗者"的关系可以与其他种种治疗模式的介入并存。正如所罗门和约翰逊(Solomon and Johnson,2002)所指出的那样:"任何创伤后应激障碍治疗(PTSD)的成功都有赖于建立和保持一段足够安全的治疗关系,以及对直面改变的积极情感的信任。"

创伤的精神分析理论继续稳定地发展着。在早期临床工作中,弗洛伊德发现他治疗的每个歇斯底里症患者,不论男女,都有遭受性虐待的历史(Freud,1896,1962)。弗洛伊德最开始认为儿童没有性方面的感觉,他认为诸如猥亵之类的性骚扰行为过早地唤醒了儿童患者的性意识。后来,他放弃了这个"诱导理论",主要基于以下两点原因:(1)并非所有歇斯底里症患者都曾被诱导;(2)儿童其实是有性的感觉的(Freud,1905,1953)。在他的整个职业生涯中,虽然弗洛伊德认为某些歇斯底里患者的症状源于童年期的性虐待,但他也认为,包括歇斯底里症在内的许多心理问题可能来自性冲动和个人压抑或社会禁忌等因素造成的冲突（Freud，1925，1959）。这一时期，弗洛伊德用部分创伤理论来解释更为一般性的心理发展问题。

由于许多退伍军人在第一次世界大战中受到了心理创伤，弗洛伊德在治疗这部分患者时他的注意力又回到心理创伤的问题上来。在《超越快乐原则》（1920，1955）一书中，他将"心理创伤"界定为精神上的刺激屏障遭到破坏而产生的结果。

像范德哈特等（Van der Hart et al.，1989）所主张的那样，弗洛伊德认为创伤幸存者的侵入及逃避症状（也就是后来 PTSD 的核心症状）正是创伤调适的双向反应。弗洛伊德推测，患者之所以反复再现创伤记忆，是因为他们希望通过这种方式重获对生活和自己的掌控。他修改了有关梦境的理论，将创伤后梦境界定为源于强迫性重复。他还假设，虽然自我保护是所有生物与生俱来的本能，但他们也努力消除任何来自内部或外部的有害刺激，哪怕这意味着完全放弃生命。

弗洛伊德的一位同事——艾布拉姆·卡丁纳（Abram Kardiner）——治疗过数以百计的一战退伍军人，并在第二次世界大战前夕出版了他的研究成果。卡丁纳吸纳了弗洛伊德有关心理创伤的假设，但他更强调心理与生理因素之间的相互作用，这就是他所谓的战争幸存者的生理精神官能症。两次世界大战促使许多临床工作者和理论家（Fairbairn，1943b；Ferenczi et al.，1921；Greenson，1949，1978；Grinker and Speigel，1945；Kardiner and Spiegel，1947；Lidz，1946；Lindemann，1944；Rivers，1918）投身于仔细思考心理动力理论模式，以及建立治疗干预措施。诸如使用安眠药和催眠等方式，与支持和心理干预措施相结合，为"战争疲倦症"提供了有效的治疗。这一精神分析理论的成功运用在战后引发了世界范围内的广泛关注。

第二次世界大战引发的群体创伤要求治疗者面对非战斗人员的巨大心理创伤采取适合的治疗方式。面向纳粹大屠杀（Christo，1968）和广岛原子弹（Lifton，1967）生还者的研究表明，灾难性事件可能导致人类出现麻木状态，以至于他们如同"行尸走肉"一般生活。克里斯托（Christo，1988）随后发展出精神创伤的信息处理模式，这一理论中便认为该类重度创伤事件会使人丧失通过焦虑来启动心理防卫机制的能力。这种能力系统一旦被阻断，焦虑和其他情感都不再对人的心理需求产生影响。情感要么波澜不兴，要么势不可挡，又或者极不适当。一个可能出现的结果就是"诉情障碍"（词句与感觉之间的联系被阻断）。

心理创伤问题还可应用科胡特（Kohut）的自体心理学理论（Ulman and

Brothers，1988)来加以治疗。稳定的自我意识以及它的自我监察和维持系统将在正常的自恋过程中得以发展，但也会因为受到一些经验的威胁而被阻断甚至被破坏。

客体关系理论试图了解治疗者内心的功能和结构如何在人际交往经验得到发展。它也对零星的个人假设、社会关系、社会契约如何衍生出精神病理学提出了宝贵的意见。温尼科特(Winnicott，1965)提出了"维持性环境"的概念，在这样的环境下，儿童可以克服生理或心理上对毁灭的恐惧，进而发展出更大的自主性。这对成年人面对创伤时如何保持(或不能保持)精神上的平衡有启发意义。而库德勒(Kudler，1991)则认为温尼科特"维持性环境"的说法与弗洛伊德的"刺激屏障"其实就是一回事。

费尔贝恩(Fairbairn)则认为，创伤是人释放被压抑的、内在化的关系的过程，这种关系通常被称为"坏的客体"。如果让人讨厌并害怕的客体(比如一对让人沮丧的父母)同时又是孩子生存不可或缺的客体时，人的心理就会充斥着焦虑。而这时治疗者的治疗将会在可接受的范围内，着重于在依赖和侵扰间重新取得平衡。

许多评论者常常批评精神分析过于关注心理内在现实，而忽视了外在实际发生事件的影响。不过，圣戈尔德(Shengold，1989，1991)、特尔(Terr，1979)、林迪(Lindy，1985)及其他许多人的著作都显示，当代精神分析视角在临床及理论层面上对心理创伤问题产生了重要的影响。心理动力治疗法从人性的内在层面探究 PTSD，正因为如此，它才为心理创伤研究提供了一个独特的视角。

二、技术说明

精神分析理论继续发展，越来越多的技术被催生出来。它们被统称为心理动力学派心理疗法。它们的基础是精神分析的诸多概念——防卫机制、冲突、症状乃至有意义的表征、意识与潜意识的心理活动、移情、反移情及治疗关系等。各种治疗所使用的技术则根据所应用的概念不同而有很大的区别。

治疗者的治疗主要针对病人长期存在的人格障碍，这些人格障碍可能是由性情、性格、童年早期的剥夺和创伤等原因共同造成的，原因可能包括无补偿的损失、身体虐待或性虐待。成人和儿童均可接受治疗。成人躺在治疗椅上，经由自由联想法与治疗者交流。儿童则通过游戏将内在心理的素材植入分析过程。尽管分析师的积极程度有所区别,但他们都努力在对病人的反应中保持中立的态度。就像安娜·弗洛伊德(Anna Freud,1966)指出的那样,当病人谈及其内心的任何内容、结构或功能时,分析师都要避免选边站队。分析师唯一要全力以赴的,是促进病人自主重获健康。

精神分析疗法所取得的成效有赖于病人不断理解自身对外在环境的假设、应对方式、认知和实际反应。这离不开与一位值得信赖并体贴周到的治疗者达成牢固的合作关系。双方秉承诚信和开放的原则互相承诺,病人按照精神分析的基本原则谈论出现在脑海中的任何情景,哪怕那些想法看上去是多么地不值一提、引人生厌或陈词滥调。精神分析师紧随其后,去探究梦境、症状性行为、移情与反移情现象,从而解释构成病人独特精神世界的种种想法、记忆、愿望、恐惧等精神结构。另一种看法认为,精神分析是在让病人不断地筛选过滤,在他(她)的世界里,哪些是真实的,哪些又是幻境。治疗者使用观察、质询和诠释等技巧,同病人一道进行现象分析。但需要强调的是,在这里治疗者只是引导者,最终还是需要病人来主导自身的分析。

在心理动力学治疗中,病人和治疗者大概一周会见 1—2 次,甚至更少。病人不是躺在治疗椅上,而是与治疗者面对面坐着。治疗者往往更加主动(发表更多的意见,情绪介入也较多),但在面对最关注的病人意识和潜意识层面时,他们会努力保持中立的态度。在治疗中,可能会(也可能不会)围绕着对移情的诠释。心理动力学治疗更加强调当下的问题,而不是像主流精神分析那样探究过去和未来。治疗者所带来的稳定而积极的治疗关系和经验可以强化病人的自尊,同时免于他们出现对治疗关系的不适当期望。

心理动力学疗法是一种综合性的支持性和表达式的疗法,通过形成有力的治疗同盟氛围,将扩大病人对潜意识的了解作为目标,同时提高病人对自我的理解,增强病人的自我力量(内在心理的整合和调适能力)。

目前有许多关于心理动力学心理治疗如何应用于创伤幸存者的论述(Briere, 1996;Chu, 1998;Lindy, 1986, 1996;McCann and Pearlman,1990;Ochberg, 1988;Parson, 1984;Roth and Batson, 1997;Van der Kolk, McFarlane, and Weisaeth, 1996),其中有关精神分析的部分并不都很明确。这些治疗法和认知行为治疗之间的界限有时也是模糊的。各种介入模式都可能被用于不同的治疗阶段。广义的心理动力学心理治疗技术会考虑多种类型的创伤幸存者、个别病人的特殊需求,以及不同临床工作者所设定的特殊治疗目标。因此,任何理论和研究成果都不能简单地推而广之。

曼恩(Mann,1973)曾指出,长期接受治疗的病人往往是在治疗即将结束阶段才表现出明显的进步。他猜测,即将与治疗者分离导致了这一现象。这启发他发展出了短期心理动力疗法(12次会面)。他通过强调治疗即将结束,利用好分离因素所产生的影响。这种技术对某些因分离和失落导致的病患尤其有效。而另一些可操作化的短期动力疗法也源于曼恩的另一想法:如果患者的问题可以用单一的隐喻或主题来加以理解的话,例如,卢博尔斯基(Luborsky)于1990年所提的核心冲突关系主题,那么短期治疗法是最佳选择。

短期心理动力疗法专为创伤幸存者的治疗发展出来。霍洛维茨(Horowitz,1974)提出了一项建立在移情基础上的治疗模式。该模式需持续20次会面(后来修改为12次)。该模式综合考虑了幸存者此前的性格和惯常的防卫机制,并探讨它们如何与病人的创伤经历发生互动,从而产生特定的冲突和关系模式(包括治疗关系)(Horowitz et al.,1984;Horowitz et al.,1984)。马尔玛和弗里曼(Marmar and Freeman,1988)也运用霍洛维茨的理论发展出一套短期处遇技术,将焦点集中在面对创伤时,如何管理自恋性退化的问题。布罗姆和克莱伯(Brom and Kleber)也在霍洛维茨的启发下针对PTSD发展出相应的短期心理动力学疗法。

霍洛维茨(2003)更新了他有关心理动力应激反应综合征的短期治疗手册。其理论包括系统互动如何使得病人的症状发生或缓解,增强或减弱其调适能力,最终重整性格结构(Horowitz,1998)等。这些都可以被看作一个已被可靠的研究所验证的短期多元治疗模式的典范。

在霍洛维茨(1997)的模型中,一个系统化、个别化的个案框架(基于精神分析概念阐释防卫与潜意识的信息处理机制如何影响情绪和行为模式)使治疗者知晓何时应用行为技术来引导脱敏技术(把控冲击的影响),何时使用认知技术(修复功能失调的意识信念,并计划可能的未来),以及何时使用支持与表达性的动力技巧(来修复压力事件下出现的防卫与抗拒)(Horowitz,1997)。治疗者使用该模式促使病人的情感调节发生改变,并帮助病人重新建立个人认同感。

与其他心理动力治疗方法相比,支持性心理治疗更缺乏"表达"的部分。治疗者通常会积极地介入,他们不是去解释,而是通过保护病人自尊或采用他们已经发现的有效的调试策略来"支持"其防御体系。此种模式下,治疗者的治疗的重点不在于揭示潜意识的冲突,而在于重新恢复内心的平衡。治疗者希望问题在当下解决,而非指望冗长的发展议题和内心的陈述。虽然治疗者很少诠释移情,但其处遇仍然建立在这些心理动力理论对病人及其人际关系的理解(包括移情和反移情问题)的基础之上,再加上治疗者对支持性处遇技术在影响内心平衡方面的了解而推动施行(Werman,1984)。

人际心理治疗是一种有时间限制的操作化治疗方法。治疗者重在以探索的姿态关注病人的外在人际关系,而非移情。虽然人际心理治疗是在治疗抑郁症的过程中发展出来的(Klerman et al.,1984),但后来也被用于创伤后应激障碍等其他疾病上(Krupnick, Green, and Miranda, 1998)。一些学者将人际心理治疗发展为一种团体治疗模式,人际心理治疗主要处理病人人际关系中遭受的创伤。因为人际间的创伤会导致 PTSD,而 PTSD 本身也与人际功能的损伤有关。他们认为,若能同时协助幸存者重新了解自己的人际关系并做出行动,将会减轻病人的 PTSD 的症状。这一假设目前还在临床验证之中。作为一种帮助幸存者寻找新的理解和改变人际关系的方法,人际心理治疗是非常有发展前景的。

虽然本章重在介绍以上谈到的治疗技术,但还有许多其他的疗法,如团体、家庭和认知心理疗法等也同样源于心理动力理论。许多团体及家庭治疗仍然保留在心理动力学治疗的领域之中,当然另一些并非如此。认知治疗强调潜意识在症状形成中所扮演的角色,已经发展为多种形式的治疗。虽然心理动力治疗"正式"从精神动力疗法中独立出来,但两者仍然保有许多相似之处(潜意识假设、疗程、过去经验对目前行为的影响、牢固的治疗关系的重要性)。就连与精神分析和心理动力学疗法关系疏远的治疗者们也十分注意区分这些概念,但它们都来自精神分析,并且在心理动力治疗中得到广泛运用。

三、资料收集方法

我们所引用的以 PTSD 心理动力疗法为主题的相关文献源于:使用 MEDLINE,PsycINFO,PILOTS,《1920 年至 1986 年精神分析期刊标题关键词和作者索引》(*Title Key Word and Author Index to Psychoanalytic Journals*,1920 - 1986,Mosher,1987)搜索获取,部分研究报告由团队成

员提供。此外,我们还对 1980 年后出版的关于 PTSD 治疗的书籍进行了整理,并回顾了每期的《创伤压力期刊》,所选择的资料都直接涉及理论、技术和治疗结果。

关于心理动力文献的研究为本文提供了极其丰富的案例报告。实际上,这些案例报告和根据统计方法、采用随机、双盲或对比试验所控制的典型药理学研究相比,到底谁更有价值,是不断受到学者们的争议的。而我们的立场是,这两种观点都有其学术价值。任何单独一种是无法满足所有的研究目的。案例报告是有价值的,因为它们可从特殊案例中汲取临床材料,使得理论和实务更加完善。案例研究并不能成为心理动力学的假设的最后结论,也无法给出精神病理学理论及技术的发展范围。然而,它们做了可以用实证方式来验证假设的基础性工作。

我们的研究团队设置了一系列判断标准来评估这些研究。这些标准利于样本数较多且变量得到严格控制的实验设计。但对心理动力学疗法来说,并非是最佳的检验方式。正如库尔兹等(Kurtz et al.,2002)所指出的那样:"从临床的角度来看,几乎任何类型的研究,特别是产出结果研究,都有着深刻的内在局限性"。为了同其他选入本书的文章保持一致,本节重点讨论在心理动力理论相关文献中少数具有这类特色的研究上。值得注意的是,这些研究都属于短期心理动力疗法,此研究的研究发现可能并非正式的精神分析、长期心理动力疗法或支持性心理治疗的资料。在卫生保健政策研究机构(AHCPR)的指导委员会制定的证据强度分级标准中,虽然大多数心理动力案例研究的得分都较低,但我们必须要强调,在目前试图以科学方法了解心理创伤对人的冲击和影响的努力中,心理动力的相关文献仍然是重要的组成部分。

四、文献综述

(一) 实证研究

霍洛维茨和他的同事们进行了一些实证研究(Horowitz,1995;Horowitz et al.,1993,1994),旨在测试创伤事件幸存者经历加剧的侵入与逃避症状的假设。这些症状都和创伤记忆或主题相关,相关研究都应用操作化的短期心理动力疗法。霍洛维茨认为该双向反应产生了激烈的冲突。因为幸存者试图整合创伤记忆,同时又要防卫来自外部和内部的危险。霍洛维茨和他的同事们发现,当带有冲突性的话题(跟创伤事件相关)出现在某一疗程中时,病人会伴随侵入、逃避、情绪波动、分裂的重要意念、口语及非口语的逃避行为,以及抑郁的面部表情(Horowitz et al.,1993,1994)。识别这些反应,可以在治疗中提示病人和治疗者创伤主题已经出现,使他们能更好地处理这些材料。这样的识别也可以帮助面对创伤后调适问题的病人认识到自己不恰当甚至病态的应对方式,这些发现适用于所有的心理动力取向的疗法。

布朗及其同事(1989)设计了一项关于治疗效果的控制研究。该研究同时对比了创伤脱敏疗法、催眠疗法和短暂的心理动力疗法(基于霍洛维茨的模式,并由霍洛维茨直接督导)的疗效,其研究目的在于观察何种疗法更能降低 PTSD 的侵入和逃避症状。此研究中,112 位诊断出患有PTSD 的受试者被随机分配到三个采用不同模式的治疗小组中。治疗者在侵入治疗的领域内有十年以上的经验;每位治疗者都由该领域公认的专家予以督导;每种治疗模式疗程长度的平均数为 15 次(脱敏法)、14.4 次(催眠治疗)、18.8 次(心理动力疗法)。研究结论表明,"在与对照组加以比较并使用严格的统计技术的情况下,这些疗法确实可使某些人获益,但并非所有人。此研究中,虽然疗效并非很显著,但不同治疗模式的差异性也不大"。在三种疗法中,虽然心理动力学疗法次数最多,在改善侵入症状方面首次得分又最低,但后续数据表明,相较于其他两组,心理动力疗法组的受试者在治疗结束后进步更大。这项患者于治疗后得到自发改善的发现,与霍洛维茨(1986)等的观点一致,说明心理动力疗法启动了调适机制并在治疗结束后继续发挥作用。布朗及其同事(1989)的研究发现,虽然病人的治疗效果和短期心理动力疗法有关,但也可以推论到长期心理动力疗法中(AHCPR A 级)。

(二) 临床研究

布莱伯格和马科维茨(Bleiberg,Markowitz,2005)进行了一个短暂的(为期 14 周)开放式人际心理治疗试验。他们采用广告和推荐的方式招募了 14 名有慢性 PTSD 症状的被试者。最终,13 位被试者中有 12 人在完成治疗后不再合乎临床应用的 PTSD 诊断量表的标准。被试者的症状在体验、避免和觉醒状态下所出现的减少的效应量在 1.7 到 2.1 之间。对被试者的后续跟踪旨在测量其疗效是否在治疗后得以维系,该研究还为将来的随机对比试验开发出了一本治疗手册(AHCPR 水平 B)。

塔尔博特及其同事(Talbot et al.，2005)也进行了一项16疗程的、简短的开放式人际心理治疗试验。被试者是25名曾遭受儿童性虐待并患有抑郁症的女性。她们在社区精神卫生中心中接受治疗。最终10位被试者完成了治疗，15位被试者完成了8个或更多的疗程。试验发现被试者抑郁和一般性的心理健康机能有显著改善。然而，尽管有一半的被试者曾在一开始被诊断患有PTSD症状，但最后却并没有测量到被试者在PTSD方面有什么改变(AHCPR Level B)。

同样，普赖斯等(Price，2004)也进行了一项开放式的心理动力学疗法试验。该实验针对14位遭受童年性虐待的患者。治疗者将会面地点选择在一所大学门诊诊所，治疗周期包括26个疗程，12位患者完成了治疗。根据症状自评量表SCL-90对症状改善状况所做的评估和其他自评报告，发现效应量在0.66到0.98之间，全球功能评估(GAF)对改善状况的临床评估显示效应量为1.51。然而，对PTSD症状的测量并没有被包括在上述测评工具之中(AHCPR Level B)。

林迪(Lindy，1988)在报告中提到了37位越战退伍军人的临床案例。所有个案都符合精神疾病诊断与统计手册(DSM-Ⅲ)中有关PTSD的诊断标准。治疗采用心理动力学疗法来处理战争创伤记忆，治疗的基本原理是帮助被试者学习处理创伤记忆而非压制它们。治疗的目标不仅仅是症状的消除，而且是聚焦于内在心理的改变。整个疗程分为三个阶段：开始、修通与结束。治疗同盟关系、移情和反移情等因素都受到控制。经过平均56次的治疗后，23位完成治疗的被试者经独立的临床医生和治疗者进行测评，均有显著的改善。通过症状自评量表SCL-90和辛辛那提压力反应问卷也能够看出显著的差异。被试者侵入现象、异化和抑郁感，以及敌意和滥用药物等方面出现了最明显的改变。虽然在临床意义上被测评的患者还未达到"正常"水平，不过被试者的信任感和管理创伤压力的能力都有所增加，他们看上去也从一种麻木的心理状态转变为感恩还活着的事实。他们将过去的战斗经历升华为更强烈的自尊体验，疏离感减少，对成年人角色和建设性社会活动的参与度增加，他们也认为自己和战前的自我之间有了更多的延续性(AHCPR Level B)。

马尔玛等(1993)描述了一种12个疗程的心理动力学疗法，该疗法以单一创伤事件的成年幸存者为治疗对象。他们使用治疗手册并报告了超过200名患者的治疗经验。此报告并没有采用系统化的方式对结果进行测量。其论文中最重要的一点是，该治疗方法是"可教学"的。这一研究与短期精神动力心理疗法关系更为密切,但也可用于长期的心理动力疗法(AHCPR Level C)。

大量临床研究缺乏严格的控制,也没有仔细选择测量工具,但却足够保证心理动力疗法的应用,以及心理动力取向的疗法用于创伤后幸存者的有效性(AHCPR Level C)。其中赫尔曼(Herman,1992)曾描述了她与一批成年女性创伤幸存者的治疗经历,她们大多都在童年时遭遇强奸或乱伦。其疗法包括表达与支持两种心理动力学疗法的技术,在一位可信的治疗者所建立的稳固而积极的关系下,强调安全、回忆、哀伤和重新联结等议题。而圣戈尔德(Shengold,1989,1991)强烈主张以正统的精神分析法来处理童年有性创伤经历的患者。他提出,遭受性虐待的孩子可能会用分割和隔离感觉、思考和认同的方式来回应所经历的创伤。

温德(Wind,1971)在以正统精神分析法治疗 23 例大屠杀幸存者后提出了有见地的结论——治疗是否成功取决于病人是否有能力哀悼自己失去的所爱的对象及是否能忍受自己的攻击行为。该研究不仅使病人更好地管理创伤后症状,而且使他们获得了更深层次的整合感与意义感。

罗丝(Rose,1991)描述了她在以心理动力学理论治疗遭遇强暴的成年女性患者中的成功经验,她的治疗强调对抗与处理强烈的愤怒情绪。罗丝发现,病人的创伤后症状部分有所改善,有些案例在处理过去就存在的冲突议题上有所进展。上述研究结论仅限于特定的研究方法和对象,但它们仍具有用于其他心理动力治疗的潜力。

布鲁尔和弗洛伊德的《歇斯底里之研究》(1895,1955),提供了大量的单一案例或少数案例。这些案例为精神分析法在创伤治疗中的疗效提供了依据,它们属于 SHCPR D 水平(源于长期持续并广泛开展的临床实践,但未接受 PTSD 的实证研究检验)。例如,由戈尔德施密特(Goldschmidt,1986)所报告的成功案例:一位成年患者在 4 岁时目睹父母自杀(其父母还曾试图对他下毒)。戈尔德施密特对患者进行了 20 次短期精神动力心理治疗,对在治疗中再现的创伤情境进行识别和诠释,从而使得病人表达悲伤的能力有所改善。同时,治疗也缓解了过去经常出现的创伤症状(如自毁的冲动、极度逃避、显著焦虑)。之后,患者开始了正式的精神分析。克鲁普尼克(Krupnick,1997)也报告了一个单一案例,来说明短期(12 次)心理动力疗法在 PTSD 治疗上的效果。该疗法以支持性为主要特点,但也需要诠释移情关系。治疗者试图帮助病人"重建连贯性和生活的意义"。治疗者的治疗目的是缓解病人的 PTSD 症状,但也关注如何帮助病人在生活上做到没有罪恶感地向前发展。只有接纳自己愤怒和攻击的情绪,病人才能整合出一个更成熟的自我。综上所述,从这些报告中可见,长期以来精神分析和心理动力治疗对创伤幸存者处遇的效果得到了学界和实务界的广泛的认可。

五、建议

当治疗者考虑对病人采用心理动力学心理疗法时,不管是正统精神分析、心理动力学心理疗法、短期心理动力疗法或支持性心理疗法,治疗者都需要对病人的特点进行评估。评估时,治疗者要和病人一起讨论治疗目标。病人只是希望缓解症状,"继续生活"还是希望能更广泛地了解他(她)的反应、生活史、生命目标与选择? 治疗中有哪些实际考虑因素(经济因素、可用时间、工作压力)? 以上问题,评估结束前(可能需要一到五次甚至更多会话),治疗者应该能够为病人提供具体的问题陈述和治疗建议。

PTSD 的诊断并不会开出一成不变的治疗处方,也不能取代深思熟虑的、个别化的治疗模式(Horowitz,1997,2005)。心理动力疗法聚焦于那些把每个人区分开来的个体因素(比如,反对 DSN 的描述性诊断系统,该系统中病人以小组的方式分享其共有的特点)。从心理动力学的角度看,创伤性事件并非幸存者通常所遭遇的各种冲突、痛苦压力和症状的唯一原因。该模式还要考虑生物心理学、社会互动、症状出现前的人格和家庭历史,以及社会支持的质与量等多方面因素。初始的模式是最好的部分,随着越来越多信息的获取和治疗的进展,持续的重构也是必要的。

治疗方式的最后选择使协作达到最佳状态。治疗模式的最终选择最好通过合作来完成。加伯德(Gabbard,2005)列出了一个适合进行高度表达的心理动力学心理治疗(包括正统精神分析)的清单:(1)有强烈的动机想了解自己;(2)苦难对生活的妨碍达到一定程度后,病人愿意忍受刻板的治疗;(3)不但能退化并放弃对感觉和思考的控制力,也可以快速重新恢复控制,并对先前的退化(实际上是自我帮助)加以反思(Greenson,1967);(4)对挫折的忍受力;(5)具有洞察力或对心理层面感兴趣;(6)完备的现实感;(7)拥有有意义且持久的人际关系;(8)具有相当好的冲动克制的能力;(9)有能力维持一份工作(Bachrach and Leaff,1978)。加伯德还强调病人要有与治疗者形成牢固互信关系的能力。奥尔巴克等(Auerbach,et al.,1988)补充说,如果在治疗开始时,病人便能与治疗者形成积极的关系,则有助于出现较好的疗效。

PTSD患者因为下列倾向可能会缺乏上述特征中的某一两项。他们可能会回避创伤经历,或者害怕会被种种感受、想法和影像所淹没,可能挫折耐受度会变低,或者难以维持一段关系,难以控制冲动,或者无法保持一份工作。如同对当前心理动力学心理治疗模式所做的回顾表明(Courtois,1999),上述治疗中的不利条件可以在疗程中的各阶段采用不同的技术,根据病人的个别需求和能力差异来逐步加以处理。

另一适合进行高度表达性心理动力疗法的关键指标来自临床经验,病人是否有能力超脱出自己的角度而客观地审视他(她)自己,也叫作"观察自我"的能力,通常可以在治疗中增强,因此有时也被用来测量病人对治疗结束的准备程度。若观察自我的能力和自我了解的能力较强,一个人即使没有治疗者的帮助也能持续改善其自身的心理平衡。

以下特征也表明此类病人更适合支持性心理动力疗法:长期自我状态的破损;急性生活危机;对焦虑和挫折感的忍受度低;缺乏洞察能力;缺乏现实感、人际关系严重受损;冲动控制能力有限;智力低下或器质性认知功能失调(包括严重的脑损伤);缺乏形成稳定治疗关系的能力(Gabbard,2005)。

下一个待解决的问题是,治疗应该是长期的还是短期的?这在某种程度上取决于实际情况。纳税人供给的资源充裕程度和病人的经济条件都可能是关键的影响因素。如何选择还取决于治疗者和病人所一致认可的目标。短期治疗要求病人能与治疗者快速建立互信关系,病人和治疗者也必须达成一个明确的治疗重点。短期精神动力疗法并非"少治疗"。它是技术上比较精致且高度聚焦的心理疗法,需要病人有敏捷的思考能力和高度的信任感,同时能条理清晰地从各个角度进行自我思考与反省。

虽然布罗姆等(Brom et al.,1989),还有霍洛维茨及其同事(1986)都认为,短期心理疗法的效果能一直延续到治疗结束后的很长一段时间,但实际上,最适合短期心理治疗的情况,还是在于问题是否能够被清晰地聚焦。许多有过创伤经历的病人往往难以找到自身问题的焦点所在。复杂的PTSD概念(Herman,1992;Pelcovitz et al.,1997)基于这样一种观点,即早期发展阶段的创伤经历对今后的发展有很强的影响。以相当多幸存者的经历为例,后期创伤状态除了PTSD症状外,还常见于情感规范和控制冲动的问题、社会疏离倾向、对自我及他人认知失调、对躯体的抱怨和意义系统的变形。巴特森等（Batson et al.，1997）曾经描述过一些童年遭受创伤的成年幸存者，其核心信仰和自我形象崩溃的心理状态。麦肯等（McCann et al.）提到移情和反移情在这类案例中是影响极大且难以处理的议题。另外，像安全、信任、自尊、自立等议题也同样难以处理。戴维斯和弗劳利（Davies，Frawley，1994）曾描述，童年遭遇乱伦的成年患者如何使用"隔离"来保护自己，在展露创伤材料的同时又闭口不谈关于创伤的记忆、情感或幻想。他们还指出，对这些幸存者来说，童年的创伤会使他们特别容易受伤，其风险也急剧增加，PTSD症状将继发于此后的生活经历之中。

因为创伤经验和某些人格障碍都容易引起个人情绪的不稳定，病人可能需要一段时间的支持性治疗，使其有所准备，以迎接更紧张、需要更多表达的治疗方式。治疗的准备期将帮助病人较好地掌握其情绪和认知，并发展出较为牢固的治疗关系，以作为后续治疗的基础。

丹尼尔（Danieli，1989）认为，团体治疗可能适用于经历纳粹大屠杀的幸存者及其子女。幸存者或其子女的同质化团体，以及混合的代际团体可以营造出一种现在的"家庭"氛围，使得成员重新认同自己，重新发展与他人的关系。在团体中启动内化的、受创伤的客体关系，还能提供一个迫切但会使人痛苦的、哀悼过去并再出发的机会。丹尼尔的建议得到了谢伊（Shay，1994）的回应，后者在以退伍军人的治疗团体为例时，特意强调通过叙事方式的描述，来分享共同的战争体验。读者可以从第八章中更完整地了解团体治疗模式。

不适用精神动力疗法的情况，很大程度上就是前述指标的相反情形：无法形成治疗同盟、缺乏辨析能力、缺乏观察自我的能力、受损的现实感和无法忍受强烈的情绪等，都是不适合高度表达要求治疗模式的重要指标。在治疗过程中，病人可能根本无法控制预期出现的问题。

治疗者对创伤事件幸存者的反移情可能很深，因此，在这种情况下必须注意，如果自己的反移情过于显著，可能要停止持续治疗。适当的培训、不断的自我反省、圈内人的支持、咨询和督导以及接受心理治疗都能帮助治疗者在工作过程中保持自己的立场。

六、有待进一步探索的领域

研究心理动力的学者们在使用传统研究范式来评估其工作时存在着重

大的缺陷。此前的一些研究(尤其是霍洛维茨等的工作)提供了弥补该缺陷的途径。至关重要的是,心理动力学心理治疗者们要使他们的理论变成能够检验的研究假设。针对不同类型幸存者的治疗,更多的案例报告、更多的大规模研究,都会使这方面的研究成果更为丰富。同时也需要追溯历史,寻找关键性理论概念的发展历史,重新思考、重新定义。精神分析联盟新的心理动力诊疗手册(PDM Task Force,2006)和美国精神分析协会的心理治疗、过程和理论部的新实证研究(2007)代表了系统化和扩展心理动力研究的有潜在价值的新努力。正如加伯德(2006)所指出的那样:"近来更多侧重于自然有效性的试验可能更适用于对心理疗法的评估。"我们也需要跨学科的努力,将心理动力学的治疗取向和神经科学、基因科学,以及发展、认知和行为心理学联系得更加紧密。最后,也许是最重要的,对手之间的相互竞争必须转变为同事之间的协作(Kudler,1989),编撰这本书就是迈向此目标的一大步。

七、总结

心理动力学疗法是使得潜意识在能够接受的范围内浮现到意识层面,以重新激发正常的调适机制。这需要在理解创伤事件幸存者的独特历史背景下,去筛选整合这些事件所激起的愿望、幻想、恐惧和防御。治疗者要能辨识普遍存在的移情和反移情作用,而是否需要在治疗中加以处理则取决于治疗模式和治疗者的个人判断。心理动力疗法需要洞察力及勇气,更需要强调安全和诚实的治疗关系环境。"治疗者—病人"关系本身就是影响病人反应的最重要的因素。

八、致谢

我们衷心感谢 PTSD 的心理动力心理治疗团队成员的付出(Nanette Auerhahn、Ronald Batson、Elizabeth Brett、Danny Brom、Richard Gartner、Nancy Hartevelt Kobrin、Dori Laub、Elana Newman、Laurie Pearlman、Susan Roth、Bessel van der Kolk、Lars Weisaeth)。我们还要感谢马修·弗里德曼(Matthew Friedman)等评论家为该项目所做出的努力。

参考文献

American Psychoanalytic Association. (2007). *Empirical studies of psychoanalytic treatments, process, and concepts.* Retrieved July 14, 2007, from *www.apsa.org/research/empiricalstudiesinpsychoanalysis/tabid/449/default.aspx*

Bachrach, H. M., & Leaff, L. A. (1978). "Analyzability": A systematic review of the clinical and quantitative literature. *Journal of the American Psychoanalytic Association, 26,* 881–920.

Bleiberg, K. L., & Markowitz, J. C. (2005). A pilot study of interpersonal psychotherapy for posttraumatic stress disorder. *American Journal of Psychiatry, 162,* 181–183.

Breuer, J., & Freud, S. (1955). *Studies on hysteria.* In J. Strachey (Ed. & Trans.), *The standard edition of the complete psychological works of Sigmund Freud* (Vol. 2, pp. 1–335). London: Hogarth Press. (Original work published 1895)

Briere, J. (1996). *Therapy for adults molested as children: Beyond survival* (2nd ed.). New York: Springer.

Brom, D., Kleber, R. J., & Defares, P. B. (1989). Brief psychotherapy for posttraumatic stress disorders. *Journal of Consulting and Clinical Psychology, 57,* 607–612.

Bruch, H. (1974). *Learning psychotherapy: Rationale and ground rules.* Cambridge, MA: Harvard University Press.

Chu, J. A. (1998). *Rebuilding shattered lives: The responsible treatment of complex posttraumatic and dissociative disorders.* New York: Wiley.

Cloitre, M. , Stovall-McClough, K. D., Miranda, R., & Chemtob, C. (2004). Therapeutic alliance, negative mood regulation, and treatment outcome in child-abuse-related posttraumatic stress disorder. *Journal of Consulting and Clinical Psychology, 72,* 411–416.

Courtois, C. A. (1999). *Recollections of sexual abuse: Treatment principles and guidelines.* New York: Norton.

Danieli, Y. (1984). Psychotherapists' participation in the conspiracy of silence about the Holocaust. *Psychoanalytic Psychology, 1,* 23–42.

Danieli, Y. (1989). Mourning in survivors and children of survivors of the Nazi Holocaust: The role of group and community modalities. In D. R. Dietrich & P. C. Shabad (Eds.), *The problem of loss and mourning: Psychoanalytic perspectives* (pp. 427–460). Madison, CT: International Universities Press.

Davies, J. M., & Frawley, M. G. (1994). *Treating the adult survivor of childhood sexual abuse: A psychoanalytic perspective.* New York: Basic Books.

De Wind, E. (1971). Psychotherapy after traumatization caused by persecution. In H. Krystal & W. G. Niederland (Eds.), *Psychic traumatization* (pp. 93–114). Boston: Little, Brown.

De Wind, E. (1984). Some implications of former massive traumatization upon the actual analytic process. *International Journal of Psychoanalysis, 65,* 273–281.

Fairbairn, W. R. D. (1943a). The repression and return of bad objects (with special reference to the "war neuroses"). In W. R. D. Fairbairn (Ed.), *Psychoanalytic studies of the personality* (pp. 59–81). London: Tavistock.

Fairbairn, W. R. D. (1943b). The war neuroses—their nature and significance. In W. R. D. Fairbairn (Ed.), *Psychoanalytic studies of the personality* (pp. 256–288). London: Tavistock.

Ferenczi, S., Abraham, K., Simmel, E., & Jones, E. (1921). *Psycho-analysis and the war neuroses*. New York: International Psycho-Analytical Press.

Figley, C. R. (Ed.). (1995). *Compassion fatigue: Coping with secondary traumatic stress disorder in those who treat the traumatized*. New York: Brunner/Mazel.

Fonagy, P., Target, M., Cottrell, D., Phillips, J., & Kurtz, Z. (2002). *What works for whom?: A critical review of treatments for children and adolescents*. New York: Guilford Press.

Freud, A. (1966). The ego and the mechanisms of defense. In *The writings of Anna Freud* (Vol. 2, pp. 1–191). New York: International Universities Press. (Original work published 1936)

Freud, S. (1953). Three essays on the theory of sexuality. In J. Strachey (Ed. & Trans.), *The standard edition of the complete psychological works of Sigmund Freud* (Vol. 7, pp. 123–245). London: Hogarth Press. (Original work published 1905)

Freud, S. (1955). Beyond the pleasure principle. In J. Strachey (Ed. & Trans.), *The standard edition of the complete psychological works of Sigmund Freud* (Vol. 18, pp. 1–64). London: Hogarth Press. (Original work published 1920)

Freud, S. (1959). An autobiographical study. In J. Strachey (Ed. & Trans.), *The standard edition of the complete psychological works of Sigmund Freud* (Vol. 20, pp. 1–74). London: Hogarth Press. (Original work published 1925)

Freud, S. (1962). The aetiology of hysteria. In J. Strachey (Ed. & Trans.), *The standard edition of the complete psychological works of Sigmund Freud* (Vol. 3, pp. 187–221). London: Hogarth Press. (Original work published 1896)

Gabbard, G. O. (2005). *Psychodynamic psychiatry in clinical practice: Fourth edition*. Washington, DC: American Psychiatric Press.

Gabbard, G. O. (2006). Psychotherapy in the *Journal*: What's missing? [Editorial]. *American Journal of Psychiatry, 163*, 182–183.

Gay, P. (1988). *Freud: A life for our time*. New York: Norton.

Goldschmidt, O. (1986). A contribution to the subject of psychic trauma based on the course of a psychoanalytic short therapy. *International Review of Psycho-Analysis, 13*, 181–199.

Greenson, R. R. (1967). *The technique and practice of psychoanalysis*. New York: International Universities Press.

Greenson, R. R. (1978). The psychology of apathy. In *Explorations in psychoanalysis* (pp. 17–30). New York: International Universities Press. (Original work published 1949)

Grinker, R., & Spiegel, J. (1945). *Men under stress*. New York: McGraw-Hill.

Haley, S. (1974). When the patient reports atrocities. *Archives of General Psychiatry, 30*, 191–196.

Herman, J. (1992). *Trauma and recovery*. New York: Basic Books.

Horowitz, M. J. (1973). Phase-oriented treatment of stress response syndromes. *American Journal of Psychotherapy, 27*(4), 506–515.

Horowitz, M. J. (1974). Stress response syndromes: Character style and dynamic psychotherapy. *Archives of General Psychiatry, 31*, 768–781.

Horowitz, M. J. (1995). Defensive control of states and person schemas. In T. Shapiro & R. N. Emde (Eds.), *Research in psychoanalysis: Process, development, outcome* (pp. 67–89). Madison, CT: International Universities Press.

Horowitz, M. J. (1997). *Formulation as a basis for planning psychotherapy*. Washington, DC: American Psychiatric Press.

Horowitz, M. J. (1998). *Cognitive psychodynamics: From conflict to character*. New York: Wiley.

Horowitz, M. J. (2001). *Stress response syndromes* (4th ed.). Northvale, NJ: Aronson.

Horowitz, M. J. (2003). *Treatment of stress response syndromes.* Arlington, VA: American Psychiatric Publishing.

Horowitz, M. J. (2005). *Understanding psychotherapy change: A practical guide to configurational analysis.* Washington, DC: American Psychological Association Press.

Horowitz, M. J., & Kaltreider, N. (1979). Brief therapy of the stress response syndrome. *Psychiatric Clinics of North America, 2,* 365–377.

Horowitz, M. J., Marmar, C., Krupnick, J., Wilner, N., Kaltreider, N., & Wallerstein, R. (1984a). *Personality styles and brief psychotherapy.* New York: Basic Books.

Horowitz, M. J., Marmar, C., Weiss, D. S., DeWitt, K., & Rosenbaum, R. (1984b). Brief therapy of bereavement reactions: The relation of process to outcome. *Archives of General Psychiatry, 41,* 438–448.

Horowitz, M. J., Marmar, C., Weiss, D., Kaltreider, N., & Wilner, N. (1986). Comprehensive analysis of change after brief dynamic psychotherapy. *American Journal of Psychiatry, 143,* 582–589.

Horowitz, M. J., Milbrath, C., Jordan, D., Stinson, C., Ewert, M., Redington, D., et al. (1994). Expressive and defensive behavior during discourse on unresolved topics: A single case study. *Journal of Personality, 62,* 527–563.

Horowitz, M. J., Stinson, C., Curtis, D., Ewert, M., Redington, D., Singer, J. L., et al. (1993). Topics and signs: Defensive control of emotional expression. *Journal of Consulting and Clinical Psychology, 61,* 421–430.

Huston, J. (1948). *Let there be light* (PMF5019). Washington, DC: Film Production of the U. S. Army.

Janet, P. (1886). Les actes inconscients et la mémoire pendant le somnambulism [Unconscious acts and memory under somnambulism]. *Revue Philosophique, 25*(1), 238–279.

Janet, P. (1973). *L'automatisme psychologique* [Psychological automatism]. Paris: Société Pierre Janet. (Original work published 1889)

Kardiner, A. (1941). *The traumatic neuroses of war.* New York: Hoeber.

Kardiner, A., & Spiegel, H. (1947). *War stress and neurotic illness.* New York: Hoeber.

Klerman, G. L., Weissman, M. M., Rounsaville, B. J., & Chevron, E. (1984). *Interpersonal psychotherapy of depression.* New York: Basic Books.

Krupnick, J. (1997). Brief psychodynamic treatment of PTSD. *Journal of Clinical Psychology, 3,* 75–89.

Krupnick, J. L., Green, B. L., & Miranda, J. (1998, June). *Group interpersonal psychotherapy for the treatment of PTSD following interpersonal trauma.* Paper presented at the annual meeting of the Society for Psychotherapy Research, Snowbird, UT.

Krystal, H. (Ed.). (1968). *Massive psychic trauma.* New York: International Universities Press.

Krystal, H. (1988). *Integration and self-healing.* Hillsdale, NJ: Analytic Press.

Kudler, H. (1989). The tension between psychoanalysis and neuroscience: A perspective on dream theory in psychiatry. *Psychoanalysis and Contemporary Thought, 12,* 599–617.

Kudler, H. (1991). What is psychological trauma? *National Center for Post-Traumatic Stress Disorder Clinical Newsletter, 2,* 8.

Kudler, H. (2007). The need for psychodynamic principles in outreach to new combat veterans and their families. *Journal of the American Academy of Psychoanalysis and Dynamic Psychiatry, 35*(1), 39–50.

Lidz, T. (1946). Nightmares and the combat neurosis. *Psychiatry, 3,* 37–49.

Lifton, R. J. (1967). *Death in life: Survivors of Hiroshima.* New York: Random House.

Lindemann, E. (1944). Symptomatology and management of acute grief. *American Journal of Psychiatry, 101*, 141–146.

Lindy, J. (1985). The trauma membrane and other clinical concepts derived from psychotherapeutic work with survivors of natural disasters. *Psychiatric Annals, 15*, 153–160.

Lindy, J. (1986). An outline for the psychoanalytic psychotherapy of post-traumatic stress disorder. In C. Figley (Ed.), *Trauma and its wake* (Vol. II, pp. 195–212). New York: Plenum Press.

Lindy, J. (1988). *Vietnam: A casebook.* New York: Brunner/Mazel.

Lindy, J. D. (1996). Psychoanalytic psychotherapy of posttraumatic stress disorder: The nature of the therapeutic relationship. In B. A. van der Kolk, A. C. McFarlane, & L. Weisaeth (Eds.), *Traumatic stress: The effects of overwhelming experiences on mind, body, and society* (pp. 525–536). New York: Guilford Press.

Loewald, H. W. (1960). On the therapeutic action of psychoanalysis. *International Journal of Psychoanalysis, 41*, 16–33.

Luborsky, L. (1990). A guide to the CCRT method. In L. Luborsky & P. Crits-Christoph (Eds.), *Understanding transference: The core conflictual relationship theme method* (pp. 15–36). New York: Basic Books.

Luborsky, L., Crits-Christoph, P., Mintz, J., & Auerbach, A. (1988). *Who will benefit from psychotherapy?: Predicting therapeutic outcomes.* New York: Basic Books.

Mann, J. (1973). *Time-limited psychotherapy.* Cambridge, MA: Harvard University Press.

Marmar, C., & Freeman, M. (1988). Brief dynamic psychotherapy of post-traumatic stress disorders: Management of narcissistic regression. *Journal of Traumatic Stress, 1*, 323–337.

Marshall, R. D., Yehuda, R., & Bone, S. (2000). Trauma-focused psychodynamic psychotherapy. In A. Y. Shalev, R. Yehuda, & A. C. McFarlane (Eds.), *International handbook of human response to trauma* (pp. 347–361). New York: Kluwer Academic/Plenum Press.

McCann, I. L., & Pearlman, L. A. (1990). *Psychological trauma and the adult survivor: Theory, therapy, and transformation.* New York: Brunner/Mazel.

Mosher, P. W. (Ed.). (1987). *Title key word and author index to psychoanalytic journals, 1920–1986.* New York: American Psychoanalytic Association.

Ochberg, F. M. (Ed.). (1988). *Post-traumatic therapy and victims of violence.* New York: Brunner/Mazel.

Parson, E. R. (1984). The reparation of the self: Clinical and theoretical dimensions in the treatment of Vietnam combat veterans. *Journal of Contemporary Psychotherapy, 14*(1), 4–56.

PDM Task Force. (2006). *Psychodynamic diagnostic manual.* Silver Spring, MD: Alliance of Psychoanalytic Organizations.

Pearlman, L. A., & Saakvitne, K. W. (1995). *Trauma and the therapist: Countertransference and vicarious traumatization in psychotherapy with incest survivors.* New York: Norton.

Pelcovitz, D., van der Kolk, B., Roth, S., Mandel, F. S., Kaplan, S., & Resik, P. A. (1997). Development of a criteria set and a Structured Interview for Disorders of Extreme Stress (SIDES). *Journal of Traumatic Stress, 10*, 3–17.

Price, J. L., Hilsenroth, M., Callahan, K. L., Petrectic-Jackson, P. A., & Bonge, D. (2004). A pilot study of psychodynamic psychotherapy for adult survivors of childhood sexual abuse. *Clinical Psychology and Psychotherapy, 11*, 378–391.

Rivers, W. H. R. (1918, February). An address on the repression of war experience.

Lancet, pp. 173–177.

Rose, D. (1991). A model for psychodynamic psychotherapy with the rape victim. *Psychotherapy, 28*, 85–95.

Roth, S., & Batson, R. (1997). *Naming the shadows: A new approach to individual and group psychotherapy for adult survivors of childhood incest.* New York: Free Press.

Sargant, W., & Slater, E. (1969). *An introduction to physical methods of treatment in psychiatry* (4th ed.). Edinburgh, UK: Livingstone.

Shay, J. (1994). *Achilles in Vietnam: Combat trauma and the undoing of character.* New York: Atheneum/Macmillan.

Shengold, L. (1989). *Soul murder: The effects of childhood abuse and deprivation.* New Haven, CT: Yale University Press.

Shengold, L. (1991). *"Father, don't you see I'm burning?": Reflections on sex, narcissism, symbolism, and murder.* New Haven, CT: Yale University Press.

Solomon, S. D., & Johnson, D. M. (2002). Psychosocial treatment of posttraumatic stress disorder: A practice-friendly review of outcome research. *Journal of Clinical Psychology, 58*, 947–959.

Talbot, N. L., Conwell, Y., O'Hara, M. W., Stuart, S., Ward, E. A., Gamble, S. A., et al. (2005). Interpersonal psychotherapy for depressed women with sexual abuse histories. *Journal of Nervous and Mental Disease, 193*, 847–850.

Terr, L. (1979). Children of Chowchilla. *Psychoanalytic Study of the Child, 34*, 547–623.

Ulman, R., & Brothers, D. (1988). *The shattered self: Psychoanalytic study of trauma.* Hillsdale, NJ: Analytic Press.

van der Hart, O., Brown, P., & van der Kolk, B. A. (1989). Pierre Janet's treatment of posttraumatic stress. *Journal of Traumatic Stress, 2*, 379–395.

van der Kolk, B. A., McFarlane, A. C., & Weisaeth, L. (Eds.). (1996). *Traumatic stress: The effect of overwhelming experience on mind, body and society.* New York: Guilford Press.

Weiss, D., & Marmar, C. (1993). Teaching time-limited dynamic psychotherapy for posttraumatic stress disorder and pathological grief. *Psychotherapy, 30*, 587–591.

Werman, D. S. (1984). *The practice of supportive psychotherapy.* New York: Brunner/Mazel.

Wilson, J. P., & Lindy, J. D. (Eds.). (1994). *Countertransference in the treatment of PTSD.* New York: Guilford Press.

Winnicott, D. W. (1965). *The maturational processes and the facilitating environment: Studies in the theory of emotional development.* London: Hogarth Press.

第十五章　儿童创伤的精神动力学治疗

艾丽西亚·F. 利伯曼（Alicia F. Lieberman）、钱德拉·戈什·伊本（Chandra Ghosh Ippen）、史蒂文·马兰斯（Steven Marans）

一、理论背景

从精神分析的早期开始，弗洛伊德便把创伤置于他有关情感障碍理论的中心位置，将其产生的根源追溯到创伤性经历对个性发展的持续性消极的反射。这一中心性假设的前提仍然在弗洛伊德理论的多次修缮中得到延续，他阐明的创伤性现象的特征直到今天仍然是临床和研究的主题。创伤时刻的基本特征包含了如下因素：（1）对生命和个人尊严的不可预知且即刻的威胁诱发高度的恐惧和无助，压制了个体行动和应对的能力；（2）外部威胁和内部威胁或焦虑的结合在发育的不同阶段变得显著；（3）那些被调动起来应对创伤的保护/防御机制的个性架构遭受持久影响的可能性（Freud，1926，1959）。

弗洛伊德把创伤的影响归因于两组因素的相互作用：事件的客观特征和经历该事件的人的个体特性，包括其体质结构、发展阶段，以及先前经历。他还强调了"无助性"的中枢角色——"无助性"被定义为一种双重无能，即无法忍受对情境的强烈情感反应和无法采取有效措施来应对该情境。这种对极度危险的无助性反应是区别创伤性经历和焦虑的关键特征。不像以应对机制崩溃为特征的创伤性反应，焦虑充当了那些为避免或降低预知危险的威胁所做的预备和行动的信号。在提出情感附属理论的过程中，鲍尔比（Bowlby，1969，1982，1980）调整了弗洛伊德关于母亲是孩子对抗无法忍受的、刺激的"保护屏"的概念，他将母亲的角色置于行为学原则的框架情境中，强调情感附属是由生物因素决定的、是孩子与母亲之间的情感纽带，该纽带促进在不确定和危险情境下的孩子生存和心理安全。随后数十年的临床经验和经验性研究已经反复证明了弗洛伊德和鲍尔比的许多模型的合理性,这些模型仍持续影响着不同理论取向对儿童和成年人的创伤治疗(Cohen,Mannarino,and Deblinger,2006；Horowitz,2003；Putnam,1997；Pynoos,Steinberg,and Piacentini,1999)。

儿童的发展阶段在其对创伤的回应中发挥着主要的作用,它必须指导治疗过程,并为之提供信息。幼儿依赖父母或首要监护人的陪伴以及他们对创伤性事件反应的影响,因为他们主要依靠父母的保护,并对因果关系有着自我参照性的理解,而年长的儿童或青少年倾向于对创伤性事件的特定特征表现出更好的反应。所有年龄段的儿童都倾向于用一系列旨在重塑更强控制力的症状去弥补在创伤后被增强的脆弱感和无助感。这些防御性的努力可能包括回避和病理恐惧性的行为、反抗行为、复仇幻想、抱怨身体不适的症候、被提升的感官觉醒、分离焦虑、侵犯行为,以及其他保护性策略(Marans,1996；Marans and Adelman,1997；Pynoos et al.,1999)。研究者认为,构成这些情境性创伤反应的基础是在发展过程中接连显露出来的四种标准性焦虑：遭遗弃的恐惧、失去父爱或母爱的恐惧、身体伤害的恐惧(在经典心理分析中被称作"阉割恐惧"),以及谴责"超我"的恐惧(Freud,1926,1959)。这些内在的危险被布伦纳(Brenner,1976)标注为四项灾难,因为它们用对灾难的预期填满了儿童的情感生活——与外部危险结合,塑造了个体儿童对创伤的独特反应(Marans,2005；Pynoos,Steinberg,and Wraith,1995)。

二、技术说明

儿童创伤的精神动力学治疗受治疗者对儿童在日常生活和历史情境下的内心生活的理解所指导。精神动力学的心理治疗者重点关注儿童赋予创伤性事件的特定意义,该意义的形成基于儿童体质的、发育的、环境的情境和历史。家长或成年监护人以助手的身份参与治疗,重新建立心理安全感及去复原那些对治愈必不可少的日常生活。

精神动力学心理治疗的终极目标是提升性格的一致性和健康的发展,而不仅仅是减轻症状的严重程度。年幼儿童治疗工作中的自由玩耍,从发展的角度被看作是进入儿童经历的最适宜的切入点。治疗者提供玩具和其他素材,目的是促进想象性玩耍和有条理的叙事,这两者通常会引发儿童对创伤性事件的再扮演或引发对组成内、外威胁共同体中最可怕部分的关键要素的某种代替形式的表达。治疗者密切关注儿童的角色扮演,以帮助其表述发生了什么事并把情感转化成语言,以提升叙事一致性和在认知层面对强烈情感反应的掌控。治疗者的干预也重点关注儿童对其自身在促成创伤性事件过程中角色的幻想和认知误解,或其促成创伤性事件的后果,以此矫正错误概念并提升现实检验。与弗洛伊德著名的格言一致,即"本我所在,自我即至",治疗者努力帮助儿童用亲社会的、建设性的概念和行为取代破坏性情感和自我戕害性的复仇幻想,这些概念和行为可以修复其内心的安全感及儿童对自我和他人的信任。对婴儿、幼儿和学龄前儿童来说,父母或主要监护人习惯性地以伙伴的身份参与治疗,无论是通过附属的疗程还是实际参与进而达到治疗的目的。基于关系的心理治疗应对父母是创伤的伤害者或不能支持儿童健康发展的情境。在婴儿—父母心理治疗(Fraiberg,1980;Lieberman,Silverman,and Pawl,2000)、幼儿—父母心理治疗(Lieberman,1992)及学龄前儿童—父母心理治疗(Toth et al.,2002)中,干预的重点在关系本身,以应对父母对孩子的负面归因并矫正父母与孩子之间相互的创伤性期望。尽管这些治疗均针对儿童年龄和发展阶段的特定需求所设置,所有基于关系的治疗方式都有一个共同的着重点,即以向父母和孩子传达彼此经历为媒介,增进他们之间情感的互惠。基于此,利伯曼(Lieberman,2004)主张使用"儿童—父母心理治疗"一词作为宽泛的统筹概念。

个体性格的考量、发展情境、历史及当前情境在与年长儿童和青少年的工作过程中同等重要。青少年对自治和自我掌控的强烈渴望及对脱离认知中的依附关系的向往,或许会对创伤的治疗造成特定的挑战。对精神受创青少年的心理治疗性干预可能需要一种心理教育性的介绍,该介绍旨在:(1)调动更成熟的认知能力;(2)解释症状病理;(3)找出创伤提醒物;(4)澄清可能恢复复杂化的环境因素,诸如能够导致发展衰退的互动;(5)明确在创伤性情境下,压倒性的恐惧和无助如何在找寻控制感和自我能力的过程中,与年龄相适的努力产生适得其反的效果。接下来相对非结构性的访谈或许会促使青少年对控制力情境的恢复并促进更加显著的舒适感,鼓励其自我观察和反省,以区分危险的真实与心理性起源,以及威胁在过往经历与当前生活中的性质。

三、数据收集方法

我们使用了心理学数据库(psycINFO)[①]和已发表的创伤应激国际文献(PILOTS)进行了一系列的文献搜索。对关键词"精神动力学或精神分析的治疗、随机法及儿童或青少年"的初步搜索只发现了三项研究,其中无一是针对精神受创儿童治疗的特定研究。这项结果是令人惊讶的,因为它未能找出那些涉及精神动力学治疗的知名研究。我们假设,精神动力学的儿童创伤临床研究者或许不如其他心理治疗的实践者更有可能去"推销"他们的研究,因为他们倾向于使用一种整合性的发展精神病理学框架,该框架纳入了动力学的、关系性的、情感附属导向的、认知的、行为的及文化的考量(Lieberman and Van Horn,2005)。该整合性方法与促进健康性发展而非仅仅减缓症状的主导目标是一致的。

介于初期搜索结果的稀缺,我们拓宽词条,包含了如下关键词:"治疗或随机法、儿童或青少年、精神动力学的,或精神分析的、或游戏疗法、或二元的、或关系性的、或个体心理治疗、或婴儿—父母心理治疗、或幼儿—父母心理治疗、或学龄前—父母心理治疗、或儿童—父母心理治疗。"在考虑了方法的心理分析性质的根源(Bowlby,1969,1982),我们也囊括了基于情感附属理论的治疗研究。通过向该领域的其他同行咨询,我们找出了更多的文章。如果有学者想要使研究被囊括,其作者需要在发表的文章里,或者当被我们联系时,将他们的治疗确定为精神动力学的、精神分析性的或基于情感附属的。他们的研究需要将情感附属关系作为目标,但同时包含了父母训练或其他认知—行为性方法的整合性治疗。

四、文献综述

(一) 个案研究

在一系列临床个案研究中,甘斯鲍尔等(Gaensbauer et al.,1979)描述了创伤在婴儿期及童年早期对父母—孩子关系的破坏性影响。甘斯鲍尔和西格尔(Gaensbauer and Siegel,1995)提出,将监护人纳入幼儿的治疗当中为儿童提供了一个宽容那些与创伤有关的情感的安全治疗环境。在疗

[①]　译者注:来自美国心理学协会。

程中,监护人的在场会起到厘清孩子的玩耍如何与其创伤性事件相关联的作用,通过将儿童的问题行为与创伤产生的焦虑相关联,而非与儿童内在的消极性格相关联的方式,矫正家长的消极归因。另外,监护人在场予以支持使得儿童能够克服愤怒和不信任的情感,帮助修复家长作为保护人的角色。父母的协助在帮助开发管理某些症状的计划方面也有必要性,这类症状在短时间内比治疗本身更加剧烈。当儿童表现出分裂的症状时,家长在治疗中的参与,将被用来应对适应不良的父母—孩子间的互动,这类互动会强化分裂的状态,阻碍一个完整自我的发展(Silberg,2004)。

精神动力学或基于关系的方法的有效性被大量个案研究所认同,这类研究记录了对那些遭受单一事件的(Gaensbauer,1994),以及复杂的慢性创伤的(Osofsky, Cohen, and Drell, 1995)儿童使用此类治疗的过程。另外一些个案研究详细描述了基于关系的干预如何适用于遭遇创伤的母亲及她们的幼儿,以此降低经历创伤的消极后果在代际间传播的可能性(Arons, 2005;Mayers, 2005;Schechter et al., 2003)。篇幅的考量阻碍了研究者们对个案研究的广泛描述,这些个案描述了一系列创伤经历后的治疗,这些创伤经历包括被狗袭击(Gaensbauer, 1994)、有扩散危害的医疗程序(Gaensbauer, 2000)、性虐待(Grubbs, 1994;Silberg, 2004)、目睹父母一方被谋杀(Gaensbauer et al., 1995;Marans and Adelman, 1997;Osofsky et al., 1995),以及慢性创伤,包括家庭暴力、身体虐待、疏忽及涉嫌性虐待。这些个案研究表明了基于精神动力学的游戏疗法可以帮助幼儿理解在语前时期及当他们开始发育语言能力的时期发生的经历。

(二) 预测验到后续测验的比较

文献搜索并未找到任何精神动力学的,或基于关系的对遭受创伤经历的特定儿童样本从预测验到后续测验的试验。

(三) 随机试验

我们使用标准化的格式去展示每一个随机试验以促成基于动力学的治疗之间的比较,以及与基于其他理论方向的创伤的精通治疗。表15.1提供了一个迄今为止进行过的随机性试验的概要。

表15.1 基于随机试验的研究

研究者	目标群体[a]	数量/疗程长度	实验组；控制组[b]	主要发现	群组间效应量	群组内效应量
利伯曼等 (Lieberman, 2005)	3—5岁遭受家庭暴力的39位女性受害者和36位男性受害者	50周，每周1小时的疗程	42组父母—子女采用心理疗法(CPP)；33组社区和案例管理(CT-CM)	与对照组相比，在儿童创伤应激和对母亲的规避行为方面有了显著的提高	CPP对比CT-CM; DC：0—3 TSD 有治疗意愿：0.69 完成者：0.43 CAPS规避 有治疗意愿：0.48 完成者：0.50	DC：0—3 TSD 有治疗意愿 CPP：0.76 CT-CM：0.09 完成者 CPP：1.13 CT-CM：0.10 CAPS规避 有治疗意愿 CPP：0.73 CT-CM：0.25 完成者 CPP：0.99 CT-CM：0.31
罗韦尔等 (Rowell, 2002)	6—14岁遭受性虐待的71位女孩	个体：多达30次疗程，每次50分钟；群组：多达18次疗程	35次个体治疗(IT)；36次群组治疗(GT)	在1年和2年的评估节点中，个体治疗的女孩显示出了创伤后应激障碍症状的显著缓解	奥瓦舍尔(Orvaschel, 1989) 年创伤后应激反应障碍量表 IT对比GT 完成者 第一年跟进 基线体验：0.60 规避：0.66 第二年跟进 基线体验：0.79 规避：0.36 基线至研究退出 再体验：0.65 规避：0.60	数据不充分

注释：DC：0—3 TSD，适用于临床医师的针对婴儿和幼儿精神健康和发育障碍的诊断式分类访谈指南；CAPS，临床医师监控的创伤性应激反应障碍量表。[a]样本数=起始研究对象；[b]样本数=数据分析中的对象；CPP，父母—子女心理疗法。下同。

1. 基于关系的干预

精神动力学基于关系的心理治疗的一个关键假设前提是,产生于父母关系史中的冲突会通过扭曲的表现形式和协调的缺失影响其与子女的当前关系(Fraiberg,Adelson,and Shapiro,1975)。治疗者治疗的目的是支持并强化父母—子女关系,以此为媒介达成长期健康的儿童发展。干预的目标包括母亲和孩子自身及彼此适应不良的表现,以及妨碍孩子精神健康的互动和行为。在遭受创伤经历的样本中,这类治疗包含了对父母、孩子或两者共同经历创伤的重点关注。在治疗过程中,父母和孩子被引导、创建一个共同的对创伤性事件的叙述,以此辨别并应对产生失调行为的创伤触发源,且强化父母与孩子之间相互的创伤性期望,也以此将创伤性经历作为一次例外事件,置于令人满意的人际关系中,符合儿童发育阶段的适当活动和目标及安全并可预知的日常生活的整体情境中看待。疗程中涉及父母(双方)和孩子,在家中或临床游戏室进行治疗。在需要的情况下,可添加个体父母或孩子的疗程。

四项随机性试验支持基于关系的治疗对遭受创伤性经历的儿童的效力。另外,两项随机性试验显示出基于关系的干预对其他风险群体的效力。这些试验将在下面进行描述。

(1) 对经受家庭暴力儿童的"父母—儿童心理治疗"(CPP)

样本特征。利伯曼等对目睹了家庭暴力的儿童进行了一项随机可控的CPP试验。母亲—儿童组被随机分配给CPP(N=42)或个案管理加社区心理治疗的转介(N=33)。本研究涉及 36 名男孩,39 名女孩,年龄在 3 岁至 5 岁(M=4.06;SD=0.82)之间,他们遭受过家庭暴力及其他创伤,包括:身体虐待(49%)、社区暴力(46.7%)及性虐待(14.4%)。儿童来自不同的种族背景:37%为混合族裔(主要为拉丁美裔/白裔),28%为拉丁美裔,14.5%为非洲裔,10.5%为白人,7%为亚裔,2%为其他族裔。这项研究中的母亲平均遭受 12.36 次应激性生活事件;她们的平均月收入为 1 817 美元(SD=1 460美元);她们中有 23%接受过公共协助,41%的收入低于联邦贫困线。

治疗。CPP 由硕士和博士等级的临床医师执行,为期超过 50 周。治疗精确度通过每周高强度的监督和个案会议进行监控。比较组的母亲每周接受个案管理并与社区诊所保持联系;73%的母亲和 55%的儿童接受了个体心理治疗。

流失和出席。CPP 组的成员流失率为 14.3%,对照组的成员流失率为 12%,没有明显的组间差别。CPP 的参与者平均参加了 32.09 个疗程(SD=15.20)。在对照组中接受了个体心理治疗的参与者中,50%的母亲和 65%

的儿童参加了超过 20 个疗程。

评估。母亲和儿童在项目的接纳期、治疗中期、治疗期后及治疗期后 6 个月分别接受了评估。儿童评估使用《儿童行为检测清单》(CBCL；Achenbach，1991；Achenbach and Edelbrock，1983)和《适用于临床医师的针对婴儿和幼儿精神健康和发育障碍的诊断分类的结构式访谈指南》(DC：0‐3；Scheeringa et al.，1995)。家长评估使用《症状检测清单‐90——修订版》(SCL‐90‐R；Derogatis，1994)和《临床医师监控的创伤性应激反应障碍量表》(CAPS；Blake et al.，1990)。

结果。在治疗期后，CPP 组儿童在整体行为问题(Cohen's d = 0.24)和创伤性应激症状(d = 0.64)方面均有显著的大幅度降低。CPP 组母亲在回避反应症候学(d = 0.50)方面有明显的大幅度降低。六个月后的跟踪调查结果显示，儿童行为问题和母亲症状的改善在治疗结束后仍然在持续(Lieberman，Ghosh Ippen，and Van Horn，2006)。

（2）对受虐待儿童的"学龄前儿童—家长心理治疗"（以下简称 PPP）

托特等(Toth et al.，2002)检验了两种干预来改变学龄前儿童对其母亲和自身的心理表征的效力，一是心理教育学模型，二是附属灵通型干预。受虐待儿童有产生消极关系模式的倾向，并可能将这些关系模式推及他人。此类消极表征可能成为儿童对未来关系预期的基础。

样本特征。112 名受虐待学龄前儿童经随机分配接受 PPP(N=31)：治疗者开展心理教育式家庭探视（以下简称 PHV，N=48)或社区标准探视（缩写为 CS，N=33)。受虐待类型包括身体虐待、性虐待、情感粗暴和忽视，其中 60％的儿童经历了不止一种虐待。此研究设计包含了一个未受虐待的低收入比较组（缩写为 NC，N=43)。本研究的最终样本包含了 68 名男孩和 54 名女孩(PPP：N=23；PHV：N=34；CS：N=30；NC：N=35)，这些样本儿童在接纳初期年龄为 4 岁。样本中有关儿童种族背景的具体信息并未提供，但数据显示有 76.2％的儿童来自少数族裔。组内家庭的年平均收入在 16 700 美元到 19 930 美元之间。

治疗。PPP 和 PHV 的治疗由硕士级别的治疗者提供，为期 12 个月。此两项治疗均用手稿进行记录，精确度由每周的监督进行监控。PPP 前文已经进行了描述。PHV 包括社会支持、心理教育和认知—行为技巧以降低儿童受虐待的风险因素并提高相应的保护因素。PHV 儿童也参与了为期 10 个月、全日制的学前项目，其间他们进行上学准备和交往技能方面的学习。在 CS 组中，13％的儿童和 23％的母亲接受了个体的心理治疗。组内的母亲同时参与了家庭或婚姻的心理咨询(3%),支持小组或日间治疗(10%)及父母教导服务(17%)。

流失和出席。本研究中样本流失率如下:PPP 19.4%;PHV 25%;CS 9%;NC 11.6%。退出和留下来的参与者之间没有人口统计学上的差异,PPP 和 PHV 之间的疗程次数和治疗时长相当。PPP 每个组平均接受了 11.63 个月的治疗(SD=3.13),平均参与了 32.39 个疗程(SD=12.42)。PHV 每个组平均接受了 13.32 个月的治疗(SD=6.56),平均参与了 31.09 个疗程(SD=14.30)。对 CS 家庭,儿童平均接受 9.3 个月的治疗,母亲平均接受 5.8 个月的治疗。

评估。儿童在项目的接纳期、治疗期后及干预后 1 年和 3 年分别接受评估。儿童的归因通过"麦克阿瑟故事主干库"(MacArthur Story-Stem Battey,以下简称 MSSB)理论进行测量并编码为适应性的母性表征、适应不良的母性表征、全面性关系预期,以及积极性、消极性和非真实自我表征(Bretherton et al.,1990)。

结果。PPP 在改善自我及监护人的表征方面效果更为明显。虽然作者并未报告有效数量,但是文章中提供的平均数和标准方差被用来计算有效数量(Cohen,1988)。对母亲适应不良的归因,组别和时间之间的相互作用显著,其中 PPP 组表现出最大幅度的下降(PPP 和 PHV 对比:Cohen's d = 0.38;PPP 和 CS 对比:d = 0.53)。对消极性自我表征,PPP 组儿童表现出显著的下降(PPP 和 PHV 对比:d = 0.64.;PPP 和 CS 对比:d = 0.53)。以上几组研究在关系期待方面也有显著的治疗效果,其中 PPP 组儿童表现出最大幅度的提高(PPP 和 PHV 对比:d = 0.69;PPP 和 CS 对比:d = 0.68)。这些结果突出了关系聚焦模式在改善内在运转模式方面的重要性。

(3) 对受虐待儿童的"婴儿—父母心理治疗"(IPP)

奇切蒂等(Cicchetti et al.,2006)检验了基于关系的干预和行为干预之间在改变受虐儿童的情感依附分类方面的相对效力。

样本特征。通过对儿童保护性服务(CPS)记录的评估,一周岁婴儿(M=13.31 个月;SD=0.81 个月)遭受虐待或居住在实施虐待的家庭,并被随机分配进行 IPP(N=53)、心理教育式父母教导干预(PPI;N=49)或社区标准探视(CS;N=35)。另外招募了 52 名非受虐婴儿作为第四组控制组。其中,53% 的婴儿为女孩,大多数的母亲为少数族裔,家庭平均年收入为 17 151 美元。

治疗。IPP 和 PPI 涉及为期一年的每周由硕士等级的治疗者进行的家庭探视。两者的治疗均用手稿进行记录,精确度由每周的监督进行监控。

IPP 前文已经描述。PPI 干预包括了在儿童发育、父母教养技能、压力管理的应对策略、发展社会支持网络时的协助方面的教导式训练。CS 组所接受的服务细节在这里并未提供。

流失和出席。本研究尽管采取了密集的招募策略，起初的退出率仍然很高：IPP 中 39.6% 和 PPI 中 51% 的起初被随机分配的母亲未能有效参与。作者们指出，这样的比例或许说明了这些家庭并不需要寻求治疗的事实。退出者和参与者在人口统计学及其他变量层不存在差异。参与项目之后，整体样本流失率为 21.7%，其中 CS 组流失率最高，为 42.9%，IPP 和 PPI 组之间流失率无显著差异。干预的时长和进行的平均疗程次数在两组间是相当的（IPP：46.4 周，21.56 个疗程；PPI：49.4 周，25.38 个疗程）。

评估。评估在接纳期和研究后续跟进时进行，此时的儿童大约 26 个月大。母亲和婴儿参与"陌生情境"，这一过程能够对婴儿的主要情感依附分类进行编码。

结果。与作者的假设相反，两种治疗在改变儿童情感依附分类方面的效力相近，且均比 CS 更加显著有效。在 IPP 组中，安全情感依附的比例从 3.1% 上升至 60.7%，PPI 组中，安全情感依附的比例从 0% 上升至 54.5%。相反，控制组在接纳期（32.7%）及结束期（38.6%）的安全情感依附比例相似。NC 随着时间的推移，安全情感依附没有显示出上升。作者给出了有效数量，与 CS 组对照，IPP 组和 PPI 组的有效数量分别是 1.51 和 1.41。在紊乱情感依附方面也发现了相似的结果。此研究中，实验结果被保留给"意图治疗"（ITT）分析。

（4）一个受虐待样本中的情感依附及生物行为增进

多齐尔等（Dozier et al.，2006）检验了情感依附及生物行为增进（以下简称 ABC）的初期有效性，这是一种面向生活在收养家庭的幼年受虐待儿童基于情感依附的干预。

样本特征。60 个 3.6 个月到 39.4 个月大的收养家庭儿童参与了此研究，其中一半男孩，一半女孩。种族背景为非洲裔美国人（63%）、白人（32%）或双族裔（5%）。儿童和他们的养父母被随机分配给 ABC 或教育性干预。研究另外收集了 104 名非领养家庭儿童的数据。多齐尔和同事的研究包含了一份重叠的样本，其中有 46 名儿童来自上述样本。

治疗。ABC 是一种基于关系的干预，它力图通过改善儿童—监护人之间的关系来缓解儿童的情感失调。监护人学着重新解读儿童疏远性行为，去应对他们自身那些妨碍他们提供养育关怀能力的问题，以及创造一个培养孩子调节能力的环境。教育性干预——对家庭的发展性教育（以下简称

DEF)——以认知发展,包括语言发展为目标。两种干预均进行了 10 次治疗者与养父母的独立疗程,治疗地点为家庭场域。治疗者是至少有五年临床经验的职业社工或心理学家。ABC 和 DEF 的治疗过程均有手稿记录,精确度通过疗程录像进行监控。

流失和出席。此项研究流失和出席的数据未被公布。

评估。儿童和监护人在接纳期及治疗结束后一个月分别被评估。儿童的唾液皮质醇样本由监护人在为期 2 天的时间内进行收集。同时,监护人需要填写家长日报(PDR;Chamberlain and Reid,1987)和一份家长情感依附日记,以此跟踪婴儿在遭受伤痛后的反应。儿童反应被编码为安全行为(寻求亲近/维护联络及监护人提供的成功安抚)、回避或抗拒。

结果。在治疗期后,ABC 组儿童比 DEF 组儿童显示出更低的皮质醇值。DEF 组儿童皮质醇值比比较组更高,但 ABC 组没有这种情况。当遭受痛苦时,ABC 组儿童表现出的回避行为显著地少于 DEF 组儿童。

(5) 对于其他风险样本群体的基于关系的干预

另外四个已发表的研究支持针对风险样本群体采用基于关系模式的干预效力,样本群体包括焦虑性情感依附的组对(Lieberman,Weston,and Pawl,1991)和母亲为抑郁症的儿童(Cicchetti,Rogosch,and Toth,2000;Cicchetti,Toth,and Rogosch,1999;Toth et al.,2006)。这里没有对这些研究进行描述,因为它们并未特别关注受创伤儿童。然而,它们仍具有意义,因为它们显示出,聚焦儿童—家长关系在多类样本中有效力,包括低收入的西班牙语系组(Lieberman et al.,1991),并且此方法对重要试验结果产生了有力影响,这些试验结果通常都不是治疗结果研究的重点,比如,儿童认知功能和情感依附保障(Cicchetti et al.,1999,2000,2006;Toth et al.,2006)。

(6) 基于关系治疗的总结

这里详尽列出的研究为使用基于关系的方法治疗那些有虐待历史记录的或遭受家庭暴力的幼童提供了支持。这些研究中的儿童和母亲的行为表现显示,他们经历了多种类型的人际交往创伤。这一点是重要的,现存的聚焦创伤的干预疗法鲜有适用于治疗经历复杂或长期创伤的个体。重要的是,随机试验中的其中四项主要涉及少数族裔样本,包括西班牙语系组,这显示出基于关系的方法对不同文化群体均具有生态有效性。这些研究所改善的领域,包括儿童与父母症状学;儿童对父母、自身及关系的情感依附;父母—儿童关系;情感依附分类及生理变化。

2. 对性虐待的个体心理分析治疗

样本特征。特罗韦尔和同事(Trowell et al.，2002)通过一组包含 71 名受性虐待、年龄在 6—14 岁(M ＝ 10；SD ＝ 2.2)之间的女孩，检验了基于心理分析的个体治疗(N＝35)和基于心理教育的小组治疗(N＝36)的相对效力。这些女孩的种族背景为：63％为白人、11％为非洲加勒比裔、10％为混血、5％为华裔、6％为祖籍地中海及其他 3％的未知种族。

治疗。个体心理治疗多至 30 周，每周一次简短、焦点明确的心理分析治疗疗程，疗程分为三个阶段：(1) 介入；(2) 聚焦与参与者有关的问题；(3) 分离、结束及重新处理关键问题。治疗者在治疗时有游戏素材提供给儿童，治疗者确保提及指导手册上所列的话题(未有参考文献用于制定指导手册)。他们完成计划清单以确保精确度。样本儿童的监护人大约每两周与治疗者单独见面一次。小组治疗由 18 个疗程组成，包括心理治疗或心理教育学的部分。监护人以个体或监护人群组的形式出现。作者指出，尽管对治疗者来说疗程数存在不同，但是"每个疗程中面对面交谈的时间长度是大致相等的"(Trowell et al.，2002)。

流失与出席。此研究中，个体和小组治疗的平均参与疗程的比例为88％。研究者对两组进行检测后发现，97％的样本接受了指定的治疗。

治疗。儿童和监护人在预调查、1 年期回访及 2 年期回访时分别接受了评估。评估工具包括学龄儿童情感失调及精神分裂症表单(Schedule for Affective Disorders and Schizophrenia for School-Age Children，以下简称K-SADS) (Chambers et al.，1985)、儿童全球评估量表(Kiddie Global Assessment Scale，以下简称 K-GAS)(Chambers et al.，1985)和奥瓦舍尔 1989年的创伤后应激反应障碍量表，该量表是 K‐SADS 的延伸(Orvaschel，1989)。本研究获得的数据并未涵盖所有参与者，一些女孩拒绝评估，因为她们不想回忆起她们的创伤性经历。在第一次后续回访中，83％的个体治疗参与者和 81％的小组治疗参与者完成了评估测量。在第二次后续回访中，80％的个体治疗参与者和 72％的小组治疗参与者接受了评估。

结果。尽管作者们起初假设小组治疗的效果更优，研究结果却倾向于基于心理分析的个体治疗。该组中的女孩在 1 年和 2 年的评估节点上，在PTSD 症状方面表现出更为显著的降低。对于二次经历(创伤)，从基准线至 1 年期的回访，作者得出 0.60 的组间效应值；至 2 年期的回访，效应值为0.79。对持续性回避的治疗者的跟踪发现，从基准线至 1 年期的回访，效应值为 0.66；至 2 年期的回访，效应值为 0.36。K‐GAS 损伤值或 PTSD 唤醒方面在组间无显著差异,两者均显著下降。这些发现为针对儿童性虐待使用心理分析治疗提供了最初的支持。

五、结论与建议

越来越多的证据表明了精神动力学方法在治疗受创伤儿童中的效果和效力。这是一个充满前景的趋势,为现有的创伤儿童心理治疗的不同形式绘制出一幅更加完整的经验性支持图景。然而,弗洛伊德的观点对心理治疗方法整体,特别是创伤治疗演进的广泛性产生影响,使得对精神动力学治疗组成成分的界定变得困难。霍洛维茨等(本书第十四章)也给出过相同的意见。不同心理治疗方法存在许多相同的特性也加剧了这一挑战。在这里,心理治疗被定义为"一个人际间的过程,旨在改变那些已被证实对寻求专业背景的职业人员帮助的个体产生困扰的情绪、认知、态度和行为"(Strupp,1978)。认知性、行为性和人际间心理治疗被常规性地纳入精神动力学方法中中心成分的治疗性要素,例如,对"患者—治疗者"关系质量的关注,以及对识别适应不良性情感状况的创伤性触发源、疾病触发性人际属性和治疗进展障碍的持续聚焦关注。与之相应的,精神动力学的心理治疗使用源自认知性、行为性和人际间心理治疗的治疗策略,来提升日常生活的安全感,维持那些支撑自我意识连续性的、可预知的日常行为,并且鼓励治疗者参与发展层面合适的目标和活动。现代认知—行为方法和精神分析法的重叠之处已被罗思等(Roth et al.,2005)详细说明,他们强调了两者特定的共同性:非例行认知过程和无助性概念,认知自我和理想自我间的非一致性,消极认知的自我摧毁性,以及对痛苦认知的回避。作者继续阐述"很多观点是所有参与者从不同倾向性中'借来'的"。

罗思等(Roth et al.,2005)描述了"经验型支撑疗法"(以下简称 ESTs)组成部分的复杂性,他们认为缺少经验型证据并不等同于缺少有效性或效力。他们同时强调了将 ESTs 等同于最佳操作的潜在错误。许多当前可用的 ESTs 都是认知—行为疗法,因为精神动力学治疗并没有能够使得它的实践者从容执行随机对照试验的定量研究传统。这一情况的部分原因是,精神动力学治疗的相对非结构性、个体驱使的方法让许多实践者普遍不信任手稿记录治疗法,该治疗法的初衷是以标准化的方式实施于不同临床研究的参与者。另外,精神动力学治疗的目标涉及个性结构和关系模式更为广泛的改变,这些个性结构和关系模式通常不能用当前可用的工具,被界定症状一起用同等简洁或便易的方式进行测量。尽管经验证据存在障碍,但大量证据证明了对成年人的精神动力学治疗的有效性(Roth and Fonagy,2005)。本篇综述了研究者给出乐观结论的理由,也正以此为驱动力,促进收集相似的经验证据来支持面向创伤性儿童的精神动力学的治疗。

参考文献

Achenbach, T. M. (1991). *Manual for the Child Behavior Checklist 4-18 and 1991 Profile.* Burlington: University of Vermont Department of Psychiatry

Achenbach, T. M., & Edelbrock, C. S. (1983). *Manual for the Child Behavior Checklist and Revised Child Behavioral Profile.* Burlington: University of Vermont Department of Psychiatry.

Arons, J. (2005). "In a black hole": The (negative) space between longing and dread: Home-based psychotherapy with a traumatized mother and her infant son. *Psychoanalytic Study of the Child, 60,* 101–127.

Berkowitz, S. J., & Marans, S. (2006). Crisis intervention: Secondary prevention for children exposed to violence. In M. M. Feerick & G. B. Silverman (Eds.), *Children exposed to violence* (pp. 137–158). Baltimore: Brookes.

Blake, D. D., Weathers, F., Nagy, L., Kaloupek, D. G., Klauminzer, G., Charney, D., et al. (1990). Clinician-Administered PTSD Scale. *Behavior Therapist, 18,* 12–14.

Bowlby, J. (1980). *Attachment and loss.* New York: Basic Books.

Bowlby, J. (1982). *Attachment and loss: Vol. I. Attachment.* New York: Basic Books. (Original work published 1969)

Brenner, C. (1976). *Psychoanalytic technique and psychic conflict.* New York: International University Press.

Bretherton, I., Oppenheim, D., Buchsbaum, H., Emde, R. N., & the MacArthur Narrative Group. (1990). *MacArthur Story-Stem Battery.* Unpublished manual.

Chamberlain, P., & Reid, J. B. (1987). Parent observation and report of child symptoms. *Behavioral Assessment, 9,* 97–109.

Chambers, W. J., Puig-Antich, J., Hirsch, M., Paez, P., Ambrosini, P., Tabrizi, M. A., et al. (1985). The assessment of affective disorders in children and adolescents by semi-structured interview. *Archives of General Psychiatry, 42,* 697–702.

Childs, L. S., & Timberlake, E. M. (1995). Assessing clinical progress: A case study of Daryl. *Child and Adolescent Social Work Journal, 12,* 289–315.

Cicchetti, D., Rogosch, F. A., & Toth, S. L. (2000). The efficacy of toddler–parent psychotherapy for fostering cognitive development in offspring of depressed mothers. *Journal of Abnormal Child Psychology, 28,* 135–148.

Cicchetti, D., Rogosch, F. A., & Toth, S. L. (2006). Fostering secure attachment in infants in maltreating families through preventive interventions. *Development and Psychopathology, 18,* 623–650.

Cicchetti, D., Toth, S. L., & Rogosch, F. A. (1999). The efficacy of toddler–parent psychotherapy to increase attachment security in offspring of depressed mothers. *Attachment and Human Development, 1,* 34–66.

Cohen, J. (1988). *Statistical power analysis for the behavioral sciences* (2nd ed.). Hillsdale, NJ: Erlbaum.

Cohen, J. A., Mannarino, A. P., & Deblinger, E. (2006). *Treating trauma and traumatic grief in children and adolescents.* New York: Guilford Press.

Derogatis, L. R. (1994). *Symptom Checklist-90-R: Administration, scoring, and procedures manual.* Minneapolis, MN: National Computer Systems.

Dozier, M., Brohawn, D., Lindhiem, O., Perkins, E., & Peloso, E. (in press). Effects of a foster parent training program on children's attachment behaviors: Preliminary evidence from a randomized clinical trial. *Child and Adolescent Social Work Journal.*

Dozier, M., Peloso, E., Lindhiem, O., Gordon, M. K., Manni, M., Sepulveda, S., et al. (2006). Preliminary evidence from a randomized clinical trial: Intervention effects on foster children's behavioral and biological regulation. *Journal of Social Issues, 62,* 767–785.

Fraiberg, S. (1980). *Clinical studies in infant mental health.* New York: Basic Books.

Fraiberg, S., Adelson, E., & Shapiro, V. (1975). Ghosts in the nursery: A psychoanalytic approach to impaired infant–mother relationships. *Journal of the American Academy of Child Psychiatry, 14,* 387–421.

Freud, S. (1959). Inhibitions, symptoms and anxiety. In J. Strachey (Ed. & Trans.), *The standard edition of the complete psychological works of Sigmund Freud* (Vol. 20). London: Hogarth Press. (Original work published 1925–1926)

Freud, S. (1964). An outline of psychoanalysis. In J. Strachey (Ed. & Trans.), *The standard edition of the complete psychological work of Sigmund Freud* (Vol. 23). London: Hogarth Press. (Original work published 1940)

Gaensbauer, T. J. (1994). Therapeutic work with a traumatized toddler. *Psychoanalytic Study of the Child, 49,* 412–433.

Gaensbauer, T. J. (1995). Trauma in the preverbal period: Symptoms, memories, and developmental impact. *Psychoanalytic Study of the Child, 50,* 122–149.

Gaensbauer, T. J. (2000). Psychotherapeutic treatment of traumatized infants and toddlers: A case report. *Clinical Child Psychology and Psychiatry, 5,* 373–385.

Gaensbauer, T. J., Chatoor, I., Drell, M., Siegel, D., & Zeanah, C. H. (1995). Traumatic loss in a one-year-old girl. *Journal of the American Academy of Child and Adolescent Psychiatry, 34,* 520–528.

Gaensbauer, T. J., & Sands, K. (1979). Distorted affective communications in abused/neglected infants and their potential impact on caretakers. *Journal of the American Academy of Child and Adolescent Psychiatry, 18,* 236–250.

Gaensbauer, T. J., & Siegel, C. H. (1995). Therapeutic approaches to posttraumatic stress disorder in infants and toddlers. *Infant Mental Health Journal, 16,* 292–305.

Grubbs, G. A. (1994). An abused child's use of sandplay in the healing process. *Clinical Social Work Journal, 22,* 193–209.

Horowitz, M. J. (2003). *Treatment of stress response syndromes.* Washington, DC: American Psychiatric Association.

Laor, N., Wolmer, I., Mayesl, L. C., Gershon, A., Weizman, R., & Cohen, D. J. (1997). Israeli preschoolers under SCUDs: A thirty-month follow up. *Journal of the American Academy of Child and Adolescent Psychiatry, 36,* 349–356.

Lieberman, A. F. (1992). Infant–parent psychotherapy with toddlers. *Development and Psychopathology, 4* 559–574.

Lieberman, A. F. (2004). Traumatic stress and quality of attachment: Reality and internalization in disorders of infant mental health. *Infant Mental Health Journal, 25,* 336–351.

Lieberman, A. F., Ghosh Ippen, C., & van Horn, P. (2006). Child–parent psychotherapy: 6-month follow-up of a randomized controlled trial. *Journal of the American Academy of Child and Adolescent Psychiatry, 45,* 913–918.

Lieberman, A. F., Silverman, R., & Pawl, J. H. (2000). Infant–parent psychotherapy: Core concepts and current approaches. In C. H. Zeanah (Ed.), *Handbook of infant mental health* (2nd ed., pp. 472–484). New York: Guilford Press.

Lieberman, A. F., & van Horn, P. (2005). *Don't hit my mommy: A manual for child–parent psychotherapy with young witnesses of family violence.* Washington, DC: Zero-to-Three Press.

Lieberman, A. F., van Horn, P. J., & Ghosh Ippen, C. (2005). Toward evidence-based treatment: Child–parent psychotherapy with preschoolers exposed to marital violence. *Journal of the American Academy of Child and Adolescent Psychiatry, 44,* 1241–1248.

Lieberman, A. F., Weston, D. R., & Pawl, J. H. (1991). Preventive intervention and outcome with anxiously attached dyads. *Child Development, 62,* 199–209.

Marans, S. (1996). Psychoanalysis on the beat: Children, police, and urban trauma. *Psychoanalytic Study of the Child, 51,* 522–541.

Marans, S. (2005). When we all need someone to lean on. *International Journal of Group Psychotherapy* [Special issue: Children and Adolescents in the Aftermath of 9/11: Group Approaches towards Healing Trauma and Building Resilence], *55*(3), 443–454.

Marans, S., & Adelman, A. (1997). Experiencing violence in a developmental context. In J. D. Osofsky (Ed.), *Children in a violent society* (pp. 202–222). New York: Guilford Press.

Mayers, H. A. (2005). Treatment of a traumatized adolescent mother and her two-year-old son. *Clinical Social Work Journal, 33,* 419–431.

Orvaschel, H. (1989). *Kiddie SADS-E Section: Designed to assess PTSD.* Philadelphia: Medical College of Pennsylvania.

Osofsky, J. D., Cohen, G., & Drell, M. (1995). The effects of trauma on young children: A case of 2-year old twins. *International Journal of Psycho-Analysis, 76,* 595–607.

Putnam, F. W. (1997). *Dissociation in children and adolescents: A developmental perspective.* New York: Guilford Press.

Pynoos, R., Steinberg, A. M., & Piacentini, J. C. (1999). A developmental psychopathology model of childhood traumatic stress and intersection with anxiety disorders. *Biological Psychiatry, 46,* 1542–1554.

Pynoos, R. S., Steinberg, A. M., & Wraith, R. (1995). A developmental model of childhood traumatic stress. In D. Cicchetti & D. J. Cohen (Eds.), *Developmental psychopathology: Vol. 2. Risk, disorder, and adaptation* (pp. 72–95). Oxford, UK: Wiley.

Roth, A., & Fonagy, P. (2005). *What works for whom?: A critical review of psychotherapy research* (2nd ed.). New York: Guilford Press.

Schechter, D. S., Kaminer, T., Grienenberger, J. F., & Amat, J. (2003). Fits and starts: A mother–infant case study involving intergenerational violent trauma and pseudoseizures across three generations. *Infant Mental Health Journal, 24,* 510–528.

Scheeringa, M. S., Zeanah, C. H., Drell, M. J., & Larrieu, J. A. (1995). Two approaches to the diagnosis of posttraumatic stress disorder in infancy and early childhood. *Journal of the American Academy of Child and Adolescent Psychiatry, 34,* 191–200.

Silberg, J. L. (2004). The treatment of dissociation in sexually abused children from a family attachment perspective. *Psychotherapy: Theory, Research, Practice and Training, 41,* 487–495.

Strupp, H. H. (1978). Psychotherapy research and practice: An overview. In A. E. Bergin & S. L. Garfield (Eds.), *Handbook of psychotherapy and behavior change* (2nd ed., pp. 3–22). New York: Wiley.

Toth, S. L., Maughan, A., Manly, J. T., Spagnola, M., & Cicchetti, D. (2002). The relative efficacy of two interventions in altering maltreated preschool children's representational models: Implications for attachment theory. *Developmental Psychopathology, 14,* 877–908.

Toth, S. L., Rogosch, F. A., Cicchetti, D., & Manly, J. T. (2006). The efficacy of toddler–parent psychotherapy to reorganize attachment in young offspring of mothers with major depressive disorder: A randomized trial. *Journal of Consulting and Clinical Psychology, 74*(6), 1006–1016.

Trowell, J., Kolvin, I., Weeramanthri, T., Sadowski, H., Berelowitz, M., Glasser, D., et al. (2002). Psychotherapy for sexually abused girls: Psychopathological outcome findings and patterns. *British Journal of Psychiatry, 180,* 234–247.

第十六章　心理社会康复

雪莉・M. 格林（Shirley M. Glynn）、查尔斯・德雷宾（Charles Drebing）、沃尔特・彭克（Walter Penk）

自从针对 PTSD（Penk and Flannery，2000）的第一个心理社会康复临床实践指导方针出台后，康复运动的不断推进给精神疾病患者带来了希望。康复运动的一个重要原则是：让那些精神障碍患者得到所需要的支持，使他们过上尽可能高品质的生活，即使他们仍然要承受病症带来的痛苦。与康复运动发展相一致的是，通向网络和其他资源的途径不断增加，这使患者能够通过自我的学习和了解更好地进行自我管控。而可悲的是，社会良好度和生活质量正随着生存危机的增加而下降。

这些变化正引领临床医生开拓新的 PTSD 治疗方法，这些治疗方法着重于患者社交及工作能力的强化而非病症的减轻。本章建立在已大体上被证明对精神疾病治疗有效的心理康复的技术上，同时检验这些技术在作为附加服务或初级康复手段时对 PTSD 治疗的有效性。总结得出，尽管心理社会康复的益处还亟待证实，但在等待即将完成的随机临床试验的确切结果时，临床医生是能够充满信心地去研发和使用这些技术的。

一、一场恐怖分子和恐怖主义的战争（2001 年 9 月 11 日）

2001 年 9 月 11 日，恐怖分子驾驶飞机袭击了纽约世界贸易中心。此次袭击摧毁了整个商业中心，导致 3 000 余人死亡，同时也永久性地摧毁了当地百万人心中的安全感。美国当局迅速反应，立即对恐怖主义和恐怖分子发起制裁。

与恐怖主义者的这场战争，是一场人类之间的战争。这场战争发生在人们工作和生活的场所、购物的商场、寻求休息和放松的度假胜地、实现自我提升的学校及做礼拜和寻找精神安慰的教堂或清真寺。恐怖主义与恐怖主义战争增加了遭受精神创伤的人员的数量。在受创者增加的同时,对创伤者进行有效干预的需求也在不断增加,受创伤者需要治疗者通过有效的干预缓解他们由于精神受创而引发的应激症状。治疗这些症状的很多方法在本章中都有提及。尽管这些治疗方法通常都是有效的,但由于资金和治疗专家的缺乏,完全付诸实践仍然面临许多问题。

二、DSM—IV—TR 增加了 PTSD 诊断标准中的社会心理因素

随着精神受创人数的不断增加,需要康复治疗的人员数量已经远远超过了治疗专家的人数。此外,PTSD 本身的诊断标准也已经发生了改变。2000 年之前,PTSD 的鉴定标准限定为:认知评价、情绪反应和避免精神创伤提醒物的情绪驱动性行为的状况。2000 年,PTSD 的诊断标准扩大到包括 Criterion F,尤其需要说明的是,"这个新的标准导致患者在社交、职业和其他重要运作领域表现出临床上的显著不适和损害"(美国精神病协会,2000)。由于 PTSD 目前的诊断形式包括对患者社交、职业方面调整的关注,因此当临床医生们对 Criteria B－D 症状的集中治疗没有使患者们发生改变时,他们必须将治疗范围从减轻患者症状扩大到对其家庭、社交和工作交流干预的评定和治疗。Criteria F 不仅标志着临床医生对 PTSD 评定准则的重要延伸,而且强调了关注 PTSD 患者心理社会性调整的需要。为此,治疗者们开展的心理社会康复和已设计的自助技术正逐渐产生积极的结果(Harai and Clum,2005)。因此,曾一度被认为是附属品和补充品的心理社会康复政策,如果能处理与创伤相关的机能障碍,也有机会被认定为主要的治疗手段。

三、慢性 PTSD 的治疗方法

DSM—IV—TR 在将 PTSD 的标准由患者"体内"的症状(对创伤的记忆、由提醒物引起的恐惧、刺激惊吓反射、回忆等)转变为"体外"(涉及家庭、工作、社区)的症状之前,此种治疗方法被认为有两种基本的类型。费尼切尔(Fenichel,1945)以前将这两种方法命名为"静下来"和"暴风式"。"静下来"包含了"放轻松"的方法(比如,使人从创伤性情境中脱离、提供休息和药物治疗及住院服务等),即任何使人从不快的环境中全身而退的方法或避免

创伤提醒物的方法。"暴风式"的方法包括混合型宣泄,这种宣泄类型让患者在放松的同时重复接触他发或自发的心理创伤提醒物,并结合一些放松方法,减少患者与回忆心理创伤有关的消极情绪。"暴风式"的方法是使患者重复接触创伤性记忆或模拟创伤,从而引发情绪宣泄,减少情绪反应。治疗者鼓励患者谈及心理创伤或再次经历创伤,他们希望这种情绪集中处理方式能够减少病人对创伤的情绪化逃避,改善患者受情绪驱使的行为(Moses and Barlow,2006)。

在"静下来"和"暴风式"两种治疗方式中,我们必须增加一些强化幸存者重要社会角色运作的治疗措施。这些措施优于原来的措施,并在药物治疗(与减少压力伤害有关的)、有关揭露或认知的处理治疗(这关乎处理病症能力的增强)和心理社会康复等方面都有提升,这也就意味着对处理患者心理创伤及其相关症状、患者生命、提升患者人际关系、加强患者生命目的感和成就感等方面负责(Anthony,1993;Drake Becker Bond and Mouser,2003;Liberman,1992)。班杜拉(Bandura,2006)在个人指导的康复实验中将这些方法称为"人事代理优位"。

四、康复模型:由心理健康的"新自由委员会"所倡导

研究者们对社会运作功能重要性的认知,在总统工作队(总统的心理健康新自由委员会)的推荐信中已得到反映,推荐者旨在开始推动治疗模式从疾病模型到康复模型的心理健康服务转化。"康复"是指让临床医生和患者参与为确保患者在社区内全身心居住、工作、学习的康复过程。它的重点不仅是缓解患者的精神疾病症状,而且还包括使患者在那里生活下去、在那里过上满意而丰富的生活。正如新自由委员会条例颁布的那样,即使患者还在经受着病症的困扰,此种康复模型也能使他感到有能力、有希望。患者的获得性依赖是PTSD的一种典型特征,它通过社会心理技术得以缓解,帮助患者减少心理创伤或其他压力后形成的社会耻辱感、社会错误归因和社会逃避。积极乐观的心理以及良好的问题解决能力在这个模型中也被研究者强调。患者导向的医疗是这个模型的关键原则。研究者认为,建立在康复模型上的治疗必须以患者及其家庭为中心,并且能培养患者成功处理人生挑战和抵御伴随的心理创伤、压力的能力,而心理社会康复政策基本符合这些要求。

五、心理社会康复的治疗模型由药物模型转化为公众健康模型

基于人们对日渐普遍的心理创伤事件的认知和对消极社会心理后遗症重要性的认知,PTSD 的治疗模型已经由药物模型的实践延伸到具体化的公众健康概念。有人将这种变化称为是"修正化"和"资本化"两种治疗模型的对比,在这里"修正化"模型指的是补救弱点的治疗,而"资本化"模型指的是引出和发掘优势的治疗(Snow,1991)。例如,琼斯等(Jones et al.,2006)已 经 在 他 们 针 对 OIF/OEF(Occupation Iraqi Freedom Occupation Enduring Freedom)退役军人的 VHA 关照的写作中总结出目前 VHA 从医疗到康复模型的转化。超过 500 000 的 OIF/OEF 退役军人适合 VHA 的关爱。这些人中有将近 150 000 人已经带着心理社会康复最普遍的三个问题:心理健康问题、肌骨骼护理问题和牙齿护理问题寻求了 VHA 的医疗服务。因此这类群体最普遍的心理社会康复问题就是药物的非受控使用(38%)、躁郁症(30%)、PTSD(15%)。尽管很多 OIF/OEF 的退役军人已经在寻找治疗心理疾病的方法,但部分心理受创的军人还是选择远离那些缓解病症的服务。他们逃避治疗的原因可能蕴含在 PTSD 中,这种现象可能是他们通过避免心理创伤提醒物来处理其病症的精神障碍。此群体在被当作案例调查时,non-treatment-seeking 的被告列出了一些原因,比如,治疗意味着承认自己是弱势群体;担心别人察觉到他不能做好工作,并且可能因此失去工作;担心他的同事可能对他的领导能力失去信心。那些被诊断为需要接受治疗的人中只有三分之一接受了有治疗效果的干预(Hoge et al.,2004;Hoge,Ancherlonie,and Milliken,2006)。

人们对心理健康治疗的需求和实际运用之间的悬殊差距并没有因为 DOD 和 VHA 而不知不觉地消失。DOD 和 VHA 的工作人员现在也在积极地提供与公众健康模型相一致的干预,这种干预包括康复治疗及其延伸。公众健康模型的治疗目的和康复方法是帮助参战者及其家人在有来自军队部署的多元化、紧张刺激的情况下保持日常生活的健康与平衡。公众健康模型与药物模型是完全不同的,这种不同在于 PTSD 被诊断为一种疾病,治疗者要负责为患者开药方(Kudler et al.,2006)。库德勒(Kudler,2006)及其同事的公众健康模型要求这种干预必须由退伍军人或其家人的社会心理需求驱动,而且治疗者提供的服务必须为参加治疗的参战者找到治疗方法,而不是等 PTSD 患者自己去寻找合适的服务。公众健康模型增加了患者寻

求服务的通道,减少了在战争中心理受创的战士们的耻辱感,同时也强调要帮助病人加强自己管控的功能。

另一个 PTSD 的公众健康模型的例子是由 Walter Reed Army Institute of research 研发的"战斗心态"项目。这种形式的公众健康模型与药物模型截然不同,它以对参与者进行培训而非对参与者进行治疗为基础。这个培训强调患者的适应性改变、灵活性和成长能力。患者参与"战斗心态"是一个自我指导的过程。变成普通人的战士们要经过培训来改变他们战时的思想和行为模式,从而切换为普通人正常工作生活所需的观念模式。该项目将在战场上有用的想法与公民在生活中所需要的想法分离,这种分离体现在很多重要的方面,如,交朋友与退出朋友圈(教人们如何才能不孤独)、责任与控制(放弃控制权)、针对性的好斗情绪与不合适的好斗情绪(控制而不是宣泄愤怒)、战术意识与过度警觉、徒手与致命武装、愤怒与情绪控制、使命与隐匿、个人责任与罪恶感、非防御性驾驶与攻击性驾驶、纪律命令与冲突。

库德勒和他的同事正为这个项目开发公民模拟电视机,类似于库德勒提过的为从战场上回来的参战者提供的"重整培训"。"重整"原指一种战后复查和装备升级的军事隐喻,在这里,指的是精神上的"重整"。"重整训练"是通过排除战斗中的求生行为,重新整合对公民生存有积极作用的适应性行为,以改变他们的观念模式。重整观念模式中的思想和行为包括在家中的关爱和分享:与配偶重新平衡家庭管理问题、克服情绪的低落、处理恐惧和惊吓、回归正常睡眠、与孩子重新建立联系、避免耻辱感、使家人参与治疗等诸如此类的事件。

"重整训练"与本章前面提到的心理社会康复方法相类似,用相类似的自我指导、自我管理、自我回忆的方法来应对患者的病症。这表明,随着社会群体越来越容易受心理创伤的影响,我们应该学会在危及生命的经历(这在大多数人一生中都可能经历)结束的一段时间里学会训练自己和别人。

六、VA 与 DOD 为 PTSD 治疗增加康复的方法

最近颁布的由 VA 和 DOD 合作完成的 PTSD 临床实践指导第二版中反映了 PTSD 心理社会康复声望的逐步提升。1997 年 VA 针对抑郁症、药物滥用及 PTSD 患者管理的原始指导既没有运用法则也没有运用

心理社会康复的处方,2004 年的修正版包含了处方和心理社会康复技术的评估,比如,病人的教育、提供住房、婚姻/家庭技能培训、专业的康复计划和案件管理制度。这些技术与佩尼等(Peny et al.,2000)在关于心理社会康复干预(前景较好但仍亟待证实)的临床回顾中呈现的结论是完全一样的。VA 和 DOD 建议临床专家使用备忘录系统来确定这些领域中是否存在问题,并且在必要的时候为患者提供服务。一些随机的 PTSD 心理社会康复临床试验已经完成,相关报告也开始出现在同行评议文件中。而且,很多研究通过可能采用已经经历心理创伤的"样本",在 2002 年之前被很好地完成,"样本"在研究中不仅指 VA 的病人,而且还包括精神严重受创且确诊为同时患 PTSD 的人(Frady et al.,2003)。

尽管心理社会康复"缺席"了 VA 1997 年的临床实践指导,但它在 VA/DOD 2004 年最佳实践中的出现预示着学者们在关注 PTSD 干预方面的巨大变化。心理社会康复至少可以称得上实证性服务(将被推荐纳入 PTSD 治疗计划中)的外围地位。是否会有、何时会有更多的随机临床试验呢?比起患者从安慰剂和其他治疗中收获的,PTSD 患者能否从心理社会康复中获得比这更多更有意义的收获,并使目前处于外围的心理社会康复成为主要的治疗手段,实现其由外围到中心的转换呢?这些问题都有待商榷。

七、理论背景

现有研究对 PTSD 心理社会康复干预益处的测试从数量上来说是极少的,很多测试都是通过实践来驱动而不是理论。然而,参考文献可以从理论家和心理社会康复的有效指导测试中获得(Bandura,2006;Mouse and Barlow,2006)。一个与检测心理社会康复益处相关的理论就是由班杜拉升级的关于人类发展、适应、改变的"代理"理论。人类动力基础的核心理念是班杜拉的自我效能概念。"自我效能"——人们相信自己能够通过自身的作为使理想的效果产生——是个人成长改变中最重要的资源。"自我效能"的方法在检测心理社会康复益处的假设时被广泛使用。"自我效能"的程度会影响人类动力的特性——意向性、远见卓识力、自我反应性、自我思考力。班杜拉理论的方法将人概念化为他/她生活环境的促成因素而不只是环境的产物;人是积极主动的调整代理,而不只是旁观者。研究发现,"自我效能"会受到心理创伤的消极影响(Bandura,1973)。有效的治疗能够积极地增强"自我效能"(Bandura,1997)。为提高人们通过环境重新掌握事理的能力而设计的心理社会康复技术,似乎对增强"自我效能"和缓解 PTSD 症状很合适。正如班杜拉所写的那样:"大量心理学都涉及如何安排周围环境才能使假定的个人或社会结果发生及环境影响贯穿其中的心理社会性机制影响的产生。"(Bandura,2006)一些理论——比如班杜拉(2006)的人类动力心理理论——提供了大量针对 PTSD 治疗的心理社会康复技术益处的可检验假设部署。

八、技术说明

本书的第一章描述了七种类型的心理社会康复技术,此处 PTSD 干预的系统化运用只是刚刚开始,但它们对很多种精神障碍的治疗都是有益的。我们已经在本章中增加了第八种技术——支持性教育,下文对这八种技术的人工操作治疗方法展开了详尽的描述,很多方法还处于为 PTSD 的功效进行现场测试的阶段。

1. 患者教育技术

此项训练内容是普及患者对心理创伤及创伤性缺失的症状、心理创伤暴露可能产生的后果、处理受创后情感和行为的方法、康复过程、心理创伤治疗的认识。

2. 支持性教育

很多心理受创的患者想要进入其他行业,这就需要他们接受更多的教育。对于这些人来说,参加支持性教育很重要。这些教育项目在帮助患者接受弥补注意力、记忆力困难的相关服务的同时帮助他们遵守学校的规章制度。

3. 自我护理和独立生存的技能

这项技术是基于对严重精神障碍患者的一次成功研究而建立的。该研究表明,治疗者可以通过教育的方法提高患者关注自身身心健康的能力,也可以使他们具备在家和他们选择的最小限制的环境中独自生活的能力。

4. 支持性住房服务

对无家可归的心理创伤患者来说,尤其需要相关的训练以使他们重获生活和维持生计的技能。甚至对那些独立生活的 PTSD 患者来说,维持生计也是具有挑战性的。现在,治疗者帮助患者提高维持生计效率的技术已被研发。

5. 支持性家庭服务

解决心理创伤引起的婚姻和家庭障碍患者的治疗技术也已被研发出来。心理社会康复的核心是让家人理解并且学会支持心理受创的家庭成员。家庭成员也会被告知如何为患者提供帮助和协助患者适应受创后的生活。

6. 社交能力训练

为减少患者由精神障碍尤其是严重精神障碍引起的社交孤立而设计的训练已经被证实是很有效的。社交孤立是 PTSD 患者的主要症状之一。患者可得到的资源是相关训练手册,这些手册为鉴定逃避社会接触的相关问题和改变处理技巧增加社会互动而设计。

7. 支持性就业

失去对环境的了解是 PTSD 患者的另一主要症状,这导致了很高的失业率和不充分的就业率。为患者重获工作、保持工作和在工作中提升提供帮助的治疗手册也已经完成。

8. 案例管理

心理受创患者有时不适合康复的发展治疗计划,有的机构在不同的环境中将治疗分割成很多不同的形式,这使患者感觉自己被不完整的心理健康机构击垮。案例管理这一技术提供了专家的支持,以此来带领心理受创患者接受烦琐的康复服务。

九、文献综述

为了升级佩尼等(2000)在本书前部分关于心理社会康复的章节中所呈现的文献评论,作者们使用 PTSD、创伤后应激障碍及每一种相关干预(家庭疗法、配偶疗法)的标签的典型变种,来寻找 PsycLIT、PILOTS 和 MEDLINE 数据库(1998—2007)中的干预调查。研究者对随机控制试验、自然主义研究及案例研究都进行了相关检验,以此来寻找它们的相关性。有相当少的 PTSD 随机控制试验在这八个特定化的心理社会化领域中进行。来自 PTSD 特定项目的信息是很缺乏的,但因为这个项目是与其他精神疾病一起被描述的,所以也被提供在这份文献中。

（一）患者教育干预

大量针对 PTSD 患者或那些经历过创伤性暴露的 PTSD 风险人群的心理教育干预已经在过去的 7 年中被提出。一些因素使得研究者们对这些新兴文学的讨论变得困难。首先，专业术语"教育"在很多方面被滥用，有时指传统的信息转化模式，有时又包括被广泛描述为"个体化的"或"集体心理疗法"的互动模式。其次，鉴于有只专注于教育干预的研究，很多人把教育干预视为更大干预的一部分，更大干预指的是包括了不同形式精神疗法和其他康复服务的干预（Kubany，Hill，and Owens，2003；Mosig，2006；Rosenberg et al.，2004）。在这些研究中，很难确定这些干预中教育元素的效率。另外，越来越多临床试验的精神疗法形式将心理教育干预作为对照条件（Troweii et al.，2002；Mosig，2006）。虽然从这些研究中可以获得一些有价值的信息，但是这样的实验设计限制了教育干预效果的透露。

在过去的 7 年中，检验创伤受害者和 PTSD 受害者的心理教育干预的30 多个实证性研究在这个文献调查中被确认。这其中，以教育为主的三个随机临床试验自然也被确定。自然主义的研究和案例研究在讨论教育介入内容和政策的论文中得到补充。文献中描述的干预在目标人数、内容形式及检测到的结果可变因素方面存在很大的差异。例如，此文献包括运用在 PTSD 患者（David，Simpson，and Cotton，2006；Fujimoto，2002）、受过心理创伤的 PTSD 风险人群（Fries，2003；Rauch Hembree and Foo，2001；Turpin，Downs，and Mason，2005），以及可能存在心理创伤受害者的广大人群（Howard and Goelitz，2004；Lukens，2004；Souzea and Sloot，2003）的教育干预研究。这些干预已经在各个年龄阶层的创伤受害者（Glodich，2000；Trowell et al.，2002；Turpin et al.，2005）及PTSD 患者社会支持网络中的个体（包括患者父母、护理人员、老师、孩子）中被执行。针对各种创伤性体验的特定干预已经被研发，包括军队人员的战斗创伤（Lubin and Johnson，2005）、军队中的性伤害（David et al.，2006）、强奸（Bryant-Davis，2004）、家庭暴力（Kubany et al.，2003）、暴力犯罪（Jaycox and Marshall，2003；Schell，2004）、虐待儿童（Fujimoto，2004）和其他创伤性事件。如，2001 年的"9·11"事件（Howard and Geolitz，2004；Lukens，2004；Underwood and Kalafat，2002）。研究者面向特定人群（如，患精神疾病、物质依赖、智力低下的受创伤成年人）和特殊目标群体成员（如，移民或者住在避难所的无家可归的儿童）的特定干预已经被研发。

　　心理教育干预可以通过多种形式实现,如团体和个人会议、戏剧(Souza and Sloot,2003)、电影(Bryant-Davis,2004)、广播(Hamdani,2003)、书籍(Flannery,1992)、网页(Lange et al.,2003)的运用。文献中提到的干预在会议次数方面从1到21不等(Osterman,Barbiaz and Johnson,2001)。此外,干预的外部环境也各不相同,包括监狱(McMackin et al.,2002)、学校(Kataoka et al.,2003;Mabalango,2003)、工作场所(Barsky-Carrow,2000)、精神病住院病人项目(Pratt et al.,2005)、医疗的住院病人项目(Jaycox et al.,2004)及难民安置项目。最后,这些干预传达的内容也有所不同,包括患者PTSD的症状、创伤的反应范围、不同类型的治疗方法、症状的管理和自我管束、压力和压力的管理技术、问题的解决、自信和自我宣传及避免再次受到伤害。

　　1. PTSD教育干预的随机试验

　　特平等(Turpin et al.,2005)评估了提供自助信息这一行为的有效性,这里的自助信息是指成年人暴露在创伤性的汽车事件中的创伤和创伤反应。142名成年人被随机分到两种环境中:(1)给予自助信息的实验组(75人);(2)没有提供任何材料的控制组(67人)。成员们的PTSD症状(焦虑、绝望)在创伤暴露2周后出现,3个月和6个月后症状再一次出现。从研究者对后续六个月的最初评估来看,两组在三种结果变量上都有很大的提升,但没有产生治疗效果。

　　格洛迪奇(Glodich,2000)进行了一次为受过暴力或虐待的未成年人而设计的为期8周的心理教育随机实验。47名14岁到18岁的青少年被随机分配到实验小组或进入等候列表中。结果表明,实验组成员对创伤及其影响的了解有了明显的进步。从统计角度来看,实验组成员在冒险行为适应性态度上也取得了重大进步,但是并没有发现PTSD症状的显著治疗效果。兰格等(Lange et al.,2003)通过结合心理教育和一份互动性书面治疗(针对有受创伤历史、伴有PTSD病症的成人患者的治疗)测试了以互联网为基础的干预的有效性。参与者被随机分配到参加网上干预的实验组(69人)或等候列表的控制组(32人)。比起控制组,实验组在一系列结果衡量(包括PTSD症状、绝望、焦虑、躯体化、睡眠问题)上都取得了明显的进步。作者总结得出"Iterapy"式干预有效地减少了创伤引起的症状。

　　正如表16.1所呈现的那样,只用教育的方式处理PTSD症状的干预产生的影响并不明显。"Interapy"式干预有更大的作用。研究表明,教育除了缓解症状外,还有其他重要的作用,如增长知识、高风险行为的现状转变等。

表 16.1　仅用教育方式干预 PTSD 症状的影响

研究与治疗	实验对象	对照组	N	实验时间	主要结果测量	组内效应值 ITT	组内效应值 完成者	组间效应值 ITT	组间效应值 完成者	实验结果
特平等人（Turpin et al., 2005）：心理健康教育资料准备	142 个遭受过心理创伤的成年人	得到自助材料/没有得到自助材料	75/67	26 周/5 周	创伤后诊断标准/事件影响程度	0.12/0.66		0.03		治疗效果不明显
兰格等人（Lange et al., 2003）："Interapy"	101 个在网上寻求帮助的自定为心理受创者	心理健康教育和 10 个集会的书面互动协议相结合/空白对照组	69/32	5 周/0	规避程度/事件影响程度		1.08/−0.24		1.02	治疗效果与干扰的减少和规避程度有关
	101 个在网上寻求帮助的自定为心理受创者	心理健康教育和 10 个集会的书面互动协议相结合/空白对照组	69/32	5 周/0	逃避程度/事件影响程度		1.04/−0.6		1.02	

续 表

研究与治疗	实验对象	对照组	N	实验时间	主要结果测量	组内效应值		组间效应值		实验结果
						ITT	完成者	ITT	完成者	
格洛迪奇(Glodich, 2000):心理健康教育	47名自述为曾暴露在创伤中的青少年	为期8周的训练康教育组/空白对照组	23/24	8周	事件影响程度		0.41/0.49		0.02	治疗效果与干扰程度的变化无关
		为期8周的训练康教育组/空白对照组	24/23	8周	规避程度		0.34/0.15		0.23	治疗效果与干扰程度的规避无关
		为期8周的训练康教育组/空白对照组	23/24	8周	过度反应		0.07/0.47		0.12	治疗效果反应与过程度的变化无关

续　表

研究与治疗	实验对象	对照组	N	实验时间	主要结果测量	组内效应值		组间效应值		实验结果
						ITT	完成者	ITT	完成者	
格林等 (Glynn et al., 1999)	越南战争退伍军人	创伤暴露 (Exp) + BFT/仅创伤暴露 (Exp)/空白对照组 (WL)	17/12/13	9+22周/9周/9周	PTSD 积极症状混合因素		0.71/0.29/−0.08		Exp+BFT vs WL: 0.65; Exp vs WL: 0.85; Exp+BFT vs Exp: 0.07	两个实验组都与空白对照组有明显差别;两个实验组之间没有差别;实验效果不明显
		创伤暴露 (Exp) + BFT/仅创伤暴露 (Exp)/空白对照组 (WL)	17/12/13	9+22周/9周/9周	PTSD 消极症状混合因素		0.82/0.68/0.21		Exp+BFT vs WL: 0.45; Exp vs WL: 0.75; Exp+BFT vs Exp: −0.20	

ITT: 治疗紧张度。

2. 关于 PTSD 和心理教育干预的临床问题

除了之前评估的心理教育干预之外,还有很多有教育意义的机会来帮助创伤受害者重获积极丰富的生活。在获得了患者明确的临床和康复需求后,临床医生通常考虑在以下方面为患者安排教育:PTSD 的诊断和性质,治疗方法的选择(包括药物治疗、谈话治疗、康复治疗的选择),治疗期望,服从治疗的重要性,社会化项目(社交能力训练),综合性物质滥用/双重诊断结果治疗,专业的康复服务(过渡性或支持性的就业)。心理教育提供的内容包括身体健康教育和健康提升教育(比如,戒烟、压力管理、药物使用、健康和旧病康复)、性传播疾病的教育,以及戒烟、节食、运动方面知识的普及。

3. 非专业的教育性材料

PTSD 的自助手册通常都是患者可以得到的,比如《我克服不了》、《创伤幸存者手册》(Matsakis,1996)、《治愈的勇气》、《受虐女童幸存者》(Bass & Davis,1988)、《创伤后应激障碍》、《受害者的康复治愈指导》(Flannery,1992)以及弗兰纳里(Flannery)为被病人袭击的健康护理人员创立的同伴互助项目。还有一本适合心理受创的青少年自助手册:《寻找我的方法》(Sherman,2005)。受助对象和临床医生都表示这些自助材料是很有用的。

(二)支持性教育

与心理健康教育相对比,支持性教育是支持患者进入并且完成正常的教育项目的康复服务,支持性教育通常是在一定的社会团体环境中完成的,比如,高中、大学或研究所(Anthony,1992)。很多有资格接受本州或当地康复服务支持的成年人可能会被提供进入专业教育机构学习所需的资金。对比之下,不论患者是否接受此项资金的支持,支持性教育都是一种更加注重为 PTSD 成年患者提供所需个人支持的服务模式。与支持性就业和支持性住房一样,支持性教育的重点是关于允许患者在学习过程中获得成功的个体化服务的规定。

这个模型的实证性数据非常少,现存的文献受到各种精神障碍项目描述的影响,尽管这并不是特指 PTSD 项目的描述。例如,艾森沃特、兰格姆和桑希尔(Isenwater,Lanham,and Thornhill,2002)描述了"College Link Program"——一个在伦敦进行的典型的支持性就业项目。它的数据是由完成该项目的 16 位参与者提供的。此项目的积极结果与开始时的评估相关联，包括自尊心的增强、交际能力的提高及自信心和独立性的增强。拉茨拉夫等（Ratzlaff et al.，2006）讲述了一个专门的支持性教育项目，在这里患精神疾病的成年人被培训成精神服务的提供者。

此项目中，学生完成了一个为期 15 周的治疗程序，这个程序包括课堂体验和实习体验，同时提供导师的支持。从 84 名毕业生身上得出的实验结果和数据表明，该程序提升了患者的生活希望值、自尊心及"康复程度"。柯林斯、莫布雷、拜比（Collins，Mowbray，and Bybee，2000）将 397 名参与者随机地分配到三种教育性支持形式中，这三种形式是：小组支持、课堂支持和个体支持。三种支持形式都显现了教育性注册和职业化教育的积极影响，然而不同的形式在自我效能、信心及能力增强和动力方面有其特殊的益处。

尽管现有文献有一定篇幅是评估支持性教育的，但是并没有专门针对 PTSD 的研究。该文献提供了一些针对精神障碍成年患者支持性教育运用方面的支持。在有合适的患者的情况下，临床医生就会想去运用支持性服务和程序；所谓有合适的病人的情况是指，检测到病人的兴趣和目标、确定了病人想要追求一个教育性的目标并且病人已经准备了这样做所需要的资源的时候。支持性教育在它们所提供的服务方面各不相同，因此在转诊方案制订之前一定要经过严谨的讨论以确保所提供的服务完全满足重返校园的患者的需要（Mowbray et al.，2003）。

（三）自我护理、独立生存的能力及增强信心的方法

随着临床医生和精神障碍患者对患者社会生存必备知识的逐步了解，自我护理和独立能力训练的概念和方法得到广泛传播。自我护理、独立生存、信心及能力提升对各个阶层的潜在创伤受害者来说都是十分重要的，比如，老年人，遭受家暴后离开的配偶、需要独立生存能力的女性（Gorder，Helfrich，and Finlayson）。

对社会生存所需的独立生存技能的评价正在猛增（Lyons，2003；Rempfer et al.，2003；Rempfer et al.，2003）。测试和手册的评估，包括主要针对精神创伤及其共病[①]的技术，在最近一份来自美国心理协会报告中已经被加以概括。以手册为基础的技术在关于患者健康、闲暇、烹饪、家庭管理、交通、购物、财务管理的自我护理和独立性技能领域都是可以得到的，它

---

① 　共病，也被译为同病、合病或其他，目前国内习惯于使用"共病"，其含义是指两种疾病共同存在，在为病人诊断时其结果符合不同疾病症状的相应诊断标准。

建立在艾伦、阿兹林(Ayllon，Azrin，1968)和利伯曼及其同事的先驱性工作之上。自我护理和独立生存技能训练在 VA 住院病人和出院病人的服务中至关重要，并且在 PTSD 的 VA 临床实践指导中的作用尤为显著。

虽然相关研究尚未正式对 PTSD 患者进行过关于自我护理、独立生存能力及信心增强的随机试验。但是，自我护理和独立生存能力训练的有效性，在对精神分裂患者和其他严重精神障碍患者的研究中被证实(Lehman et al.，2002)。研究中得出的证据证明这些方法是积极有益的，我们可以很容易地得出结论：对治疗长期患精神障碍患者有效的治疗方法很有可能对那些达到 PTSD 初步诊断标准的人也有效。临床医生被鼓励去评定病人的健康水平、社交能力、家庭生活方式及独自生活的能力和与家人一起生活的能力，当观察到患者哪方面能力缺乏的时候，就把患者与适合他的能力提升训练联系起来。

（四）支持性住房方法

治疗过程中，PTSD 患者和临床医生可能发现患者的住房问题会严重地影响患者的康复。治疗者解决患者住房问题的康复服务有各种各样的形式，其中大部分还没有进行实证性评估。现有服务中被广泛援引为最佳实践和有证据依据的服务形式是"支持性住房"服务(Rog，2006)。尽管关于这个模式如何被运用的说法不一(Felce，Lowe，and Jones，2002；Rog，2006)，"支持性住房"这个术语通常指给病人提供即时的独立住房服务的模式，但提供的独立住房也完全是融入社区的，在居住点还会提供持续性的支持。与传统模式相比，这个模式是有所提高的，传统的模式通常用一系列分等级的住房来解决患者的住房问题。但是相关证据表明很大一部分患者不愿放弃等级住房去选择独立住房，而宁愿在初级水平的等级住房中循环居住(Tsemberis and Asmussen，1999；Tsemberis and Eisenberg，2000)。

支持性住房以强调即时性作为一种确保病人得到独立住房的方式，在病人居住地点上可能使康复过程的稳定程度增大。很多传统的住房模式过度依赖"聚集式"的住房，在那里无家可归的成年精神疾病患者可以蜗居在一起，或者在不同于标准商品房的地方，比如，医院用地上的居住设备、无家可归者的收容所。支持性住房模式试图用散布在整个居住区域的住房使病人完全融入社区，但是这个模式不能实现患者大范围地集中在一起。这体现了病人更喜欢居住在融合的环境中，而康复项目的最终目的也是使患者完全融入群体中。支持性住房模式还包括临床支持，这种支持的形式通常是与病人保持持续联系的社区治疗服务——在病人家中给病人提供治疗，使病人保持独立性。

尽管此前一直没有针对 PTSD 成年患者的支持性住房精确的实证性研究，但少量逐渐增加的准实验文献评估了针对更广大精神疾病成年患者的支持性住房。马雷斯等（Mares et al.，2004）比较了曾被安置在支持性住房的长期患者与那些参加优先提供食宿治疗的个体的居住情况。调节"病例组合"变量和"项目"变量后，发现两组的居住情况并无差距。治疗者需要记录的是，不同的支持性住房服务地点的治疗准确度也大不相同。艾森伯格等（Eisenberg et al.，2000）比较了 242 名"融入家园项目"参与者和 1 600 名住房服务连续统一体参与者的居住情况。研究结果表明，5 年后 88％的"融入家园项目"参与者已经安家，而这其中参加传统住房服务的患者只有44％的安了家。"融入家园项目"的优势在控制病例组合之后仍然保持。卡尔亨等（Culhane et al.）将参加了支持性住房的无家可归的成年人与没有参加任何住房服务的人做对比。他们发现支持性住房服务参与者的安家率至少是对照组的 2 倍（69％ vs 30％）。研究者回顾完一系列实验与准实验评估后，罗格（Rog，2006）总结说：关于支持性住房模式，虽然只有有限数量的研究对其进行了评估，但这些研究的确提供了一定程度上的支持。

一系列其他的住房服务，大都没有经过实证性检测就已经在形式或程序的描述、引导性的研究、使用行政数据的档案研究方面取得了关注。关于更多住房服务的文献表明那些给专门化临床服务提供案件管理和联系的服务比无家可归者的标准解决方案更有效，这种标准方案要么指"纯居住"（只提供一个房间而没有其他形式的康复治疗和管理），要么指其他任何形式支持的避难所仓库（Goldfinger et al.，1999）。研究中，被治疗者认为更有效的居住形式是那些融入了临床服务或医疗人员努力促进群体生活的形式（Goldfinger et al.，1999；McHugo et al.，2004）。在 VA 康涅狄格州进行的自然主义研究继续为临床服务提供实证性支持，这些临床服务在 PTSD 患者和其他精神疾病患者的治疗中都加入了居住干预（Rossman，Sridharan，and Buck，1998）。

其他形式的居住问题也很普遍，可能需要通过临床上的支持来解决。比如，病人在保证居住安全、高质量、能负担得起、稳定等方面可能有很大的问题，又或者他们的居住场所充足却又不合时宜。因为居住问题通常会对其他方面治疗的成功产生巨大的影响，所以积极主动地去解决这个问题是非常重要的，一般是通过与康复专家协调或进行移交处理的。为了解决无家可归者的问题,病人的很多居住干预问题需要转向其他专家求助。这类转诊病人的康复治疗会被分散,从而减少无家可归者服务与其他形式的康复治疗的融合。如果病人与临床专家将PTSD的治疗与居住问题和其他康复服务相融合,那么可能使支持性居住服务的效果得到改善。而且,当患者的无家可归的问题与PTSD联系起来时,处理因药物使用而频繁出现的问题时就应当与支持性居住干预相融合(Goldfinger et al.,1999)。

（五）家庭介入

患者PTSD的显著症状的人呈现出包括冷漠感或对他人的疏远、有限范围的影响、易怒或怒气突然爆发等症状。根据对这些症状如何影响亲密的私人关系的研究不难发现家庭压力和家庭关系失衡常常伴随着PTSD而发生。这种联系在有PTSD退伍军人患者的家庭中进行了频繁的研究,据报道,这些家庭中,家庭关系紧张、家庭暴力、家庭破裂的比例更高。PTSD退伍军人患者的同伴也更可能有心理痛苦和负担。里格斯、伯恩和韦瑟斯(Riggs,Byrne,and Weathers,1998)提到情绪的麻木对人际关系尤其有害。家庭中PTSD退伍军人患者的孩子也是痛苦的。也有少量的文献表明被强奸者的家人内心也非常痛苦,而且会对被强奸的家庭成员释放消极的情绪态度。大概率的家庭压力某种程度上导致了混合型创伤的PTSD患者的不良治疗效果。

尽管PTSD可能给患者的各种关系造成困难,但PTSD结果预言家的两大综合分析已经发现:个体受创后的社会支持对一系列精神创伤症状的缓解有一定作用。针对精神创伤恢复的社会性支持的重要性在退伍军人患者身上得以体现。数据表明,退伍军人和非退伍军人PTSD患者都可能在被PTSD症状调解的创伤之后经历可觉察性社会支持的减少。

临床专家已经说明PTSD的症状如何对家庭关系造成影响及相关治疗方法如何对PTSD的治疗尤其合适(Glynn,2008;Riggs,2000;Sherman et al.,2005)。他们在对PTSD患者的治疗和患者家人及同伴的治疗方面都显示了浓厚的兴趣,即使患者家属与同伴对该治疗的参与度不高(Galovski and Lyons,2004;Sherman et al.,2005)。目前有很多针对PTSD患者的以家庭为基础的描述(Beckerman,2004;Johnson,Feldman,and Lubin,1995;Marrs,1984;Rabin and Nardi,1991;Sherman,2006),但是证明它们有用的数据却很少(Riggs,2000)。

研究者考虑治疗PTSD的潜在康复资源及随之发生在家庭环境中的社

交机能障碍,两组科学数据看起来很有关联:关于严重且持续性心理疾病家庭心理教育方法的文献及关于行为婚姻治疗的夫妻痛苦。这些干预与心理康复的焦点一致,强调行为性交流和日常生活中解决问题能力的训练及疾病管理。参与者通常在课堂上训练技能,然后培训者会鼓励他们完成课堂外的任务来强化技巧的使用。

尽管有相似之处,但是关于精神病状况的家庭心理教育方法的文献与关于对夫妻痛苦利用行为学派婚姻疗法的文献还是有很大的不同。例如,家庭心理教育对任何家庭关系都是合适的,并且已经在原生家庭和恋爱关系中得以运用。因此,它也很容易适应含等级制度的家庭关系。而且,这种治疗方法通常会涉及某一特定家庭成员对精神疾病进行非难的正式知识,当患者家人学会接受这种疾病的时候(Glynn Cohen,Dixon,and Niv,2006),康复进程便会加快。行为学派婚姻疗法通常将参与者的关系看得更加平等,也包括其他用于强化二元关系的行为性策略(比如,偶发性感染等)(Shadish,Baldwin,2005)。虽然某一特定参与者的精神疾病诊断可能得以确定,但是更重要的是将这种疾病放在系统性脉络中进行观察。

研究发现,家庭心理教育和行为学派婚姻疗法对其他精神疾病的治疗来说都属于有效干预。精神分裂的家庭干预荟萃分析已经为这类治疗的效果提供了广泛的证据。研究者用旧病复发率和再住院率作为结果,1997年间出版的 25 个治疗研究的荟萃分析总结出:家庭参与治疗使旧病复发率减少了 20%(Pitschel-Walz et al.,2001)。研究者的研究期限从 2 周到 4 周不等,主要是运用心理教育模型。如果像平常一样把家庭干预视为一种治疗方式,那么它的效应值(ES)为 0.2(IC:0.14～0.27),这表明在同样的家庭环境中接受家庭干预的患者取得了更好的效果。家庭干预的 18 个随机控制试验(试验最短的期限为 6 周)的另一项荟萃分析显示的试验结果比皮切尔·瓦尔兹(Pitschel-Walz)及其同事研究得到的结果更强有力。家庭干预取得的效果比其他所有治疗的效果(ES=0.43,CI:0.46～0.86)相加或面向旧病复发患者一年标准护理的效果(ES=0.37,CI:0.23～0.59)都要好。

类似地,鼓励患者参与行为学派婚姻疗法的优势也已经建立。在一份30 个随机控制试验(公布于 1988)的荟萃分析中,鲍德温(Baldwin)发现减少婚姻紧张的效应值为 0.585(CI:431～737)。行为学派婚姻疗法已经被研究者证明为一项治疗抑郁症(Halford et al.,1999)和药物使用疾患的有效方法,这两种疾病经常与 PTSD 症状一同出现。

针对 PTSD 成年患者家庭技能训练干预的实证性文献被局限于家庭心

理健康教育变体(Glynn et al.,1999)的随机试验和认知行为夫妻治疗的前/后治疗研究(行为学派婚姻疗法的变体)中。格林及其同事(1999)将42名PTSD退伍军人患者及其关键家庭成员(一位)随机分到个人暴露疗法、个人暴露疗法和行为性家庭疗法、候补对照组中。相比对照组,两个实验组在PTSD的阳性症状方面(如,再体验、高觉醒)都有改善。但是,从统计角度分析,家庭疗法并不会带来其他额外的好处。对这一实验结果可能的解释是样本规格太小、家庭疗法中退出者较多、某一特定时间内的治疗上限效应。在蒙森等(Monson et al.)进行的实验中,7位PTSD退伍军人患者病症的改善与其参加认知行为夫妻治疗有关。他们的同伴也表示治疗后他们之间的关系有所改善。这两个实验的对比表明,对慢性PTSD的治疗,行为学派婚姻疗法比行为学派家庭疗法更有效,蒙森实验中对照组的缺乏限制了一些结论的得出。

针对PTSD的家庭干预试验的理据是有力的,但试验数据结果的效力不强。在以下三个领域尤其需要加大研究工作:(1)针对患者及其亲属治疗投入困难性的简要干预;(2)比较PTSD干预的行为学派婚姻疗法和家庭心理健康教育优势的测试;(3)更多关于非退伍军人患者的研究,并据此了解这些家庭面临的问题及最可能对他们有帮助的干预。

(六)社交技巧训练

很多精神疾病患者在与他人沟通时应该掌握的技巧上出现不足。这些不足可能在微观层面出现(比如,缺乏眼神交流、讲话时间过长),也可能在宏观层面出现(比如,缺乏准备、拒绝参加交谈)。随着行为疗法在20世纪60年代的兴起,临床医生开始运用"学习原理"来修复这些长期依附于患严重精神疾病的患者身上的不足(Bellack et al.,2004)。一些方法,如模仿、指导、约束、提示、条件反射减弱、提供积极的强化、保证多元化的练习机会等都是有效的社会技能训练项目。累积数据表明,特定的社交技巧可以在临床教学中教患者学会对"学习原理"谨慎的运用,这可以增加技巧的基本原理运用到社会的可能性,这通常可以提高病人整体的重要角色功能(Bellack,2004)。然而,这些技能培训项目相对而言似乎对精神疾病核心症状(如,幻觉、妄想、癫狂的行为、悲痛)有一定的影响,但这些影响并不是培训的目的。

社交技能培训方法在PTSD治疗方面的运用是非常有限的,尽管其在其他疾病治疗上也有被利用。某种程度上,这种培训技巧运用的缺乏可能反映了一个事实：PTSD核心症状的（如，回忆、忧伤梦境、麻木不仁、睡眠障碍）持续并不是因为技巧的不足。然而，可以确定的是，一些PTSD症状（对创伤提醒物的逃避、与他人的疏离感、有限范围的影响、愤怒的突然爆发）可能在患者明显的社交技能不足（可能将行为干预当作研究对象）中反映出来。

目前还没有已公布的、被广泛认可的PTSD限制性社交技能干预。然而，一些调查者已经将一个特定的社交技能训练要素纳入更为全面的治疗项目的一部分，通常包括伴有理想结果的暴露治疗。例如，弗鲁等（Fruch et al.）关于针对慢性PTSD（与战争有关的且被称作"创伤管理治疗"）的、有29场集会的多元化行为治疗发展的报告，除了对教育、暴露、个人话题的关注，治疗还包括四场关于人际关系技能培训的集会和四场关于情绪管理训练（可视为一种社交技能训练的变体）的集会。为期17周的项目得出治疗前后的数据表明，参与该项目对睡眠困难、噩梦、回忆及社交活动中的相关问题的减少有很大帮助。当然，我们不可能知道这个项目中的哪些元素带来了这些益处。类似地，科恩等（Cohen et al.）研发了一个治疗方案（STAIR——情感与人际关系调节的技能训练），包括情感和人际关系调节技能训练的起始阶段，紧接着的是童年受虐引发的PTSD的长期暴露阶段。与对照组相比，参与两个阶段的治疗对患者情感调适、人际关系问题改善及PTSD症状的缓解都有帮助。然而，没有这两个阶段的分解设计，不可能觉察出社交技能训练的奇特成效。

目前，针对PTSD治疗的社交技能训练项目的活动场所依然不清楚。为检验我们之前提到的治疗方案中的确切元素而设计的分解研究和只关注社交技能训练影响的更小的实验（尤其是关注PTSD不良症状的实验），都是必需的。

（七）职业康复方法

患者的工作和PTSD对其产生的影响是双向的。患者的精神创伤和精神问题——如PTSD的发展——会导致随之而来的工作困难和失业。而且，一些经历外伤暴露概率更高的职业人员（如护士、现场急救员）中会出现更多的PTSD患者。虽然失业与PTSD紧密联系，但是让人有点吃惊的是，关于这个话题只有极少的一部分学者进行过实证性研究。

1. PTSD对工作能力的影响

早期研究聚焦于PTSD对越南战争中退伍士兵工作表现的影响。研究的一致发现是,大部分退伍军人出院后在工作问题的处理上做得很好,除非他们有与军营经历相关的重大心理或身体上的问题,这部分士兵会出现一定程度上的工作不适问题。对退伍军人来讲,PTSD可能与他们更高的失业风险和比其他人更低的工资有关。类似地,更严重的PTSD症状表现为退伍军人能工作的时间更短或工作表现不佳。根据很多退伍军人因PTSD得到补偿的事实,研究者用6年的时间对集中式住院护理项目(针对战争引起的PTSD)参与者进行跟踪调查,罗森赫克等(Rosenheck et al.)表示退伍军人的自评表明,除了在就业方面,他们在所有领域都有所提升。由PTSD带来的就业困难可能是长期的,至少对一些接受了补偿或伤残给付的人来说是这样。

显然,心理创伤对就业的不良影响不仅局限在退伍军人身上。对其他心理创伤幸存者的调查也显示出类似的消极结果。例如,在一个247名被纳为一级心理创伤的成年人样本中,迈克尔斯(Michaels)和他的同事发现,正如BSD和密西西比平民模式有关创伤后1年情况的数据显示的一样,1年的不良工作表现与身体问题和心理问题都有关。马修斯(Mattews)声称,那些在汽车事故中受伤的幸存者中,随后(事故发生8个月后)患有PTSD的人比那些未患PTSD的人明显更难回归到工作中(PTSD患者:58%;非PTSD患者:89%)。尽管在PTSD阳性对照组中患者显示出更大的痛苦,但这些组员在受伤严重度和机体功能上并没有显示出什么不同。有趣的是,PTSD阳性对照组的患者也显示出更强的外在工作动力。在一次对社区居民进行的随机电话调查中,戴维斯等发现,PTSD的生前诊断对患者经历创伤后"最失落"的30天里在工作上失去的时间是可预测的。

"9·11"事件对当地的人群产生的有害影响已经很好地被记录下来。这些群体除了心理受创外,很多人的工作也因此被中断(工作场所被毁坏、失业),工作的中断,使他们在面临糟糕的结果时更容易受伤害。在"9·11"事件发生大约6个月后研究者进行了一次纽约大都市区域内随机拨号调查,持续性PTSD的预测指标被评定出来。不论患者后来是否又找到工作,此次灾难导致的人员失业在那6个月内被当成了PTSD的预测指标。

以上概述的结果表明,军人的心理创伤和平民的心理创伤都会对工作和生活产生消极的影响。这种机能障碍在短期内和创伤事件发生后数年都可以看到。有的人甚至因此再也无法工作。

2. 工作对PTSD流行程度的影响

受伤或工作中的压力当然也会导致PTSD症状的发生。麦克唐纳等

(MacDonald et al.)测试了44名工人,无文件证明这些工人因身体伤害而要求的赔偿申请被接受。测试结果表明,这些工人中大部分(82%)曾直接暴露在创伤性事件中,其余的人则目睹了这种事件的发生;过半数的人(54%)亲身遭遇过一次武装抢劫。在整个调查样本中,只有43%的人回到了原来的工作岗位。

一些职业人员,比如,事故现场急救员或其他危及生命事件现场急救员,可能会更多地暴露在创伤现场,因此此类职业人群中PTSD患者也更普遍。比如,一份疾病控制预防中心的报道显示,暴露在卡特里娜飓风中的警务人员和消防员显示出更高程度的身体和心理创伤。大约飓风灾害发生三个月后的PTSD人员检查表显示,在被调查者中,19%的警务人员和22%的消防员达到了PTSD的诊断标准。这类人群中患抑郁症的比例正如CES-D显示的那样,也是很高的。

PTSD和抑郁症的基线水平在这些关于就业的研究中通常不会被评估,并且这些基线水平可能会比较高。雷格尔(Regehr)及其同事比较了新消防员和有经验的消防员的创伤暴露水平、抑郁程度和PTSD严重程度。与经验丰富的消防员相比,新消防员明显更少地暴露在各种伤亡事件中。但在直接指向他们的暴力事件和濒死情境的暴露方面他们并没有差别。经验丰富的消防员在IES和BDI值上明显偏高,这表明,不利心理结果的发展将会因为累积的创伤暴露事件而被加强。

人们因工作原因暴露在"9·11"事件中而造成的心理代价越来越明显。个体直接暴露在创伤性事件中,无疑会造成一些消极的结果。例如,对在世贸大楼进行援救和清理工作的运输和建筑工人(如,卡车司机、重型设备操纵员、木匠)的开放式调查显示,这些工人有更高程度的抑郁、药物滥用和创伤后压力等症状。就连那些间接暴露在灾难中的人也可能受到不良影响。大约"9·11"事件10个月后的一次对美国航空乘务人员的大规模邮件调查显示,18.2%的调查对象出现了PCL的相关症状,与预料的PTSD诊断结果相一致。

综合来看,这些研究表明工作场合上的PTSD可能会变成一个普遍存在的问题。而且,一些职业的工作人员由于在创伤性事件中的累积暴露,可能面临更大的风险。所以,对这个问题要有明确的关注。

3. 减轻PTSD患者工作机能障碍的心理康复政策

鉴于之前针对患者工作与PTSD之间的消极作用的讨论,令人沮丧的是,人们对制定政策改善创伤事件重生者工作机能的关注如此地少。而且,已有的极少的数据表明,为确定日期而进行的干预并不是很有效。例如,尼瓦提瓦(Nhiwatiwa)对一个简要的心理教育干预(关于护士被病人袭击后的感受)进行了评估。遗憾的是,在进行实验的三个月中,被随机分配到实验组的护士比对照组的护士(没有任何干预)更痛苦。

在大规模的自然主义尝试中,斯托拉尔等(Stolar et al.)测试了患慢性战争的 PTSD 的退伍军人的治疗效果,这些军人在参加住院、住家治疗项目的同时接受了补偿性工作的治疗。一个将工作疗法参与者和类似的非参与者联系起来的复杂的数据模型已经被执行,随后 4 个月产生的结果已经被评定。研究发现参与工作疗法项目与各领域效果的提升都没有关联,包括 PTSD 症状、暴力、药物滥用、药物问题或社会就业等方面。尽管这不是一个随机实验,但此次调查的结果,并不能打消幸存者和政策制定者对"VA 中最广泛的职业服务类型会帮助患者工作地位提升"这一说法的疑虑。

在过去的 15 年中,手册化的心理康复政策——例如,支持性就业——已经在长期患严重心理疾病的失业患者中(这些人中很多都有精神错乱症状)实施并取得了很好的效果。邦德(Bond)记录了以下几点针对严重心理疾病长期患者的关键要素:(1)聚焦于保障竞争性就业(非过渡性和庇护性)的服务;(2)基于消费者喜好的服务去取得资格(而不是按他人的判断);(3)快速的工作搜索(而没有大量的工作前评估或参加大量的工作准备项目);(4)康复和精神健康治疗整合;(5)指导就业时注重患者的个人喜好;(6)无限的个性化支持。

在这五个随机控制的实验中,将支持性就业与传统职业康复服务(针对患病时间超过 18—24 个月的严重心理疾病的长期患者)做对比。接受支持性就业服务的参与者中有 51% 获得了有竞争力的工作,而对照组中只有 18% 的参与者获得了有竞争力的工作(加权平均值 ES:0.79)。有一个已经公布的支持性就业保真度规模,更遵循这些支持性就业手册的项目似乎都有更好的结果。现在比较典型的就业支持手册当属 SAMHSA 实证工具箱。VA 正为加大精神障碍退役军人支持性就业的可利用性兴起全国性的风潮。

尽管支持性就业是心理疾病患者职业康复最被认可的方法,史密斯(Smith)及其同事也建议过要通过退伍军人的 PTSD 患者来测试干预的有效性,但目前研究者还没有公布过表明它在 PTSD 患者身上有效的实验。海恩斯等(Haines et al.)以居住在社区的严重心理疾病长期患者为样本,让患者随机地接受支持性就业,最后结果表明：PTSD 的共病会降低支持性就业的效率。

当研究者考虑如何才能使支持性就业被 PTSD 患者使用时,以下问题应该予以十分重视：首先,因为很多 PTSD 患者已经有工作,我们的基本任务是帮助他们解决与保持工作有关的问题,包括由 DSM‑Ⅳ标准 D 的易怒症状、与焦虑激发行为的避免有关的性能问题、与 DSM‑Ⅳ标准 C 逃避症状相一致的地点而导致的与他人的冲突。临床医生可以很轻松地在"幕后"完成这项工作的大部分,通过在办公室进行行为演练或教育,这更适合那些并没有显露精神疾病困难的患者。其次,对无法再就业的创伤事件重生者的支持性就业服务的测试似乎是合理的。

（八）案例管理

PTSD 案例管理的效力还没有通过随机临床实验的测试。然而,临床案例研究,观察,个人描述,使用案例前、后管理技术的自然主义研究等都为支持这一技术提供了令人信服的证据。案例管理技术是否有效再也不是问题；现在的问题是哪一种案件管理形式适合哪一类病人。临床文献支持集中式案件管理形式,在这种管理形式中,案件管理者对偶发事件进行控制,而这些偶发事件是由对喜爱行为的增加、无效行为的减少的管理而发生的。

精神受创者案例管理的六大要素：

（1）要求案例管理者与受过心理创伤的病人一起工作；

（2）案件管理者要为捕捉患者 PTSD 病症进行需求评估；

（3）案件管理者和病人一起研发行动方案来处理治疗过程发现的与心理创伤有关的问题；

（4）案件管理者与病人一起评定病人和社区资源来缓解心理创伤的症状；

（5）案件管理者检查病人在完成约定病症缓解目标上的进展；

（6）案件管理者通过代表病人的服务提供者将病人与其需要的服务联系起来。

目前的方法着重强调案件管理者对偶发事件的控制,以得到理想的效果。

VA 研发的两种模式的项目都是建立在立场坚定的社区治疗方法上。这些方法在很久以前由特斯特和斯坦（Test and Stein）倡导,并为了各地区心理健康机构发展而进行了深入的研发。第一种面向的是严重的精神疾病

(与 PTSD 同时出现)患者,它是由尼尔(Neale)及其同事在康涅狄格州的 VA 研发出来的。另一个是由诺埃尔(Noel)等人研发的护理管理项目,该项目在康涅狄格州 VA 的初级护理小组、医疗小组、手术小组的患者间进行研发和效率测试。尼尔等为精神健康的集中式案件管理研发了临床实践指导方案(MHICM),超过 90 个 MHICM 在全国各地的 VA 中被运用,涉及了超过 5 000 名的退伍军人,这些人中很多人都患有 PTSD。VA 的 MHICM 由规定的、英国项目评估中心分析的结果评估系统(由)来区分。此评估的年度报告显示了该项目对患严重心理创伤障碍的退伍军人(很多人同时伴有 PTSD 诊断结果)的帮助。此项目有很多有利的结果被报道了,如住院治疗的减少、服务满意度的提高、社交和工作功能的提升、精神疾病症状的缓解和酒精及药物滥用的减少。

(九) 指导康复技术选择的清单

每一项康复技术的价值都是基于对这八个领域的特别关注和对精神创伤重生者全面的评估而确定的。

与 PTSD 患者一起工作的临床医生被鼓励通过采访的形式和让患者参加心理康复服务的形式对以下的每个方面都进行了多次评定。

1. 患者教育技术

临床医生应当注意观察他们的患者对自己的疾病是否有清楚的了解,尤其是对关系治疗结果好坏的可变因素的了解。对缺乏相关了解的患者,他们应当提供一些书面材料、视频或网络上自主学习资源,鼓励患者利用一些网站的信息开始或继续关于精神创伤的个人学习。

2. 支持性教育

很多 PTSD 患者希望重返学校进一步学习来提升就业机会。这些患者通常都能从转诊和支持性教育中受益,这不仅能帮助他们遵守学校制度,而且还能使他们接受解决注意力、记忆力和专注度方面困难的缺陷服务。

3. 自我护理和独立生存技能培训

临床医生在注意到患者出现功能损害的情况下,要将患者转交到自我护理和独立生存技能培训中(VA/DoD 心理康复模块)。该培训包括以下内容。

(1)患者健康教育服务。健康教育服务在患者进行高风险行为(如,上瘾)和不了解 PTSD 但需要积极健康结果的情况下被推荐。

（2）保证安全的服务。患者和临床医生要采取有效措施保证患者安全。

4. 支持性住房服务

无家可归或者没有居住在安全、稳定、负担得起的房子内的患者会被转交到支持性住房服务中（在 VA/DoD 心理康复模板中有相关确定标准）。

5. 家庭心理教育服务

当有需要的时候，家庭心理教育服务被推荐为保证患者家庭支持和PTSD 及受创后相关疾病的相关知识的普及。

6. 社交技能培训

为了解决由 PTSD 引起的社交孤立，有需要的患者会被转交到社交技能培训或其他形式的康复治疗中，以此接受更多合适的"社会化"服务。参加同伴心理咨询，如 VA 的 Vet－Vet 项目也是很有意义的，治疗者鼓励支持患者与同伴建立小组联系，以此帮助 PTSD 或相关疾病的康复者做好家庭和社区联结。

7. 支持性就业

达到 PTSD 诊断标准的失业患者被鼓励去进行就业咨询和安排就业服务。

8. 集中式案例管理

医疗和案例管理者应该被指定在适合的时候消除障碍，帮助患者接受必要的治疗和康复服务，继续执行以确保 PTSD 症状得到处理、家庭和社区调整能力得到提升。

十、结论与建议

我们通过回顾关于心理社会康复的文献来进行总结。心理社会康复在为受创者研发治疗方法和手册化干预方面取得了巨大的进步。随机临床实验自 2000 年由弗兰纳里等人在心理社会康复领域的同行评议期刊上发表，VA 正给针对 PTSD 退伍军人患者的几种心理社会康复——如，职业康复、社会技能培训、家庭服务、身体健康训练、独立生存技能培训等——的随机临床实验投入资金。因为这些引导性实验是为了证明投资的合理性，所以很有可能得出积极有利的结论并进一步证明 PTSD 的治疗方法有效。虽然受创者对心理社会康复的前景很看好，但研发这些技术的临床医生在大量运用这些技术前，还面临着很大的困难。资金问题就是一个主要困难。尽管技术的运用会给患者带去帮助，但患者家属通常不会为这些技术的运用而买单。久而久之，被证明有效的技术不可能得到广泛的运用。

我们主要的总结如下：

（1）需要对之前所列举的八种心理社会康复领域的每一种都进行更多的随机临床实验；

（2）需要将心理社会康复与PTSD的其他治疗手段进行对比；

（3）需要进行经费分析；

（4）需要制定心理社会康复的收费政策；

（5）需要为每一类型的心理社会康复在"谁需要这样的服务、服务所需的强度和频率、服务该何时终止、服务何时需要再进行及是否出现旧病复发"等方面制定护理水平标准。

（6）需要研发有效的措施来确定何时将PTSD患者转移到心理社会康复其他类型的服务中。

总而言之，文中列举的八种心理社会康复手段都代表一种治疗方式，并且每一种对精神疾病的治疗通常都是有效的。每一种方法从某种程度上来讲已经形成了处理PTSD相关问题的特定体系。临床医生和精神疾病研究者必须研发新技术使每一种心理社会康复方式聚焦于心理创伤治疗。治疗人员要从心理创伤专家那里学习如何进行此类聚焦于心理创伤的服务。接受心理创伤服务的人也要学习心理创伤处理的原理，这样他们才能引导自我护理的进程。我们相信，心理社会康复的实证性评估会以文件的形式展示在人们面前，正如目前越来越多的完成和发布的随机临床实验那样。

参考文献

Ahrens, C. E., & Campbell, R. (2000). Assisting rape victims as they recover from rape: The impact on friends. *Journal of Interpersonal Violence, 15*(9), 959–986.

Ainspan, N. D. (2008). Finding employment as a veteran with a disability. In N. D. Ainspan & W. E. Penk (Eds.), *Returning wars' wounded, injured, and ill: A reference handbook* (pp. 102–138). Westport, CT: Praeger

American Psychiatric Association. (1996). Practice guidelines for the treatment of patients with nicotine dependence. *American Journal of Psychiatry, 153*(Suppl. 10), 1–31.

American Psychiatric Association. (2000). *Diagnostic and statistical manual of mental disorders* (4th ed., text revision). Washington, DC: Author.

Anthony, W. A. (1992). Psychiatric rehabilitation: Key issues and future policy. *Health Aff (Millwood), 11*(3), 164–171.

Anthony, W. A. (1993). Recovery from mental illness: The guiding vision of the mental health service system in the 1990s. *Psychosocial Rehabilitation Journal, 16*, 11–23.

Association, A. P. (1996). Practice guidelines for the treatment of patients with nicotine dependence. *American Journal of Psychiatry, 153*(10, Suppl.), 1–31.

Ayllon, T., & Azrin, N. H. (1968). *The token economy.* New York: Appleton-Century-Crofts.

Back, S. E., Dansky, B. S., Carroll, K. M., & Foa, E. B. (2001). Exposure therapy in the treatment of PTSD among cocaine-dependent individuals: Description of procedures. *Journal of Substance Abuse Treatment, 21*(1), 35–45.

Bandura, A. (1973). *Aggression: A social learning analysis.* Englewood Cliffs, NJ: Prentice-Hall.

Bandura, A. (1997). *Self-efficacy: The exercise of control.* New York: Freeman.

Bandura, A. (2006). Toward a psychology of human agency. *Perspectives on Psychological Science, 1*, 164–180.

Barsky-Carrow, B. M. (2000). Using study circles in the workplace as an educational method of facilitating readjustment after a traumatic life experience. *Dissertation Abstracts International A: Humanities and Social Sciences, 60*(7-A), 2321.

Bass, E., & Davis, L. (1988). *The courage to heal: A guide for women survivors of child abuse.* New York: Harper & Row.

Beck, A. T., Ward, C. H., Mendelson, M., Mock, J., & Erbaugh, J. (1961). An inventory for measuring depression. *Archives of General Psychiatry, 4*, 561–571.

Becker, D. R., Smith, J., Tanzman, B., Drake, R. E., & Tremblay, T. (2001). Fidelity of supported employment programs and employment outcomes. *Psychiatric Services, 52*(6), 834–836.

Beckerman, N. L. (2004). The impact of post-traumatic stress disorder on couples: A theoretical framework for assessment and intervention. *Family Process, 31*(3), 129–144.

Beckham, J. C., Feldman, M. E., Kirby, A. C., Hertzberg, M. A., & Moore, S. D. (1997). Interpersonal violence and its correlates in Vietnam veterans with chronic posttraumatic stress disorder. *Journal of Clinical Psychology, 53*(8), 859–869.

Beckham, J. C., Lytle, B. L., & Feldman, M. E. (1996). Caregiver burden in partners of Vietnam War veterans with posttraumatic stress disorder. *Journal of Consulting and Clinical Psychology, 64*(5), 1068–1072.

Bellack, A. S., Mueser, K. T., Gingerich, S., & Agresta, J. (2004). *Social skills training for schizophrenia: A step-by-step guide* (2nd ed.). New York: Guilford Press.

Bond, G. R. (2004). Supported employment: Evidence for an evidence-based practice. *Psychiatric Rehabilitation Journal, 27*(4), 345–359.

Brady, S., Rierdan, J., Penk, W., Meschede, T., & Losardo, M. (2003). Post-traumatic stress disorder in civilians with serious mental illness. *Journal of Trauma and Dissociation, 4*, 77–90.

Breslau, N., Lucia, V. C., & Davis, G. C. (1985). Partial PTSD versus full PTSD: An empirical examination of associated impairment. *Psychological Medicine, 34*(7), 1205–1214.

Brewin, C. R., Andrews, B., & Valentine, J. D. (2000). Meta-analysis of risk factors for posttraumatic stress disorder in trauma-exposed adults. *Journal of Consulting and Clinical Psychology, 68*(5), 748–766.

Bryant-Davis, T. (2004). Rape is . . . : A medical review for sexual assault psychoeducation. *Trauma, Violence and Abuse, 5*(2), 194–195.

Byrne, C., Brown, B., Voorberg, N., & Schofield, R. (1994). Wellness education for individuals with chronic mental illness living in the community. *Issues in Mental Health Nursing, 15*(3), 239–252.

Carroll, E. M., Rueger, D. B., Foy, D. W., & Donahoe, C. P., Jr. (1985). Vietnam combat veterans with posttraumatic stress disorder: Analysis of marital and cohabitating adjustment. *Journal of Traumatic Stress, 15*(3), 205–212.

Cates, J. A., & Graham, L. L. (1993). HIV and serious mental illness: Reducing the risk. *Community Mental Health Journal, 29*(1), 35–47.

Centers for Disease Control and Prevention. (2006). Health hazard evaluation of police officers and firefighters after hurricane Katrina—New Orleans, Louisiana, October 17–28 and November 30–December 5, 2005. *Mortality and Morbidity Weekly, 55*(16), 456–458.

Cloitre, M., Koenen, K. C., Cohen, L. R., & Han, H. (2002). Skills training in affective and interpersonal regulation followed by exposure: A phase-based treatment for PTSD related to childhood abuse. *Journal of Consulting and Clinical Psychology, 70*(5), 1067–1074.

Collins, M. E., Mowbray, C. T., & Bybee, D. (2000). Characteristics predicting successful outcomes of participants with severe mental illness in supported education. *Psychiatric Services, 51*(6), 774–780.

Cook, J. A., & Razzano, L. (2000). Vocational rehabilitation for persons with schizophrenia: Recent research and implications for practice. *Schizophrenia Bulletin, 26,* 87–103.

Culhane, D. P., Metraux, S., & Hadley, T. (2002). Public service reductions associated with placement of homeless persons with severe mental illness in supportive housing. *Housing Policy Debate, 13*(1), 107–163.

David, W. S., Simpson, T. L., & Cotton, A. J. (2006). Taking charge: A pilot curriculum of self-defense and personal safety training for veterans with PTSD because of military sexual trauma. *Journal of Interpersonal Violence, 21*(4), 555–565.

DeLisi, L. E., Maurizio, A., Yost, M., Papparozzi, C. F., Fulchino, C., Katz, C. L., et al. (2003). A survey of New Yorkers after the September 11, 2001, terrorist attacks. *American Journal of Psychiatry, 160*(4), 780–783.

Derogatis, L. R. (1993). *Brief Symptom Inventory (BSI): Administration, scoring, and procedures manual* (3rd ed.). Minneapolis, MN: National Computer Systems.

Diener, E., & Tov, W. (2007). Culture and subjective well-being. In S. Kitayama & D. Cohen (Eds.), *Handbook of cultural psychology* (pp. 691–713). New York: Guilford Press.

Drake, R. E., Becker, D. R., Bond, G. R., & Mueser, K. T. (2003). A process analysis of integrated and non-integrated approaches to supported employment. *Journal of Vocational Rehabilitation, 18*(1), 51–58.

Drake, R. E., Yovetrich, N. A., Bebout, R. R., Harris, M., & McHugo, G. J. (1997). Integrated treatment for dually diagnosed homeless adults. *Journal of Nervous and Mental Disorders, 185*(5), 298–305.

Epstein, E. E., & McCrady, B. S. (1998). Behavioral couples treatment of alcohol and drug use disorders: Current status and innovations. *Clinical Psychology Review, 18*(6), 689–711.

Felce, D., Lowe, K., & Jones, E. (2002). Association between the provision characteristics and operation of supported employment services and resident outcomes. *Journal of Applied Research in Intellectual Disabilities, 15*(4), 404–418.

Fenichel, O. (1945). *The psychoanalytic theory of neurosis.* New York: Norton.

Flannery, R. B. (1992). *Post-traumatic stress disorder: The victim's guide to healing and recovery.* New York: Crossroads.

Flannery, R. B. (1998). *The Assaulted Staff Action program (ASAP): Coping with the psychological aftermath of violence.* Ellicott City, MD: Chevron.

Fries, E. (2003). Steps towards empowerment for community healing. *Intervention: International Journal of Mental Health, Psychosocial Work and Cooperation in Areas of Armed Conflict, 1*(2), 40–46.

Frueh, B. C., Turner, S. M., Beidel, D. C., Mirabella, R. F., & Jones, W. J. (1996). Trauma management therapy: A preliminary evaluation of multicomponent behavioral treatment for chronic combat-related PTSD. *Behaviour Research and Therapy, 34*(7), 533–543.

Fujimoto, K. L. (2002). Evaluating the effectiveness of a group treatment program: Integrating traumatic stress disorder and childhood trauma literature. *Dissertation Abstracts International B: The Sciences and Engineering,* 3799.

Galea, S., Vlahov, D., Resnick, H., Ahern, J., Susser, E., Gold, J., et al. (2003). Trends of probable post-traumatic stress disorder in New York City after the September 11 terrorist attacks. *American Journal of Epidemiology, 158*(6), 514–524.

Galovski, T., & Lyons, J. A. (2004). Psychological sequelae of combat violence: A review of the impact of PTSD on the veteran's family and possible interventions. *Aggression and Violent Behavior, 9,* 477–501.

Glodich, A. (2000). Psychoeducational groups for adolescents exposed to violence and abuse: The effectiveness of increasing knowledge of trauma to avert reenactment and risk-taking behaviors. *Dissertation Abstracts International A: Humanities and Social Sciences,* 3527.

Glodich, A. (2001). Protocol for a trauma-based psychoeducational group intervention to decrease risk-taking, reenactment, and further violence exposure: Application to the public high school setting. *Journal of Child and Adolescent Group Therapy, 11*(2–3), 87–107.

Glynn, S. M., Cohen, A. N., Dixon, L. B., & Niv, N. (2006). The potential impact of the recovery movement on family interventions for schizophrenia: Opportunities and obstacles. *Schizophrenia Bulletin, 32*(3), 451–463.

Glynn, S. M., Eth, S., Randolph, E. T., Foy, D. W., Urbaitis, M., Boxer, L., et al. (1999). A test of behavioral family therapy to augment exposure for combat-related posttraumatic stress disorder. *Journal of Consulting and Clinical Psychology, 67*(2), 243–251.

Goldfinger, S. M., Schutt, R. K., Tolomiczenko, G. S., Seidman, L., Penk, W. E., Turner, W., et al. (1999). Housing placement and subsequent days homeless among formerly homeless adults with mental illness. *Psychiatric Services, 50*(5), 674–679.

Gorde, M. W., Helfrich, C. A., & Finlayson, M. L. (2005). Trauma symptoms and life skills needs of domestic violence victims. *Journal of Interpersonal Violence, 19,* 691–708.

Halford, W. K., Bouma, R., Kelly, A., & Young, R. (1999). Individual psychopathology and marital distress: Analyzing the association and implications for therapy. *Behavior Modification, 23*(2), 179–216.

Hamdani, N. (2003). Psycho-education through radio. *Intervention: International Journal of Mental Health, Psychosocial Work and Counselling in Areas of Armed Conflict, 1*(2), 47–49.

Hirai, M., & Clum, G. A. (2005). An Internet-based self-change program for traumatic event related fear, distress, and maladaptive coping. *Journal of Traumatic Stress, 18*(6), 631–636.

Hoge, C. W., Auchterlonie, J. L., & Milliken, C. S. (2006). Mental health problems, use of mental health services, and attrition from military service after returning from deployment to Iraq or Afghanistan. *Journal of the American Medical Association, 295*(9), 1023–1032.

Hoge, C. W., Castro, C. A., Messer, S. C., McGurk, D., Cotting, D. I., & Koffman, R. L. (2004). Combat duty in Iraq and Afghanistan, mental health problems, and barriers to care. *New England Journal of Medicine, 351*(1), 13–22.

Horowitz, M., Wilner, N., & Alvarez, W. (1979). Impact of Event Scale: A measure of subjective stress. *Psychosomatic Medicine, 41*(3), 209–218.

Howard, J. M., & Goelitz, A. (2004). Psychoeducation as a response to community disaster. *Brief Treatment and Crisis Intervention, 4*(1), 1–10.

Isenwater, W., Lanham, W., & Thornhill, H. (2002). The College Link Program: Evaluation of a supported education initiative in Great Britain. *Psychosocial Rehabilitation Journal, 26*(1), 43–50.

Iversen, A., Nikolaou, V., Greenberg, N., Unwin, C., Hull, L., Hotopf, M., et al. (2005). What happens to British veterans when they leave the armed forces? *European Journal of Public Health, 15*(2), 175–184.

Jagodic, G. K., & Kontac, K. (2002). Normalization: A key to childrens' recovery. In W. N. Zubenko & J. A. Capozzoli (Eds.), *Children and disasters: A practical guide to healing and recovery* (pp. 159–171). London: Oxford University Press.

Jaycox, L. H., Marshall, G. N., & Schell, T. (2004). Use of mental health services by men injured through community violence. *Psychiatric Services, 55*(4), 415–420.

Johnson, D. R., Feldman, S., & Lubin, H. (1995). Critical interaction therapy: Couples therapy in combat-related posttraumatic stress disorder. *Family Process, 34*(4), 401–412.

Johnson, D. R., Fontana, A., Lubin, H., Corn, B., & Rosenheck, R. (2004). Long-term course of treatment-seeking Vietnam veterans with posttraumatic stress disorder: Mortality, clinical condition, and life satisfaction. *Journal of Nervous and Mental Disease, 192*(1), 35–41.

Johnson, S. B., Langlieb, A. M., Teret, S. P., Gross, R., Schwab, M., Massa, J., et al. (2005). Rethinking first response: Effects of the clean up and recovery effort on workers at the World Trade Center disaster site. *Journal of Occupational and Environmental Medicine, 47*(4), 386–391.

Jordan, B. K., Marmar, C. R., Fairbank, J. A., Schlenger, W. E., Kulka, R. A., Hough, R. L., et al. (1992). Problems in families of male Vietnam veterans with posttraumatic stress disorder. *Journal of Consulting and Clinical Psychology, 60*(6), 916–926.

Kataoka, S. H., Stein, B. D., Jaycox, L. H., Wong, M., Escudero, P., Tu, W., et al. (2003). A school-based mental health program for traumatized Latino immigrant children. *Journal of the American Academy of Child and Adolescent Psychiatry, 42*(3), 311–318.

Keane, T. M., Scott, W. O., Chavoya, G. A., Lamparski, D. M., & Fairbank, J. A. (1985). Social support in veterans with posttraumatic stress disorder: A comparative analysis. *Journal of Consulting and Clinical Psychology, 53*(1), 95–102.

King, D. W., King, L. A., Foy, D. W., Keane, T. M., & Fairbank, J. A. (1999). Posttraumatic stress disorder in a national sample of female and male Vietnam veterans: Risk factors, war-zone stressors, and resilience–recovery variables. *Journal of Abnormal Psychology, 108*(1), 164–170.

Kubany, E. S., Hill, E. E., & Owens, J. A. (2003). Cognitive trauma therapy for battered women with PTSD: Preliminary findings. *Journal of Traumatic Stress, 16*(1), 81–91.

Kudler, H., Straits-Troster, K., & Jones, E. (2006). *Strategies in the service of new combat veterans.* Paper presented at the VISN 17 PTSD Conference, Audie Murphy Memorial VA Hospital, San Antonio, TX. Available from *howard.kudler@med. va.gov*

Lange, A., Rietkijk, D., Hudcovicova, M., van de Ven, J. P., Schrieken, B., & Emmelkamp, P. M. G. (2003). Interapy: A controlled randomized trial of the standardized treatment of posttraumatic stress through the Internet. *Journal of Consulting and Clinical Psychology, 71*(5), 901–909.

Lating, J. M., Sherman, M. F., Everly, G. S., Jr., Lowry, J. L., & Peragine, T. F. (2004). PTSD reactions and functioning of American Airlines flight attendants in the wake of September 11. *Journal of Nervous and Mental Disease, 192*(6), 435–441.

Lauterbach, D., Vrana, S., King, D. W., & King, L. A. (1997). Psychometric properties of the Mississippi PTSD Scale. *Journal of Traumatic Stress, 10*(3), 499–513.

Lehman, A. F., Goldberg, R. W., Dixon, L. B., McNary, S., Postrado, L., Hackman, A., et al. (2002). Improving employment outcomes for persons with severe mental illness. *Archives of General Psychiatry, 59,* 165–172.

Liberman, R. (1992). *Handbook of psychiatric rehabilitation.* Boston: Allyn & Bacon.

Liberman, R. P., Wallace, C. J., Blackwell, G. A., Eckman, T. A., Vaccaro, T. V., & Kuehnel, T. G. (1993). *Innovations in skills training: The UCLA social and independent living skills modules.* Camarillo, CA: Psychiatric Rehabilitation Consultants.

Lubin, H., & Johnson, D. R. (2000). Interactive psychoeducational group therapy in the treatment of authority problems in combat-related posttraumatic stress disorder. *International Journal of Group Psychotherapy, 50*(3), 277–289.

Lui, A., Glynn, S. M., & Shetty, V. (2008). *The interplay of perceived social support and posttraumatic psychological distress following orofacial injury.* Manuscript submitted for publication.

Lukens, E. P. (2004). Building resiliency and cultural collaboration post September 11th: A group model of brief integrative psychoeducation for diverse communities. *Traumatology, 10*(2), 107–129.

Lyons, J. S. (2003). *Young adult needs and strengths assessment.* Evanston, IL: Buddin Praed Foundation.

Mabalango, M. A. G. (2003). A quasi-experimental study of a school-based psychoeducational group for traumatized school-aged children and their parent/caregivers. *Dissertation Abstracts International A: Humanities and Social Sciences, 64*(4), 1409.

MacDonald, H. A., Colotla, V., Flamer, S., & Karlinsky, H. (2003). Posttraumatic stress disorder (PTSD) in the workplace: A descriptive study of workers experiencing PTSD resulting from work injury. *Journal of Occupational Rehabilitation, 13*(2), 63–77.

Magruder, K. M., Frueh, B. C., Knapp, R. G., Johnson, M. R., Vaughan, J. A., III, Carson, T. C., et al. (2004). PTSD symptoms, demographic characteristics, and functional status among veterans treated in VA primary care clinics. *Journal of Traumatic Stress, 17*(4), 293–301.

Mares, A. S., Kasprow, W. J., & Rosenheck, R. (2004). Outcomes of supported housing for homeless veterans with psychiatric and substance abuse problems. *Mental Health Services Research, 6*(4), 199–211.

Marlatt, G. A., & Gordon, J. F. (1985). *Relapse prevention: Maintenance strategies in the treatment of addictive behaviors*. New York: Guilford Press.

Marrs, R. (1984). Why the pain won't stop and what the family can do to help. In S. Breznitz (Ed.), *The denial of stress* (pp. 85–101). New York: International Universities Press.

Marshall, A., Panuzio, J., & Taft, C. T. (2005). Intimate partner violence among military veterans and active duty servicemen. *Clinical Psychology Review, 25*, 882–896.

Matsakis, A. (1996). *"I can't get over it": A handbook for trauma survivors*. Oakland, CA: New Harbinger Press.

Matthews, L. R. (2005). Work potential of road accident survivors with posttraumatic stress disorder. *Behaviour Research and Therapy, 43*(4), 475–483.

McHugo, G. J., Bebout, R. R., Harris, M., Cleghorn, S., Herring, G., Xie, H., et al. (2004). A randomized controlled trial of integrated versus parallel housing services for homeless adults with severe mental illness. *Schizophrenia Bulletin, 30*(4), 969–982.

McMackin, R. A., Leisen, M. B., Sattler, L., Krinsley, K., & Riggs, D. S. (2002). Preliminary development of trauma-focused treatment groups for incarcerated juvenile offenders. In R. Greenwald (Ed.), *Trauma and juvenile delinquency: Theory, research, and interventions* (pp. 175–199). New York: Haworth Maltreatment and Trauma Press/Haworth Press.

Michaels, A. J., Michaels, C. E., Smith, J. S., Moon, C. H., Peterson, C., & Long, W. B. (2000). Outcome from injury: General health, work status, and satisfaction 12 months after trauma. *Journal of Trauma, 48*(5), 841–848.

Monson, C. M., Schnurr, P. P., Stevens, S. P., & Guthrie, K. A. (2004). Cognitive-behavioral couple's treatment for posttraumatic stress disorder: Initial findings. *Journal of Traumatic Stress, 17*(4), 341–344.

Morris, A. S. (2004). Analysis of the impact of PTSD group psychoeducational skills training with spouses and significant others of trauma survivors. *Dissertation Abstracts International B: The Sciences and Engineering, 65*(2), 1034.

Moses, E. B., & Barlow, D. H. (2006). A new unified treatment for emotional disorders. *Current Directions in Psychological Science, 15*, 146–150.

Mosig, A. (2006). The impact of exposure therapy and didactic intervention on reduction of somatic symptoms in posttraumatic stress disorder. *Dissertation Abstracts International B: The Sciences and Engineering, 67*(4), 2235.

Mowbray, C. T., Gutierrez, L. M., Bellamy, C. D., & Szilvagyi, S. (2003). Replication of psychosocial rehabilitation program: A case study analysis of supported education. *Journal of Community Psychology, 31*(5), 437–457.

Mueser, K. T., Essock, S. M., Haines, M., Wolfe, R., & Xie, H. (2004). Posttraumatic stress disorder, supported employment, and outcomes in people with severe mental illness. *CNS Spectrums, 9*(12), 913–925

Najavits, L. M. (2002). Seeking safety: A new psychotherapy for PTSD and substance abuse. In P. Ouimette & P. Brown (Eds.), *Trauma and substance abuse: Causes, consequences, and treatments for co-morbid disorders* (pp. 228–248). Washington, DC: American Psychological Association.

Neale, M. S., & Rosenheck, R. A. (2000). Therapeutic limit setting in assertive community treatment programs. *Psychiatric Services, 51*, 499–505.

Nhiwatiwa, F. G. (2003). The effects of single session education in reducing symptoms of distress following patient assault in nurses working in medium secure settings. *Journal of Psychiatry and Mental Health Nursing, 10*(5), 561–568.

Noel, H. L., Rogers, C., Vogel, D. C., & Rohrbaugh, R. M. (2004). Linking case management, healthy outcomes, and resource use across the continuum. *Care Management, 10,* 21–32.

Noel, H. L., Vogel, D. C., Erdos, J. J., Cornwall, D., & Levin, F. (2004). Home telehealth reduces health care costs. *Telemedicine Journal and E-Health, 10,* 170–183.

Nowinsky, J., Baker, S., & Carroll, K. M. (1994). *Twelve-step facilitation therapy manual* (Vol. 1, NIAA Project MATCH Monograph, NIH Publication No. 94-3722). Washington, DC: U.S. Government Printing Office.

O'Farrell, T. J., & Fals-Stewart, W. (2003). Alcohol abuse. *Journal of Marital and Family Therapy, 29*(1), 121–146.

Osterman, J. E., Barbiaz, J., & Johnson, P. (2001). Emergency interventions for rape victims. *Psychiatric Services, 52*(6), 733–734.

Ozer, E., Best, S., Lipsey, T., & Weiss, D. (2003). Predictors of posttraumatic stress disorder and symptoms in adults: A meta-analysis. *Psychological Bulletin, 129*(1), 52–72.

Peckham, N. G., Howlett, S., & Corbett, A. (2007). Evaluating a survivors group pilot for women with significant intellectual disabilities who have been sexually abused. *Journal of Applied Research in Intellectual Disabilities, 20*(4), 308–322.

Penk, W., Dreving, C., & Schutt, R. (2002). PTSD in the workplace. In J. C. Thomas & M. Hersen (Eds.), *Handbook of mental health in the workplace* (pp. 215–248). Thousand Oaks, CA: Sage.

Penk, W., & Flannery, R. B., Jr. (2000). Psychosocial rehabilitation. In E. B. Foa, T. M. Keane, & M. J. Friedman (Eds.), *Effective treatments for PTSD: Practice guidelines from the International Society of Traumatic Stress Studies* (pp. 224–246). New York: Guilford Press.

Pilling, S., Bebbington, P., Kuipers, E., Garety, P., Geddes, J., Orbach, G., et al. (2002). Psychological treatments in schizophrenia: I. Meta-analysis of family intervention and cognitive behaviour therapy. *Psychological Medicine, 32,* 763–782.

Pitschel-Walz, G., Leucht, S., Bäuml, J., Kissling, W., & Engel, R. R. (2001). The effect of family interventions on relapse and rehospitalization in schizophrenia: A meta-analysis. *Schizophrenia Bulletin, 27,* 73–92.

Pratt, S. I., Rosenberg, S., Mueser, K. T., Brancato, J., Salyers, M. P., Jankowski, M. K., et al. (2005). Evaluation of a PTSD psychoeducational program for psychiatric inpatients. *Journal of Mental Health, 14*(2), 121–127.

President's New Freedom Commission on Mental Health. (2003). *Achieving the promise: Transforming mental health care in America: Final report* (DHHS Publication No. SMA-03-3832). Rockville, MD: Substance Abuse and Mental Health Services Administration.

Prigerson, H. G., Maciejewski, P. K., & Rosenheck, R. A. (2002). Population attributable fractions of psychiatric disorders and behavioral outcomes associated with combat exposure among U.S. men. *American Journal of Public Health, 92*(1), 59–63.

Rabin, C., & Nardi, C. (1991). Treating posttraumatic stress disorder couples: A psychoeducational program. *Community Mental Health Journal, 27*(3), 209–224.

Ratzlaff, S., McDiarmid, D., Marty, D., & Rapp, C. (2006). The Kansas Consumer as Provider Program: Measuring the effects of a supplemental education initiative. *Psychiatric Rehabilitation Journal, 29*(3), 174–182.

Rauch, S. A. A., Hembree, E. A., & Foa, E. B. (2001). Acute psychosocial preventive interventions for posttraumatic stress disorder. *Advances in Mind–Body Medicine, 17*(3), 187–190.

Regehr, C., Hill, J., Knott, T., & Sault, B. (2003). Social support, self-efficacy and trauma in new recruits and experienced firefighters. *Stress and Health, 19*, 189–193.

Rempfer, M., Brown, C., Hamera, E., & Cromwell, R. (2003). The relations between cognition and the independent living skill of shopping in people with schizophrenia. *Psychiatric Research, 117*, 103–112.

Rempfer, M., Hildenbrand, W., Parker, K., & Brown, C. (2003). An interdisciplinary approach to environmental intervention: Ecology of human performance. In L. Letts, P. Rigby, & D. Steward (Eds.), *Using environment to enable occupational performance* (pp. 119–136). Thorofare, NJ: Slack.

Riggs, D. S. (2000). Marital and family therapy. In E. B. Foa, T. M. Keane, & M. J. Friedman (Eds.), *Effective treatments for PTSD: Practice guidelines from the International Society for Traumatic Stress Studies* (pp. 280–301). New York: Guilford Press.

Riggs, D. S., Byrne, C. A., Weathers, F. W., & Litz, B. T. (1998). The quality of the intimate relationships of male Vietnam veterans: Problems associated with posttraumatic stress disorder. *Journal of Trauma and Stress, 11*(1), 87–101.

Roberts, W. R., Penk, W. E., Gearing, M. L., Robinowitz, R., Dolan, M. P., & Patterson, E. T. (1982). Interpersonal problems of Vietnam combat veterans with symptoms of posttraumatic stress disorder. *Journal of Abnormal Psychology, 91*(6), 444–450.

Rog, D. J. (2006). The evidence on supported housing. *Psychiatric Rehabilitation Journal, 29*(3), 334–344.

Rosenberg, S., Mueser, K. T., Jankowski, M. K., & Salyers, M. P. (2004). Cognitive-behavioral treatment of PTSD in severe mental illness: Results of a pilot study. *American Journal of Psychiatric Rehabilitation, 7*(2), 171–186.

Rosenheck, R., Stolar, M., & Fontana, A. (2000). Outcomes monitoring and the testing of new psychiatric treatments: Work therapy in the treatment of chronic post-traumatic stress disorder. *Health Services Research, 35*, 133–151.

Rosenheck, R. A. (2004). *Mental and substance use health services for veterans: Experiences with performance evaluation in the Department of Veterans Affairs.* Washington, DC: Institute of Medicine Committee on Crossing the Quality Chasm.

Rossman, S., Sridharan, S., & Buck, J. (1998). The impact of the opportunity to succeed program on employment success. *National Institute of Justice Journal, 1*, 14–20.

Savoca, E., & Rosenheck, R. (2000). The civilian labor market experiences of Vietnam-era veterans: The influence of psychiatric disorders. *Journal of Mental Health Policy and Economics, 3*(4), 199–207.

Shadish, W. R., & Baldwin, S. A. (2005). Effects of behavioral marital therapy: A meta-analysis of randomized controlled trials. *Journal of Consulting and Clinical Psychology, 73*(1), 6–14.

Sherman, M. D. (2006). Updates and five-year evaluation of the S.A.F.E. Program: A family psychoeducational program for serious mental illness. *Community Mental Health Journal, 42*(2), 213–219.

Sherman, M. D., & Sherman, D. M. (2005). *Finding my way: A teen's guide to living with a parent who has experienced trauma.* Edina, MN: Beavers Pond Press.

Sherman, M. D., Sautter, F., Lyons, J. A., Manguno-Mire, G. M., Han, X., Perry, D., et al. (2005). Mental health needs of cohabitating partners of Vietnam veterans with combat-related PTSD. *Psychiatric Services, 56*(9), 1150–1152.

Smith, M. W., Schnurr, P. P., & Rosenheck, R. A. (2005). Employment outcomes and PTSD symptom severity. *Mental Health Service Research, 7*(2), 89–101.

Snow, R. (1991). Aptitude–treatment interaction as a framework for research on indi-

vidual differences in psychotherapy. *Journal of Consulting and Clinical Psychology,*
59, 205–216.

Solomon, Z. (1989). PTSD and social functioning: A three year prospective study.
Social Psychiatry and Psychiatric Epidemiology, 24(3), 127–133.

Sorenson, J. L., Masson, C. L., Delucchi, K., Sporer, K., Bartnett, P. G., Mitsuishi, F., et
al. (2005). Randomized trial of drug abuse treatment-linkage strategies. *Journal*
of Consulting and Clinical Psychology, 73, 1026–1035.

Souza, R., & Sloot, M. (2003). Folk theatre improves psychosocial work in Kashmir.
Intervention: International Journal of Mental Health, Psychosocial Work and Counselling
in Areas of Armed Conflict, 1(3), 57–61.

Stephens, N., McDonald, R., & Jouriles, E. N. (2000). Helping children who reside at
shelters for battered women: Lessons learned. *Journal of Aggression, Maltreatment*
and Trauma, 3(1), 147–160.

Tarrier, N., Sommerfield, C., & Pilgrim, H. (1999). Relatives' expressed emotion (EE)
and PTSD treatment outcome. *Psychology Medicine, 29*(4), 801–811.

Test, M. A. (1999). The strength's model: Case management with people suffering
from severe and persistent mental illness. *Psychiatric Services, 50*, 1502–1503.

Trowell, J., Kolvin, I., Weeramanthri, T., Sadowski, H., Berelowitz, M., & Glasser, D.
(2002). Psychotherapy for sexually abused girls: Psychopathological outcome
findings and patterns of change. *British Journal of Psychiatry, 180*(3), 234–247.

Tsemberis, S., & Asmussen, S. (1999). From streets to homes: The Pathways to Hous-
ing Consumer Preference Supported Housing Model. *Alcoholism Treatment Quar-*
terly, 17(1–2), 113–131.

Tsemberis, S., & Eisenberg, R. F. (2000). Pathways to Housing: Supported housing
for street-dwelling homeless individuals with psychiatric disabilities. *Psychiatric*
Services, 51(4), 487–493.

Turner, S. M., Beidel, D. C., & Frueh, B. C. (2005). Multicomponent behavioral treat-
ment for chronic combat-related posttraumatic stress disorder: Trauma manage-
ment therapy. *Behavior Modification, 29*(1), 39–69.

Turpin, G., Downs, M., & Mason, S. (2005). Effectiveness of providing self-help infor-
mation following acute traumatic injury: Randomized controlled trial. *British*
Journal of Psychiatry, 187(1), 76–82.

Twamley, E. W., Jeste, D. V., & Lehman, A. F. (2003). Vocational rehabilitation in
schizophrenia and other psychotic disorders: A literature review and meta-
analysis of randomized controlled trials. *Journal of Nervous and Mental Disease,*
191(8), 515–523.

Underwood, M. M., & Kalafat, J. (2002). Crisis intervention in a new context: New Jer-
sey post-September 11, 2001. *Brief Treatment and Crisis Intervention, 2*(1), 75–83.

Veterans Health Administration. (2004). *VA/DoD Clinical Practice Guidelines for the*
management of PTSD. Washington, DC: National VA Clinical Practice Guidelines
Committee. Available online from *www.oqp.med.va.gov/cpg/cpg.htm*

Wald, J., Taylor, S., & Scamvourgeras, A. (2004). Cognitive behavioral and neuropsy-
chiatric treatment of post-traumatic conversion disorder: A case study. *Cognitive*
Behaviour Therapy, 33(1), 12–20.

Weathers, F., Litz, B., Herman, D., Huska, J., & Keane, T. (1993, October). *The PTSD*
Checklist (PCL): Reliability, validity, and diagnostic utility. Paper presented at the
annual convention of the International Society of Traumatic Stress Studies, San
Antonio, TX.

Wilhelm, K., Kovess, V., Rios-Seidel, C., & Finch, A. (2004). Work and mental health.
Social Psychiatry and Psychiatric Epidemiology, 39(11), 866–873.

119

第十七章　催　眠　治　疗

埃策尔・卡德纳(Etzel Cardeña)、何塞・R. 马尔多纳多(José R. Maldonado)、范德・哈特(Van Der Hart)、大卫・斯皮格尔(David Spiegel)

一、理论背景

(一) 定义

虽然早在数世纪前就曾有过研究者对催眠现象的记载,但直到 19 世纪,人们才开始对催眠术进行系统深入的研究并应用于临床(Ellenberger,1970)。催眠治疗目前已作为心理治疗方法用于创伤后综合征这一特定领域,如炮弹休克、战斗疲劳症、创伤神经症及在此基础上发展起来的创伤后应激障碍(PTSD)、急性应激障碍(ASD)、解离性障碍(Brende,1985;Cardeña,Butler,and Spiegel,2003;Spiegel,1987)。本章中,我们回顾了催眠术及其相关概念,探讨了它们与分离及创伤后综合征的关系,为催眠术在治疗 PTSD 中的应用提供了理论基础。

在这里,我们需要澄清几个概念:"催眠"是指一个特殊的程序;"催眠现象"是指在催眠过程中出现的行为及体验等相关现象;"类催眠现象"是指在其他状态下出现的与催眠术相关表现类似的现象;"易催眠性""催眠易感性"或"催眠反应性"是指在正式的催眠程序中对一系列暗示的反应能力。

美国心理学协会心理催眠分会将催眠术定为一个程序,"在这个程序中,一个健康专业人士或研究人员对他的患者、病人或试验对象进行暗示,使其经历感觉、知觉、思想和行为上的变化。催眠总体上就是由一个引导程序构成的"(Kirsch,1994)。催眠术能使被催眠者的外围意识相对减缓而对暗示高度敏感,引起被催眠者对暗示的集中注意(Spiegel,1994;Spiegel and Cardeña,1990)。使被催眠者处于催眠环境、忽视日常事务而集中注意

120

于催眠师的暗示以达到放松、警觉或集中注意力于一个知觉事件(如节拍器的嘀嗒声)的目的,这些都是催眠术中常见的要素。催眠引导程序的正式性可以适度增减,对这一点,虽然部分学者有一些相反的看法,但是没有证据证明间接暗示和缺少催眠环境能比直接暗示和有特定催眠环境催眠更有效(Matthews et al.,1985)。

催眠引导通常包括和被催眠者交流以使其抛弃杂念,从而集中注意力于催眠师所引导的行为和体验中。哈佛催眠易感性群组量表(HGSHS)(Shor and Orne,1962)的引导是普通引导方法中的一个好例子。它的起始阶段包括建立融洽关系,简单解释催眠术的特点(例如,催眠术以暗示为基础,催眠体验同生活中的其他体验没什么不同),然后是一个更正式的引导过程,在这个引导过程中,被催眠者被告知当他或她专心于催眠师的暗示而放松全身的肌肉并且闭上眼睛时,就会感到更加放松。随后,催眠师从1数到20使催眠体验更加深入。接下来的阶段包括提供用更具体的暗示去改变被催眠者的感觉、行为和认知。这种引导方法和其他放松引导方法一样一般会持续数分钟。当然,也有较简单的引导程序,例如,催眠引导概述(HIP),它只需要1分钟,包括让被催眠者向上转动眼球,慢慢闭上眼睛,深呼吸,把气呼出来,眼睛放松,体验飘然移动的感觉(Spiegel,1987)。

虽然催眠引导一般仅包含放松引导,但行为引导和警觉引导同样有效。在后两种模式中,催眠师强调被催眠者在做身体运动的同时保持大脑的警觉,比如,骑一辆静止的自行车(Cardeña et al.,1998)。这种身体运动而大脑警觉的方法适用于那些容易睡觉、有低血压、抑郁,或者那些好动、警觉而不易放松的人。

关于催眠术的临床应用,美国心理学协会心理催眠分会的定义指出,"催眠术不像心理分析或行为疗法那样是一种治疗方法,而是一种可以用来促进治疗的程序……临床催眠术只能由经过适当培训、有资历的健康护理专家操作……这些人还必须受过催眠术的临床应用培训,并且在自己的专业领域内开展实践"(Kirsch,1994)。

催眠现象是由催眠引导所诱发或增强的行为、认知和体验的改变。很多研究都描述了在被催眠者身上出现的这些共同的改变:一种强迫感或被加强的暗示性;当沉浸到暗示的体验中后,反应性警觉降低;会出现很多不寻常的体验,包括意识中身体形象的改变、时间感的改变、解离体验,例如,脱离自己或者脱离环境的感觉(Cardeña,2005;Cardeña and Spiegel,1991)。由于一些人对催眠术不敏感,或者强烈抵触催眠者的暗示,因此不能保证催眠术在任何催眠者身上都能诱导出催眠现象。

类催眠现象会随着非催眠事件的出现而自发产生,尤其是对于那些很容易被催眠的人来说。类催眠现象是一些特殊的行为和体验,它们与催眠状态下产生的行为和体验相似,例如,会出现知觉的变化、增强的暗示性、狭窄而持续的注意力等,但是这些行为或体验会在不同的状态下出现。很多急性和慢性的精神创伤反应与正式引导的催眠现象有相似之处,这一点我们将在后面的论述中提到。还有比较重要的一点我们必须注意,在没有催眠环境的情况下也能出现类催眠现象,尤其是对那些极易被催眠的人或在他们精神受创伤的情况下。

最后,由于存在有力证据表明个体对催眠暗示的反应存在显著差异,因此又产生了易催眠性、催眠易感性或催眠反应性这一系列的概念。催眠中使用标准引导和暗示程序,研究人员发现 25% 的被催眠者表现出很高的催眠反应性,50% 的人有中度的催眠反应性,25% 的人催眠易感性较低或无催眠易感性(Hilgard,1965)。据观察,在与情境无关的条件下,一些容易被催眠的人易产生类催眠体验(Spiegel,1987;Tellegen and Atkinson,1974)。催眠反应性与自发的、不寻常的事件呈正相关性,包括超常体验和不同意识状态相混淆的倾向(Cardeña,Lynn,and Krippner,2000;Pekala,Kumar,and Marcano,1995)。

催眠反应性在人生的不同阶段会发生变化。个体在儿童后期时最容易被催眠,催眠反应能力在 12 岁达到高峰,之后催眠反应能力逐步下降并在成年后保持稳定(Hilgard,1965)。易催眠性在成年后就没有大变化了,一项对被催眠者在大学时期和 25 年后进行的重测测验研究发现两次测验的相关系数为0.71(Piccione,Hilgard,and Zimbardo,1989)。

(二)催眠术、解离状态和创伤后现象

现代精神病理学的几位先驱(Pierle Janel et al.)把催眠术—解离—精神创伤作为三位一体的理论和实践来加以研究,发展了解释这三者关系的理论(Breuer and Freud,1895,1982;Janet,1889,1973;Van Der Hart and Horst,1989;Van Der Kolk and Van Der Hart,1989)。卡登等(Cardeña et al.,1991)指出,精神创伤可被认为是把其他人的愤怒、有组织的侵犯和自然灾害强加于受害人的过程。精神创伤经历所引发的无助会造成正常的感知、认知、情感和关系的突然变化(Maldonado and Spiegel,1994)。实验和调查数据表明精神创伤和压力事件的确会产生一种注意力狭窄,随后忽

略次要信息的现象(Cardeña and Spiegel，1993；Christianson and Loftus，1987；Classen et al.，1998；Koopman，Classen，and Spiegel，1996)，这些注意力的变化过程与在催眠时表现出来的相似(Cardeña and Spiegel，1991；Nijenhuis and Van Der Hart，1999)。

这种注意力的狭窄，尤其是在持续一段时间后，就会引起包括解离现象在内的意识的变化。就描述性的构建而言，"解离"被定义为意识的变化，其特点是出现与自我和(或)环境脱离的体验(Cardeña，1994)。如果讲得更理论化一些，就是"心理历程结构性的分离……若在平常状态下是整合的"(Spiegel and Cardeña，1991)。解离现象包括对自我和环境感知的变化，以及意志、记忆、情感和身份的变化等(Butler et al.，1996；Cardeña，1997)。身体症状性解离强调了解离的躯体性症状，例如，缺乏感官知觉或运动控制(Nijenhuis et al.，1996)。

从珍妮特(1889,1973)开始，解离就与精神创伤事件紧密联系在一起。在一个精神创伤事件中或事件后，大部分的人会出现解离状态，包括体验(或被动)抽离，以及出现记忆和感知的变化(Cardeña and Spiegel，1993；Foa and Hearst-Ikeda，1996；Spiegel and Cardeña，1991)。在催眠研究文献当中有很多对这些变化的描述，包括时间感的变化、注意力的狭窄、脱离体验、反应缓慢等(Cardeña，1995)。纳什(Nash，1992)指出，有些病人所描述的状况(包括创伤后精神障碍)经常与被催眠的正常人所描述的状况相似。

另外有证据表明，如在创伤发生时或之后出现解离症状，则其以后很有可能发展为创伤后应激障碍，整理输入包括涉及急性应激障碍(ASD)的诊断在内的问题到精神疾病诊断及统计手册(DSM-Ⅳ)，包括解离症状的定义(Bremner et al.，1992；Classen et al.，1998；Koopman et al.，1996；Marmar et al.，1994；Ozer，Best，and Lipsey，2003；Shalev et al.，1996)。虽然单次精神创伤后的遗忘症不常见(Cardeña et al.，1997)，但其他形式的解离可能出现。范德塔特(Van de Ltart)及其同事创立了一个模型用于区分三级人格解离症状，在这个模型中，第一级的解离状态指精神创伤记忆从意识可控的自述记忆系统分离；第二级解离状态指创伤记忆系统内缺乏相互的联系，也就是正常情况下整合到一起的要素(行为、感觉、知觉、知识)之间的联系破碎；第三级解离状态是指自我具象体系的破裂，例如，自我身份记忆紊乱。很多非慢性的分离反应都可能包括在第二级的分离状态中(Nijenhuis and Van Der Hart，1999；Van Der Hart et al.，2006)。

创伤患者不仅更容易体验自发性解离甚至故意将其作为防御手段,经过长期观察发现,有创伤后精神症状的个体也极易被催眠(Ross,1941),而吉尔等(Gill et al.,1961)也发现了一些非正式的数据支持。近期,一些系统的研究证实了这些临床发现。应用标准化催眠量表的掩饰或非掩饰的研究,一般情况下,有创伤后症状或患有 PTSD 的个体更易被催眠,而且比其他临床或非临床群体有更强的易催眠性(Bryant,Guthrie,and Moulds,2001;Cardeña,1996;Kluft,1985;Spiegel,Detrick and Frischholz,1982;Spiegel,Hunt,and Dondershine,1988;Stutman and Bliss,1985),而且具有高度的意象能力(Stutman and Bliss,1985)。然而,在非临床群体中易催眠性与创伤经历之间的关联并不明确(Putnam and Carlson,1998)。一些研究表明,创伤史和易催眠性之间的相关性只出现在反复精神创伤的患者中而不是单个的精神创伤事例中(Eisen et al.,1994)。还有证据证明长期解离很可能由反复创伤而不是单个的创伤事件所引起的(Terr,1991)。

(三)催眠术在 PTSD 治疗应用方面的基本原理

催眠术方面的理论和实践已经使催眠方面的专家认为催眠术可以用于 PTSD 的辅助治疗。

具有高度易催眠性的 PTSD 病人和 ASD 病人可以被有目的地运用催眠。一项多元分析发现了催眠暗示感受性和治疗效果之间具有适度的平均相关性(r=.44)(Flammer and Bongartz,2003),尽管其他因素,例如,期望也可以调节对催眠术的反应,但有证据表明催眠术在具有中度和高度易催眠性的个体身上作用最好(Schoenberger et al.,1997)。

许多 PTSD 病人都有解离症状(Bremner et al.,1992;Dracu et al.,1996;Hyer et al.,1993)。早在 1920—1921 年间,麦克东格尔(McDongall)就指出在创伤的治疗中"最关键的治疗步骤就是缓解解离症状……情感发泄虽然可以缓解压力,但是对解离症状的缓解不是很必要"。由于催眠术在特定的、受控的条件下会诱发解离体验,因此病人可以学一些特别的技能以调节和控制一些自主出现的令人痛苦的现象(Benningfield,1992;Maldonado and Spiegel,1998;Spiegel and Cardeña,1990;Valdiserri and Byrne,1982)。同时,解离现象可重构并被用于治疗目的(Edgette and Edgette,1995;Phillips,1993)。

催眠术可以很容易同其他治疗方法结合,包括心理动力或认知—行为疗法,也可以和药物配合使用(Kirsch,1996;Maldonado,Butler,and Spiegel,2000;Muraoka et al.,1996;Spiegel,1987)。用催眠术治疗各种临床症状的多元分析表明催眠术会对其他治疗方法产生加乘效果,因此目前已被作为补充使用(Kirsch et al.,1999;Kirsch,Montgomery,and Sapirstein,1995;Smith,Glass,and Miller,1980)。此外,已经有一些技术早在一个世纪前就被用于催眠(Crabtree,1993),如意象重组(Smucker et al.,1995)或是聚焦于内在体验(Watkins,2008)。

治疗 PTSD 的两种主要模式是心理动力模式和认知—行为模式,不管是在情感、认知重新整合的场景内或者使受害者重复暴露于创伤事件下,它们均强调对创伤事件再现的重要性。这种再现必须是在患者有较强的选择性代替和较好的适应性反应的状况下实施。两种模式都需要对创伤事件的再现,正如我们后面所描述的,催眠术是可以教授患者平息和控制与创伤记忆相关的痛苦和紧张的技术,以使患者克服创伤记忆。事实上,有证据表明,类似的大脑结构在回忆创伤事件和回应催眠的过程中更加活跃(Vermetten and Bremner,2004)。

有证据表明一些创伤个体对创伤事件有片段的、无条理的回忆或根本没有记忆(Brown,Scheflin,and Hammond,1998)。PTSD 病人可能会在创伤时体验解离,包括记忆的变化。这种记忆的损伤有几种形式:编码新信息的问题(Bremner et al.,1993),部分或彻底丧失记忆力,对事件不连贯的回忆及不受个人情感影响的记忆力。催眠术和创伤事件会产生类似的体验,如果创伤受害者在创伤时处于解离状态中,使用催眠术的结构性解离会使病人容易找到与创伤有关的记忆。状态依赖记忆理论(Overton,1978)对以下假设提供了理论支持,即当催眠使个体的心理状态与经历创伤时的心理状态类似时,则可促进相关记忆的恢复。状态依赖效果尤其在缺乏有力线索的时候更为明显(Eich,1995)。然而,没有证据表明催眠对扭转功能性失忆有帮助(Kritchevsky,Chang,and Squire,2004),应用催眠技术使患者恢复记忆必须小心进行,因为催眠可能会使患者过度相信回忆而忽略它的准确性(Dywan and Bowers,1983)。持续的问题阻碍了我们讨论如"创伤转移"、记忆和催眠这样的一般性话题,但是我们在前一版对这一卷的讨论依然中肯(Cardeña et al.,2000)。最近的研究为赞成催眠术的使用提供了进一步的证据,揭示了误导性的问题会对记忆的准确度产生负面影响,但不是催眠本身的问题(Scoboria,Mazzoni,and Kirsch,2006)。对记忆重建性质和误导问题的潜在作用及回忆暗示的认识,经过固定培训的治疗者在任何必要的时间对 ASD 患者和 PTSD 患者的治疗中使用催眠术应该感觉舒适。美国临床催眠协会已经为临床医生和法医可能在获取记忆中使用催眠的情况下提供了知情同意书的指南和样本(Hammond et al.，1995)。

二、催眠方法的描述

一个多世纪以来,催眠术一直以各种各样的方法用于创伤后精神障碍的治疗,包括支持性暗示、揭露、归整或消散创伤记忆(Brende，1985；Brown and Fromm，1986),甚至重构过去事件(如珍妮特,以正向记忆取代创伤性记忆)。

创伤治疗,尤其是对慢性或其他复杂病例,通常遵循阶段导向模式,即把创伤的治疗分阶段进行,每一个阶段设立特定的目标(Brown et al.，1998)。催眠术在典型的创伤治疗三阶段中都可以应用(珍妮特是第一个对此加以描述的人；Van Der Hart et al.，1989),包括:建立治疗关系,提供短期抚慰工作,帮助稳定病人的症状及提高心理应对技术;对创伤事件进行分析和整合;进一步的整合自我和相关的发展。我们在临床中发现,治疗时间的长短取决于多种因素,包括:创伤的性质(多重或单个事件,自然灾害或人为伤害);创伤后多久开始治疗;病人的共病症,包括自我和人际关系模式是如何受到影响;长期精神受虐史。如果个体创伤后精神状态是由单个、不复杂的近期创伤引发的,我们一般经过几次治疗就可以缓解其症状。对慢性的或复杂的状况,治疗可能需要几个月甚至几年的时间(Gold，2000)。一些临床医师(Fromm and Nash，1997)指出催眠术会缩短其他治疗方法的治疗期,但是这种提法还没有被系统地证明过(参见"近期研究")。

(一)治疗的第一阶段:稳定和减轻症状

在催眠治疗的起始阶段,治疗的重点是稳定和缓解病人的症状,提高病人对症状、目前所关心之事和压力的自我控制。此起始阶段在其他两个阶段的治疗结束后还要再进行一次。催眠暗示可用于引导放松,病人可以学会体验平静的精神状态,掌握自我催眠方法后,病人可以在治疗室以外的其他地方保持这种平静的状态。具体的催眠暗示则把 PTSD 相关症状作为目标,包括焦虑、身体疼痛、不适、睡眠障碍(Eichelman，1985；Jiranek，1993)。例如,帮助患者构建臆想的"安全空间"(Brown and Fromm，1986)和使用"自我加强"(Frederick and McNeal，1993；Hartland，1965)的程序都非常有用。布朗等(Brown et al.，1998)提出了在这个阶段症状稳定的标志，包括安全感、自我安慰、通信连续性、PTSD症状缓解等。

（二）治疗的第二阶段：创伤记忆的治疗

在第二个阶段，经过一系列的治疗，病人有足够的能力去面对困难而不被困难压倒，包括处理创伤性记忆的能力。学者们从不同的角度论述了处理创伤记忆的重要性，包括是否要克服创伤记忆的恐惧、实现心理完整(Brown et al.，1998；Spiegel and Cardeña，1990)或加强情感投入、习惯养成和认知重构(Foa and Meadows，1997；Jaycox，Foa，and Morral，1998；Lynn and Cardeña，2007)。自从布鲁尔和弗伦德(Breuer，Frend，1895，1982)引入了"精神疏泄"这一概念之后，很多学者都在用它来描述创伤治疗的目的。尽管少部分人仍在提"精神疏泄"技术，但是目前的观点是，治疗的主要目标应该是创伤记忆的整合，而不是疏泄(Van Der Hart and Brown，1992)。在范德哈特的结构模式中，治疗创伤记忆需要把破碎的创伤记忆残片整合成一个整体，把自我具象系统也整合为一个整体，以此类推，即把能整合的都整合在一起(Van Der Hart et al.，2006)。

有时，我们需要有意识地让已经被遗忘的创伤事件显现(Brown et al.，1998)。但是通常治疗者在残存记忆的整理过程中，更详细的、新的、相关的记忆会自发出现。经过实验室的反复暴露刺激之后，这种再现的记忆更加精确、更加有意义(Erderlyi，1994)。把病人暴露于创伤记忆或刺激之下需要经过仔细的考虑，因为有些证据证明，对PTSD患者的暴露疗法可能会加重患者的症状(Pitman et al.，1991；Foa and Meadows，1997)。在对慢性PTSD病人实施集中住院治疗时，卡德纳观察到，当病人被要求不断重复创伤记忆时，治疗者首先观察到的是患者痛苦的加重。这同样表明，除非在治疗时病人感觉安全并有足够的自我力量去处理这些记忆时才能进行创伤记忆的暴露，否则不会起到应有的疗效(Peebles，1989)。与此类似，麦克法兰等(McFarlane et al.)在著作中写道："只有感到个人安全后，患者在重复体验身体完整性受到威胁的创伤记忆时，治疗关系才能被用于保持患者精神的完整……一旦精神创伤体验被放置到特定的时间和环境中，病人就可以区分当前的生活压力和过去的精神创伤，从而可以降低精神创伤对当前生活的影响。"

施皮格尔(1992)指出，在对与创伤有关的移情或反移情给予适当的重视之后，整个治疗就变得容易操作了。治疗者与患者之间相互理解与信任是对创伤相关症状进行心理治疗的一个关键部分。尽管暴露疗法也可以在没有催眠术辅助的情况下进行(Foa and Meadows，1997)，但同时运用催眠术可给予患者一个环境，在其中患者可以避免再次经历创伤体验的痛苦而完成创伤记忆暴露治疗(Scheff，1980)。

在这个治疗阶段，治疗者使用催眠术时应牢记——PTSD患者极易被催眠。因此治疗者在引出新信息时，应尽量避免会造成暗示性或误导的问题或评论(提出的问题应避免错误信息或对特定答案的暗示)。同时，病人需要治疗者的帮助去获得对记忆处理过程的控制并保持舒适和安全的状态，在治疗中要获得足够的催眠记忆还需要利用一些技术以促进患者身体的放松和对认知、情感的控制。

治疗者对创伤记忆的加工应按病人能接受的节奏进行。催眠方法应根据病人的特殊需要而定，强调用催眠术去提高他们对心理和身体状况的控制感。许多病人担心，如果重复创伤记忆，他们会再次失去对自我的控制，重新体验受伤时的无助感。在某种程度上，这不是一个不合理的担忧，每次病人回忆时，记忆就会控制病人的精神生活。但是催眠术可以根据需要将病人从他们记忆中的事件里区分开来(Degun-Mather，2006)。治疗者的部分角色是帮助病人控制痛苦记忆的获得与表达。由于患者经常产生无助感或无力感，因此治疗者可以给病人一种自我增强的暗示，并使其产生一种对个人力量和能力的想象(Ebert，1988)。其他适用于解离状态患者的催眠方法也适用于PTSD患者。这些方法包括片段和逐渐的精神发泄、时间感变化、恍惚状态的认可等(Kluft，1994)。这里我们将讨论5种治疗PTSD的相关催眠方法：放松法、影射与重构技术、年龄倒退法和臆想记忆抑制法。

1. 放松法

在催眠引导之后，由于其本身就包含放松暗示，治疗者慢慢引导病人去想象自己置身于一个平静放松的环境中，会让病人获得身体深度的放松，这个环境是他们曾经置身过的，或在大脑中发明的，比如，漂在热澡盆、游泳池或太空中，一旦期待的放松水平达到了，病人将被引导保持这种状态。然后他们要面对精神创伤记忆。这种疗法的目标是在患者身体放松及情绪放松的基础上，以病人所能接受的节奏来处理精神创伤记忆。如果需要的话，催眠方法可与系统脱敏治疗相结合(Wilshire，1996)。

2. 影射法

在这种方法中，病人把影像、感觉和思想从自身分离出来投射到一个想象的屏幕上，如，电影或电脑屏幕、平静的湖面、镜子等。这种方法可以很容易地把记忆从身体的疼痛感中分离出来,以尽可能地减少不可抗拒的回忆或重新遭受精神创伤的可能性。这个屏幕在获得精神创伤记忆的过程中可以被移动,病人被告知并学会如何控制内容的强度,包括把影像放大或缩小,把屏幕拉远或移近。在规定的时间内强度难以控制时,病人可以选择关掉屏幕,同时他们也被提醒,这就像在恐怖电影中的有些片段是难以理解的,甚至是令人讨厌的一样,他们可以不必再次经历精神创伤记忆的画面。治疗者采用这种方法的目的是加强病人的控制感和安全感,直到他们可以整理所有的信息、感觉、思想、情感等。

3. 重构法

为创伤后模式提供可替代的和更加健康的评估是重构法的主要目的。重构法是影射法的一种变体,它要求病人将屏幕一分为二,病人被要求在左边的屏幕上投射他们需要处理的影像(创伤记忆),然后在右边的屏幕上,放进他们所做的事情以保护他们自己或他人(Spiegel,1981,1992)。有时,一些病人很难记起任何自己做得好的事情,他们不恰当地责备自己没有做好工作。催眠师则会鼓励他们回忆他们所做过的任何事情以保护他们自己,试图把他们的无力感解释成有用的生存技巧,如回击、大声呼喊救命或安静地躺着以回避更深的伤害都是普通的防御行为。这种方法的目标是重构创伤记忆以使他们可以忍受。

新的认知包括重新认识威胁的强度和病人在创伤时的适应性反应。最后,两种影像被用于重构创伤记忆,左边的影像象征着创伤本身的概况,右边的影像帮助病人意识到在成为受害者时,他们曾试图控制局面,表现出面对威胁的勇气。这个过程可使病人意识到对创伤的羞辱只是创伤经历的一个方面。回应患者创伤记忆的一个更彻底的方法是想象为一段令人心痛的记忆提供一个可替代的"结束",这种方法在临床上已被广泛采用(Crabtree,1993)。

4. 年龄倒退法

与影射法相比,由催眠得到的年龄倒退不会让病人有把记忆从他们自身投射开后被保护的优越感。这是一个强度更大的体验。催眠师通过数数或其他方法,暗示病人回到先前的自己。我们观察到,这种方法可以帮助病人理解被长期遗忘的身体症状的原形。例如,症状的转移、躯体的急转。另外,这种方法还可以帮助病人回忆分离的记忆。易被催眠的个体可以用这种方法作为一种"角色扮演"的形式,就像事件再次发生一样。这可以使患者能更完整地回忆起整个事件的经过,并可以使其回忆起已从创伤性记忆中分离的部分。同时,这还可以帮助解释一些当前的行为,例如,对看起来无害的应激源不恰当的反应。尽管治疗者很难确定这种回忆在何种程度上具有历史的准确性,它仍然有助于判定个人对精神创伤事件的解释是否合理,同时也必须注意,治疗者有误导倾向的问题和言论必须尽量避免。而且,年龄倒退只发生在臆想和体验层面,而不是真正的返老还童(Nash,1992)。尽管与纳什的观点不一致,但布朗及其合作者(1998)都指出,如果能够避免有误导性的问题,年龄倒退很有可能会带来精确记忆的恢复,至少非常有助于情感的探究。

5. 臆想记忆抑制法

在这种催眠的方法中,臆想被用来阻挡不能解决的记忆,直到病人做好了面对下一步记忆的准备。我们可以想象一下:病人将创伤记忆放在一个想象中安全的地方,在病人的想象中,这个地方是关闭的,病人和催眠师都可以用各自的钥匙去"锁住它"。一个相关的、更直接的催眠方法是治疗者对患者进行催眠暗示——"如果当前的回忆太痛苦的话,可以继续将其保持遗忘"。一般来讲,比较合适的做法是治疗者在允许的范围内给予患者一些可操作的建议,例如,"在合适的时候,不管催眠给你带来的是哪方面的好处,都要保持这种感觉,而到了一定的程度,即使这种感觉再好也要及时脱离"(Van Der Hart,Boon,and Van Everdingen,1990)。

(三)第三阶段的治疗:进一步的人格完善和人格重塑

这个阶段的治疗强调患者保持前面几个阶段所取得的成果,实现精神创伤事件的整合,使自我与周围的环境相适应,促使个人的发展。布朗及其合作者(1998)建议,这个阶段的任务包括进一步稳定前面两个阶段的心理过程的整合,发展自己而不是深陷于精神创伤的状态中难以自拔,修复或重新建立健康的关系,调节冲动和情感,稳定心理、生理反应,实现良好的认知重构(Van Der Hart et al.,2006)。尤其要指出的是,治疗者的治疗不应该只侧重于症状的缓解,还应考虑个体人格的发展。对一些患者和治疗者加入支持性和群体性治疗可能会增加治疗效果。在这个阶段,催眠技术对院外稳定治疗效果和实现患者向自我治疗方式的转变(例如,自我催眠)是有帮助的。其他方法,例如,年龄渐进法,则可以通过构建一个患者可以实现的、更好的个人未来,从而打破患者对未来的无望感。

(四)治疗 PTSD 的八步模式

我们发展了治疗创伤后精神综合征的方法,使重要的治疗过程细节化,这种方法可以被纳入阶段导向治疗的第二或第三阶段（Spiegel，1992；Spiegel and Cardeña，1990）。这种方法帮助病人认识和理解与症状形成有关的因素，定义了一个或几个特别恐怖的记忆，教患者学着去控制这些记忆，并把这些记忆整合到对自我和世界的合适、健康的感觉中来。在下面的八个治疗步骤中，前六步或七步是特别为第二阶段，即创伤治疗期的治疗设计的（如疏泄），而最后一步（控制和一致性）则用于最后的整合治疗期（如重返社会）。

1. 面质

治疗者面对病人应该正视精神创伤记忆而不是试图加以回避，如果对此模棱两可，则创伤记忆可能会被保存下来，阻止身体和心理从苦口婆心的语言治疗中获益（Foa，Hearst-Ikeda，and Perry，1995；Wegner and Pennebaker，1993）。

2. 坦白

坦白即指允许病人承认既让他们尴尬也让治疗者反感的事情或情感，这一点非常关键，因为帮助病人区分错位的罪恶感与真正的自责同样也很重要。

3. 安慰

治疗者用专业的方法对患者进行安抚，尽可能减轻病人的痛苦，甚至帮助病人克服痛苦，同时要避免患者感知到被治疗者审视。

4. 意识体验

意识体验是针对患者可能遗忘的记忆或者在分离状态下体验的记忆，但是患者必须充分了解和度过创伤事件。治疗者暗示病人只需记得在催眠时提起的在当时能承受的素材，这样的方法能够让病人慢慢回想起一些困难的记忆。

5. 浓缩凝结

找到一个浓缩精神创伤体验主要方面的影像非常重要。浓缩影像可以使创伤体验的主要方面更容易驾驭，另外，通过联合以前的、不同的影像，创伤体验的重构变得更加容易。

6. 聚焦

通过聚焦来帮助患者控制创伤经历所产生的影响，通过适当的学习让病人自发的将注意力转向创伤或其他事件。

7. 控制

通过控制记忆来减少患者的无助感。控制创伤最痛苦的地方就是病人有无助感并失去了对自己身体和事件过程的控制能力，因此治疗者应该提高病人对创伤记忆的控制感。

8. 一致性

在这个阶段,病人的任务是达到记忆、自我形象和对世界感知的统一,从而恢复流畅的认知和记忆模式。通过"年龄前推"等方法可以让病人想象自己希望未来拥有的形象,这使得病人能将过去的自己与现在的自己统一起来。治疗的目的仍然是消除分离反应,重新回到健康正常的生活中去。与此类似,迈尔斯(Myers,1940)以患有炮弹休克的士兵为对象,将他们的创伤(情绪化)人格状态与正常的人格状态结合,并以此制定全方位治疗目标。这与第三阶段的目标相似。在治疗的过程中,鼓励患者身边的人为患者酌情提供社区的分享和支持。

三、数据收集方法

相关引文主要来源于 PsycLIT、MEDLINE 和 PILOTS 创伤性应激数据库,可用以下的关键词进行搜索:"催眠""催眠术""创伤""PTSD""ASD""创伤性神经症""炮弹休克""战斗疲劳"。同时,查阅图书馆资料、与相关领域学者进行讨论也是常用的方法。本研究中关于记忆和分离状态的参考资料是独立完成的。

四、文献综述

对焦虑、疼痛等治疗的各种多元分析研究表明,催眠术可以极大地增强心理动力疗法和认知—行为疗法的疗效(Kirsch,1996;Kirsch et al.,1995,1999;Smith et al.,1980)。催眠术在治疗 PTSD 方面的很多论文都包括案例研究。读者应清楚地认识到催眠术的局限性,目前研究界对催眠治疗尚缺乏系统的评估而且也缺乏负面效果的报道。然而,现有案例报告结果表明催眠术对治疗 PTSD 患者确实非常有帮助,催眠方法对与 PTSD 相关的症状如疼痛(Daly and Wulff,1987;Jiranek,1993;Richmond et al.,1996)、焦虑(Kirsch et al.,1995)、反复出现的梦魇(Donatone,2006;Eichelman,1985;Kingsbury,1993)都很有效。另外,临床资料表明,催眠可以调节和控制在 PTSD 患者中常见的分离样症状(Benningfield,1992;Brende and Benedict,1980;Spiegel,1981;Spiegel and Cardeña,1990;Van Der Hart et al.,1990),但到目前为止,尚缺乏对这种观点的系统研究。

（一）催眠治疗用于创伤后障碍治疗的简史

1. 第一次世界大战前和第一次世界大战期间

范德哈特等（1992）曾经提供了一份有关荷兰医生用催眠疗法治疗与创伤相关悲痛的早期资料。在使用催眠疗法的临床医生中，珍妮特医生拥有比其他任何人更多使用这种疗法治疗 PTSD 患者的经验（Janet，1898，1990；Van Der Hart，Brown，and Van Der Kolk，1989）。德维比耶等（De Vebizier et al.，1989）调查了珍妮特所做的临床工作，研究表明其中有一半的患者曾经有过创伤的经历。珍妮特认为催眠疗法可以减少患者的症状、增强其自我的力量并有助于其创伤记忆的恢复。布鲁尔和弗伦德（1895，1982）也采用催眠技术治疗经历创伤的患者。

第一次世界大战期间，法国禁止在军队医院中使用催眠术（Southard and Fenton，1919），但是美、英、德等国并未采取类似的做法（Brown，1919；McDougall，1926；Myers，1916，1940；Nonne，1915；Simmel，1919；Smith and Pear，1917）。迈尔斯（1916）描述了使用催眠疗法可以成功缓解炮弹休克的多种症状，包括分离性遗忘、感觉异常和语言障碍等。随后，迈尔斯（1940）讨论了催眠术治疗炮弹休克的优势和局限，他认为，催眠治疗是一种非常安全可靠的心理治疗方法，它不仅仅可以使躯体的功能性紊乱得以祛除，而且可以使分离的或被压抑的记忆得以重新整合和恢复。

第一次世界大战发生后不久，迈尔斯（1920—1921）、麦克杜格尔（McDougall，1920—1921）和琼格（Jung，1921—1922）在《英国精神病学期刊》上对一个非常重要的问题进行了争论，最终，他们达成了共识，即强烈反对对患者使用精神宣泄技术，而对心理重新整合或重新综合的重要性表示支持。

里弗斯（Rivers，1918）有时也应用催眠治疗来治疗患者，他提出，必须让患者面对而不是压制创伤事件，同时要使患者对其创伤经历进行认知上的重构（他称为"再教育"）。索瑟德和芬顿（Southard and Fenton，1919）对589 名炮弹休克患者进行了研究，并对其中 27 名患者进行了较长时间的一系列催眠治疗，虽然他们认为催眠治疗取得了奇迹般的效果，但他们建议仍需要一个更长的认知重构过程去治愈这些患者。

史密斯和皮尔（Smith and Pear，1917）详细地观察了创伤后障碍相关客观和主观症状："第一是创伤事件的强度，第二是最近发生的创伤事件的程度，第三是创伤事件的频率，第四是与个体过往经历和性格的相关性。"同时，他们强调催眠只是一种辅助治疗，"催眠治疗运用一定的判断和识别技术,可用于治疗炮弹休克及类似情况的治疗……催眠治疗最好不要单独应用"。哈德菲尔德(Hadfield,1944)进行了可能是目前唯一的一项关于应用催眠方法治疗炮弹休克的系统研究,在研究中,他对曾经治疗过的 500—600 名患者中的 100 名患者进行了随访观察。结果发现,在治疗后 18 个月的随访中,90%接受过催眠分析治疗的患者能够正常工作。在这项研究中,催眠分析治疗强调了在精神分析基础上的创伤回忆的宣泄。西班牙精神科医生会在战争背景下使用催眠术(Camino Galicia,1928)。一个参加过西班牙内战的心理治疗者这样写道:"温和催眠对情感丰富和富于幻想的患者来说是一种有用的技术。"(Mira,1943)

2. 第二次世界大战和越南战争

第二次世界大战不仅带来了术语上的改变(比如,从炮弹休克到战时神经症),同时也使催眠治疗的应用逐渐减少,而转为一些药物的运用,如,胰岛素、乙醚等,帮助患者处于镇静状态或用于诱导精神宣泄。布莱克温(Bleckwenn)在 1930 年使用异戊巴比妥治疗神经精神障碍;林德曼(Lindemann,1932)将其应用于精神障碍的治疗,萨甘特和斯莱特(Sargant and Slater,1940)将其用于急性战时神经症的治疗(Naples and Hackett,1978;Sargant,1942)。一些学者更倾向于使用这种方法而不仅是催眠治疗(Gillespie,1943;Grinker and Spiegel,1945),然而施皮格尔等(1947)认为,不管是镇静药物诱导还是催眠治疗都各有其优缺点。他们认为,不管使用哪种方法,最后临床创伤记忆的整合应该在意识处于常态时进行。在文献综述中,吉尔等(Gill et al.,1947)认为在情绪诱导宣泄的过程中麻醉分析疗法比催眠治疗存在更多的问题,这是因为麻醉分析治疗更容易诱发一种不易控制的状态。

在第二次世界大战期间,虽然治疗者仍在对某些精神障碍,特别是失忆症、神游症和转换障碍应用催眠治疗,但催眠治疗已部分地被麻醉分析治疗所取代(Alpern,Carbone,and Brooks,1946;Fischer,1943;Kartchner and Korner,1947;Watkins,1949)。最详细地描述治疗第二次世界大战中的精神症病人的可能是沃特金斯(Watkins,1987),他在 Welch 医院对具有各种创伤后精神症状的患者进行了催眠治疗的麻醉分析治疗,以增强其动力并改善自知力(Phillips,1993)。值得一提的是,由沃特金斯创建的"自我"催眠方法已被用于创伤后应激障碍患者的治疗,其主要观点是:个体的行为和经历或多或少都能够被重新进行系统整合。沃特金斯基于这样的理论建立起来的许多催眠技术已被广泛用于退伍军人及其他创伤后患者的治疗。然而，"自我"催眠方法的某些方面对某些具有人格特征的患者的身心状态并不是必需的（International Society for the Study of Dissociation，1994），至少在一些解离状态的患者中如此。对这种特别的治疗方法进行的系统研究结果是可信的。

科纳等（Korner et al.，1947）报道了他们在太平洋群岛医院中对大约三分之一的急性患者进行催眠治疗的研究，这些患者有记忆部分、完全遗忘、记忆混乱或其他症状，对其进行催眠治疗可帮助这些患者恢复自知力，并能帮助其进行自我诊断和自我镇静。他们认为，催眠治疗比麻醉分析疗法具有更大的优势，但同时他们也指出，催眠治疗只是一种辅助治疗的手段，不能完全用它来替代其他治疗。

在最近的一篇关于麻醉分析疗法的文献综述中，佩里等（Perry et al.，1982）没有提及巴比妥类药物在 PTSD 中的应用，但他们建议，对其他的一些精神异常，如，紧张症、木僵、功能性无语等，如果其他方法不能奏效，且需要对患者进行快速地评估和治疗，那么可以试用巴比妥类药物。当前，人们似乎对催眠疗法又重新重视起来，治疗者在治疗过程中更喜欢选用钟摆而不是药物（Putnam，1992）。这种观念的转变有其具体的存在原因，如现代镇静药的发展、镇静药在医学及精神疾患中的禁忌（如患者有肝脏、肾脏、心脏的问题），同时人们观察到催眠治疗和应用药物进行麻醉分析治疗取得的效果类似，但却没有药物治疗所引起的不良反应。

有少量的关于越南战争 PTSD 患者接受催眠治疗的病例报道。登普斯特（Dempster，1980）描述了对 15 位患有急性或慢性战时神经症患者的治疗过程，包括评估和治疗准备、治疗、随访和疗效巩固。第一个阶段包括4—10 个周期，治疗阶段需要 8—20 个周期。其治疗框架基本是精神动力学治疗，并通过催眠疗法去宣泄患者的情绪。随访阶段的时间跨度为 4—24 个月，主要为临床评估以确认患者是否恢复正常。作者声明在这 15 位患者中有 12 位患者的治疗取得了成功。更重要的是，作者在治疗开始前用HIP 技术测量了患者的催眠易感性（Spiegel and Spiegel，1987）。虽然他们没有进行统计推论，但通过 2 项分布检验 p＝.5 发现在低催眠易感性和治疗失败之间存在着明显的关联（p＜0.05）。对在创伤后患者治疗中催眠易感性与好的治疗效果呈正相关的这一假设来说，这是我们目前所知的唯一数据。但是，这个结果仍需要进一步去确定，这是因为 3 例失败案例都是慢性患者，而治疗成功的患者中则既有慢性患者，也有急性患者。贝内迪克特等（Benedict et al.，1980）报道了对越战退伍军人进行成功治疗的案例。范德哈特(1993)描述了对创伤相关心理问题进行以催眠为基础的评定和治疗过程。

（二）最近的研究

布罗姆等(1989)进行了目前唯一一项应用催眠疗法治疗 PTSD 的对照研究，他们在 112 位根据 DSM - Ⅲ中符合 PTSD 诊断标准的患者，比较了催眠法、系统脱敏及心理动力治疗的治疗效果。这些患者中大部分都有失去至亲的经验，其余病人则有直接的创伤经验，另有一些患者或许达不到目前的 PTSD 的诊断标准(根据 DSM - Ⅳ)。在治疗开始之前，患者在许多测量症状的量表中都得到了较高的分数，其中包括事件冲击量表(IES)。研究设计包括患者被随机分配到专家处进行评分，共进行 3 次，分别在基线、治疗结束和治疗结束 3 个月后进行。在本次实验中还设计了对照组，对对照组共进行了 2 次评定，分别与实验组的基线和治疗结束点相对应，这 2 次评定之间评分变化不大。本次研究发现这 3 种治疗方法(减敏法、运用在行为架构上的催眠及心理动力治疗)的治疗效果没有明显的差别。平均来看，催眠组和减敏组的患者其治疗周期较心理动力组短(催眠组和减敏组的均值分别为 14.4 和 15 个周期，而心理动力组的均值为 18.8 个周期)。催眠治疗疗效显著，与治疗前相比(M=50.8，SD=11.7，p<0.05；Hedges's unbiased g 分别为 0.94 和1.06)，其 IES 评分在治疗结束点(M=33.7，SD=22.9)及治疗结束 3 个月后随访时(M=31.7，SD=22.0)明显降低。催眠组的 IES 评分在前测和后续的评分显著低于对照组的基线(M=51.1，SD=14.1，p<0.05；Hedges's unbiased g 分别为 0.89 和 1.02)。对照组在整个评估期间没有变化。布罗姆及其同事指出，催眠和系统脱敏治疗对于闯入症状疗效较好，而心理动力治疗则对回避症状有特别的疗效。舍曼(Sherman，1998)近期对一些对照临床试验进行了后设分析，比较了布罗姆和他的合作者(1989)及其他对照研究的结果，比较结果显示，催眠疗法的优势在后续阶段而不是在治疗结束时才显现出来(Sherman，1998)，同时，对催眠疗法治疗除 PTSD 外的其他问题的多元分析也具有与此一致的结果(Kirsch et al.，1999)。与用于重复体验的催眠技术所起到的效果一致，最近一项对烧伤病人的研究表明添加催眠暗示下的疼痛指数和创伤重复体验与标准治疗条件下相比有显著的影响(Shakibaei et al.，2008)。

邦纳等(Bonne et al.，1996)关于联合使用各种治疗方法的建议应该引起我们的重视。布赖恩特等(Bryant et al.，2006)所做的一项大样本研究将患有 ASD 的病人(N＝87,其中有 69 人完成了治疗)随机分配到三个状态下的六个不同疗程中,进行认知—行为疗法(CBT)的治疗(CBT;CBT 加上催眠,为了完全进入催眠状态,增加了诱导和暗示;支持性咨询,SC),从而研究催眠作为辅助治疗手段的效果。评估人员在不知道各个条件的情况下进行手册规范化治疗。参与者在第 6 个月和第 3 年治疗结束时进行 PTSD 的评估。在治疗结束时和在第 6 个月时,采用临床创伤后应激障碍诊断量表(Clinician-Administered PTSD Scale－2,CAPS－2)、事件影响量表(IES)、抑郁自测问卷(BDI)、贝克焦虑量表(BAI)对参与者进行评估。在治疗后测中,在临床创伤后应激障碍诊断量表(CAPS－2)的强度、频率,事件影响量表(IES)的闪回、逃避和贝克焦虑量表(BAI)中,参与 CBT 加上催眠的人和只参与 CBT 的人得分比参与 SC 的人得分低,在 6 个月的随访中也具有类似的模式(除了 BAI)。然而,其效果的好坏(Bryant et al.,2005)显示,在治疗结束后,参与 CBT 加上催眠在闪回上比只参与 CBT 疗效好,尽管这样,作者还是认为他们很少在这样的条件下采用催眠策略。3 年的随访结束时,与 SC 参与者相比,很少的 CBT 和 CBT 加上催眠参与者满足 PTSD 的标准($\chi^2 = 11.95$,$p < 0.005$;Bryant et al.,2006)。由此,催眠和治疗结果没有任何关系。

本托尔等(Bentall et al.,1996)利用单个案例、多重基线的设计,发现联合应用 2 个疗程的放松及视觉运动解离方法(相似于前面提到的屏幕分割技术)治疗患者,有 3 位患者的闪回及一般性症状发生了实质性的进步,1 位患者部分恢复,而另外 1 位则没有改善。虽然治疗者并没有说明他们使用催眠治疗,但是他们所用的 2 种技术却是催眠治疗中最常用的技术。沃尔特斯等(Walters et al.,2002)对一位流产后感到痛苦并患有 PTSD 的女士采用催眠和自我催眠。在治疗前和治疗后分别用创伤后应激障碍量表(PSDS)对 39 项具体目标症状和治疗方案管理进行多重基线设计。在 3 个月和 12 个月的随访中,于治疗结束后,具体目标症状测量结果得到了极大的减少。然而,该研究的局限性在于,通过进行跨行为多重基线研究来确定行为和症状是否成为在不同时期的治疗的目标及症状是不是彼此独立的(Barlow and Hersen,1984)。尽管如此,这个研究和就催眠疗法对 PTSD 产生影响的系统及单个案例设计(Walters,2005)都支持在 PTSD 的治疗中使用催眠疗法。

许多案例研究说明了催眠疗法和其他治疗方法联合应用的情况。弗伦奇(Ffrench,1995)描述了在认知—行为模式下使用催眠治疗的案例。她对一位具有中度催眠易感性的患者进行了治疗,这位患者是一个持枪抢劫的受害者,初始评估为急性应激障碍(ASD),4 周后发展为 PTSD,8 个治疗周期后,其贝克抑郁量表(BDI)评分从 31 降至 4,状态—特质焦虑量表评分(STAI)中,状态量表从 99％降至 58％,特质量表从 99％降至 64％。1 个月后的随访显示治疗效果是正向的。

最近催眠疗法应用于 PTSD 的案例研究中,具体的创伤包括了抢劫受害者(Moore, 2001)、性虐待、殴打或强奸(Benningfield, 1992; Ebert, 1988; Manning, 1996; Pantesco, 2005; Phillips, 1993; Roth and Batson, 1993; Smith, 1991, 2004; Spiegel, 1989)、交 通 事 故 及 工 伤 受 害 者 (Carter, 2005; Kingsbury, 1988; Leung, 1994)、大屠杀幸存者(Somer, 1994),以及患有 PTSD 的监禁女性(Salerno, 2005)。皮布尔斯(Peebles, 1989)描述了一位在外科手术时麻醉失效后患上 PTSD 患者的治疗情况。马瑟(Mather, 2001, 2006)在一系列的案例中提供了成功治疗一位患有 40 年慢性 PTSD 和解离性漫游症战后老兵的案例,以及一位有 12 年解离性失忆症病史的病人的案例。

对经历过创伤事件的个体来说,催眠治疗技术似乎对来自其他文化群体的患者更为有效,这一观点可以被一些个案所支持,例如,患有 PTSD 的美国本土越南战争退伍军人(Krippner and Colodzin, 1989)、大规模暴乱的亚裔受害者(Lee and Lu, 1989)、西班牙烧伤受害者(Dobkin de Ríos and Friedmann, 1987)、一位在中国出生的印尼女性(Kwan, 2006),以及危地马拉农村男孩(Iglesias and Iglesias, 2005, 2006)。

也有人对儿童创伤后症状应用催眠疗法进行了少量的案例研究(Kluft, 1991)。林恩(Lynn, 1991)描述了联合使用故事讲述疗法和催眠疗法治疗的情况。弗里德里希(Friedrich, 1991)描述了 4 个案例,其中有 2 例进行了治疗前后的儿童行为活动量表(CBCL)评定,其中包括各种症状的分量表。这 2 个孩子的量表测试得分显示,他们治疗后的情况明显好于治疗前的情况(平均数分别为 62.2 和 75.5;符号秩检验 Wilcoxon's Z 为 3.62; p<0.000 5; Hedges's unbiased g 为 1.18)。

催眠疗法已经整合了其他对策,包括眼动脱敏治疗(EMDR)(Beere, Simon, and Welch, 2001; Hollander and Bender, 2001)、策 略 治 疗 (Kingsbury, 1992)、自我状态治疗(Phillips, 1993; Watkins and Watkins, 1997)及系统脱敏(Wilshire, 1996)。

通过文献回顾,我们看到催眠疗法用于 PTSD 的治疗已有 150 多年的历史,虽然其中很多病例报道是临床医师从不同的国家及地区、不同的年代收集的,但催眠疗法对创伤后障碍的应用是一致而有效的,但是,在这些研究中,仅有少量是针对 ASD 和 PTSD 患者(根据 DSM 诊断标准)的随机对照研究,我们非常需要更多的随机对照研究和单个案例设计(Cardeña, 2000)。

五、结论与建议

关于应用催眠疗法辅助治疗 PTSD 有一些引人注目的理论假设和临床观察。催眠治疗有助于改善治疗者与患者间的治疗关系,特别是改善在治疗期间的关系。我们相信催眠技术能够使患者更容易地处理记忆、增加应对技巧及提高对自我能力的认识(例如,自我强化治疗)。催眠治疗能够对患者的某些症状(如焦虑、分离、疼痛和睡眠障碍)提供特殊的有效帮助。总之,催眠治疗能够提高其他各种治疗方法的疗效。

虽然目前尚缺乏系统的研究结果,但当前的很多一致的临床数据表明,催眠治疗能使治疗变得更容易、疗效更好并能缩短疗程(Level D)。在过去的两个世纪,关于催眠治疗的临床报告与观察结果一致,再加上一些对照研究,提示了这样一个结果:催眠治疗对 PTSD 及各种创伤后障碍来说是一种有效的、安全的辅助治疗手段(Level A)。

在尝试进行催眠治疗前,我们应该消除对催眠治疗的错误理解,并需要评估患者对催眠的认可及对催眠的态度(Keller, 1996)。以下举例了一些传统催眠技术的禁忌证。

对暗示没有反应的少数患者。这些患者使用催眠技术或许不是最好的选择,因为有证据表明催眠易感性与其治疗效果有很大的关联(Flammer and Bongartz, 2003)。在临床治疗中,可以用简洁的测量工具来评估催眠易感性,如,HIP 和斯坦福催眠临床量表(HIP: Spiegel, 1987; the Stanford Hypnotic Clinical Scale: Morgan and Hilgard, 1978-1979)。

有些 PTSD 患者或许对参与催眠治疗不情愿,可能是由于宗教或文化信仰的原因。假如不能消除患者对催眠的错误认识,则可以使用其他的一些暗示治疗,包括情绪自我调节治疗(emotional self-regulation therapy,以下简称 ESRT),具体操作是让患者睁开眼睛进行反馈训练而不是进行催眠诱导(Bayot, Capafons, and Cardeña, 1997; Kirsch et al., 1999)。

对一些存在低血压或易入睡症状的患者,可以使用催眠操作中的警觉阈值训练技术,它可以提高患者的警觉性及活动度,而不是让患者彻底放松(Cardeña et al., 1998)。

参考文献

Alpern, H. S., Carbone, H. A., & Brooks, J. T. (1946). Hypnosis as a therapeutic technique in the war neuroses. *Bulletin of the U.S. Army Medical Department, 5*, 315–324.

Balson, P. M., & Dempster, C. R. (1980). Treatment of war neuroses from Vietnam. *Comprehensive Psychiatry, 211*, 167–175.

Barlow, D. H., & Hersen, M. (1984). *Single case experimental designs: Strategies for studying behavior change* (2nd ed.). New York: Pergamon.

Bayot, A., Capafons, A., & Cardeña, E. (1997). Emotional self-regulation therapy: A new and efficacious treatment for smoking. *American Journal of Clinical Hypnosis, 40*, 146–156.

Beere, D. B., Simon, M. J., & Welch, K. (2001). Recommendations and illustrations for combining hypnosis and EMDR in the treatment of psychological trauma. *American Journal of Clinical Hypnosis, 43*, 217–231.

Benningfield, M. F. (1992). The use of hypnosis in the treatment of dissociative patients. *Journal of Child Sexual Abuse, 1*, 17–31.

Bleckwenn, W. J. (1930). Narcosis as therapy in neuropsychiatric conditions. *Journal of the American Medical Association, 95*, 1168–1171.

Bremner, J. D., Scott, T. M., Delaney, R. C., Southwick, S. M., Mason, J. W., Johnson, D. R., et al. (1993). Deficits in short-term memory in posttraumatic stress disorder. *American Journal of Psychiatry, 150*, 1015–1019.

Bremner, J. D., Southwick, S., Brett, E., Fontana, A., Rosenheck, R., & Charney, D. S. (1992). Dissociation and posttraumatic stress disorder in Vietnam combat veterans. *American Journal of Psychiatry, 149*, 328–332.

Brende, J. (1985). The use of hypnosis in posttraumatic conditions. In W. E. Kelly (Ed.), *Post-traumatic stress disorder and the war patient* (pp. 193–210). New York: Brunner/Mazel.

Brende, J., & Benedict, B. (1980). The Vietnam combat delayed stress response syndrome: Hypnotherapy of "dissociative symptoms." *American Journal of Clinical Hypnosis, 23*, 38–40.

Brenman, M., & Gill, M. M. (1947). *Hypnotherapy*. New York: International Universities Press.

Breuer, J., & Freud, S. (1982). *Studies on hysteria*. New York: Basic Books. (Original work published 1895)

Brom, D., Kleber, R. J., & Defares, P. B. (1989). Brief psychotherapy for post-traumatic stress disorder. *Journal of Consulting and Clinical Psychology, 57*, 607–612.

Brown, D., Scheflin, A., & Hammond, C. (1998). *Memory, trauma treatment, and the law*. New York: Norton.

Brown, D. P., & Fromm, E. (1986). *Hypnotherapy and hypnoanalysis*. Hillsdale, NJ: Erlbaum.

Brown, W. (1919, June 14). Hypnosis, suggestion, and dissociation. *British Medical Journal*, pp. 734–736.

Bryant, R. A., Guthrie, R. M., & Moulds, M. L. (2001). Hypnotizability in acute stress disorder. *American Journal of Psychiatry, 158*, 600–604.

Bryant, R. A., Guthrie, R. M., Moulds, M. L., Nixon, R. D. V., & Felmingham, K. (2003). Hypnotizability and posttraumatic stress disorder: A prospective study. *International Journal of Clinical and Experimental Hypnosis, 51*, 382–389.

Bryant, R. A., Moulds, M. L., Guthrie, R. M., & Nixon, R. D. V. (2005). The additive benefit of hypnosis and cognitive-behavioral therapy in treating acute stress disorder. *Journal of Consulting and Clinical Psychology, 73*(2), 334–340.

Bryant, R. A., Moulds, M. L., Nixon, R. D. V., Mastrodomenico, J., Felmingham, K., & Hopwood, S. (2006). Hypnotherapy and cognitive behaviour therapy of acute stress disorder: A 3-year follow-up. *Behaviour Research and Therapy, 44*, 1331–1335.

Butler, L. D., Duran, R. E. F., Jasiukaitis, P., Koopman, C., & Spiegel, D. (1996). Hypnotizability and traumatic experience: A diathesis–stress model of dissociative symptomatology. *American Journal of Psychiatry, 153*, 41–63.

Camino Galicia, J. (1928). *Hipnotismo e hipnoterapia sus aplicaciones a la medicina* [Hypnotism and hypnotherapy: Their applications to medicine]. Madrid: A. Marzo.

Cardeña, E. (1994). The domain of dissociation. In S. J. Lynn & J. Rhue (Eds.), *Dissociation: Clinical, theoretical, and research perspectives* (pp. 15–31). New York: Guilford Press.

Cardeña, E. (1995, August). *Alterations of consciousness in hypnosis and trauma.* Early Career Award Address at the 103rd Annual Meeting of the American Psychological Association, New York.

Cardeña, E. (1997). The etiologies of dissociation. In S. Powers & S. Krippner (Eds.), *Broken images, broken selves* (pp. 61–87). New York: Brunner/Mazel.

Cardeña, E. (2000). Hypnosis in the treatment of trauma: A promising, but not fully supported, efficacious intervention. *International Journal of Clinical and Experimental Hypnosis, 48*, 221–234.

Cardeña, E. (2005). The phenomenology of deep hypnosis: Quiescent and physically active. *International Journal of Clinical and Experimental Hypnosis, 53*, 37–59.

Cardeña, E., Alarcón, A., Capafons, A., & Bayot, A. (1998). Effects on suggestibility of a new method of active-alert hypnosis. *International Journal of Clinical and Experimental Hypnosis, 3*, 280–294.

Cardeña, E., Butler, L. D., & Spiegel, D. (2003). Stress disorders. In G. Stricker & T. Widiger (Eds.), *Handbook of psychology* (Vol. 8, pp. 229–249). New York: Wiley.

Cardeña, E., Grieger, T., Staab, J., Fullerton, C., & Ursano, R. (1997). Memory disturbances in the acute aftermath of disasters. In J. D. Read & D. S. Lindsay (Eds.), *Recollection of trauma* (p. 568). New York: Plenum Press.

Cardeña, E., Lynn, S. J., & Krippner, S. (Eds.). (2000). *Varieties of anomalous experience: Examining the scientific evidence.* Washington, DC: American Psychological Association.

Cardeña, E., Maldonado, J., van der Hart, O., & Spiegel, D. (2000). Hypnosis. In E. B. Foa, T. M. Keane, & M. J. Friedman (Eds.), *Effective treatments for PTSD: Practice guidelines from the International Society for Traumatic Stress Studies* (pp. 350–354). New York: Guilford Press.

Cardeña, E., & Spiegel, D. (1991). Suggestibility, absorption and dissociation: An integrative model of hypnosis. In J. F. Schumaker (Ed.), *Human suggestibility: Advances in theory, research and application* (pp. 93–107). New York: Routledge.

Cardeña, E., & Spiegel, D. (1993). Dissociative reactions to the San Francisco Bay Area earthquake of 1989. *American Journal of Psychiatry, 150*, 474–478.

Carter, C. (2005). The use of hypnosis in the treatment of PTSD. *Australian Journal of Clinical and Experimental Hypnosis, 33*, 82–92.

Christianson, S., & Loftus, E. (1987). Memory for traumatic events. *Applied Cognitive Psychology, 1*, 225–239.

Classen, C., Koopman, C., Hales, R., & Spiegel, D. (1998). Acute stress disorder as a predictor of posttraumatic stress symptoms. *American Journal of Psychiatry, 155*,

620–624.

Crabtree, A. (1993). *From Mesmer to Freud: Magnetic sleep and the roots of psychological healing.* New Haven, CT: Yale University Press.

Crocq, L., & De Verbizier, J. (1989). Le traumatisme psychologique dans l'oeuvre de Pierre Janet [Psychological trauma in the work of Pierre Janet]. *Annales Médico-Psychologiques, 147,* 983–987.

Daly, E., & Wulff, J. (1987). Treatment of a post-traumatic headache. *British Journal of Medical Psychology, 60,* 85–88.

Degun-Mather, M. (2001). The value of hypnosis in the treatment of chronic PTSD with dissociative fugues in a war veteran. *Contemporary Hypnosis, 18,* 4–13.

Degun-Mather, M. (2006). *Hypnosis, dissociation and survivors of child abuse.* Chichester, UK: Wiley.

Dobkin de Ríos, M., & Friedmann, J. K. (1987). Hypnotherapy with Hispanic burn patients. *International Journal of Clinical and Experimental Psychology, 35,* 87–94.

Donatone, B. (2006). Hypnotic imagery rehearsal in the treatment of nightmares: A case report. *American Journal of Clinical Hypnosis, 49,* 123–127.

Dracu, C. V., Riggs, D. S., Hearst-Ikeda, D., Shoyer, B. G., & Foa, E. B. (1996). Dissociative experiences and posttraumatic stress disorder among female victims of criminal assault and rape. *Journal of Traumatic Stress, 9,* 253–267.

Dywan, J., & Bowers, K. (1983). The use of hypnosis to enhance recall. *Science, 222,* 184–185.

Ebert, B. W. (1988). Hypnosis and rape victims. *American Journal of Clinical Hypnosis, 31,* 50–56.

Edgette, J. H., & Edgette, J. S. (1995). *The handbook of hypnotic phenomena in psychotherapy.* New York: Brunner/Mazel.

Eich, E. (1995). Searching for mood dependent memory. *Psychological Science, 6,* 67–75.

Eichelman, B. (1985). Hypnotic change in combat dreams of two veterans with posttraumatic stress disorder. *American Journal of Psychiatry, 142,* 112–114.

Eisen, M. L., Anderson, A., Cooper, T., Horton, M., & Stenzel, C. (1994, August). *Repeated child abuse, parental addictions, interpersonal trust and hypnotizability.* Paper presented at the 102nd Annual Convention of the American Psychological Association, Los Angeles.

Ellenberger, H. F. (1970). *The discovery of the unconscious.* New York: Basic Books.

Erdelyi, M. H. (1994). Hypnotic hypermnesia: The empty set of hypermnesia. *International Journal of Clinical and Experimental Hypnosis, 42,* 379–390.

Ffrench, C. (1995). The meaning of trauma: Hypnosis and PTSD. *Australian Journal of Clinical and Experimental Hypnosis, 23,* 113–123.

Fischer, C. (1943). Hypnosis in treatment of neuroses due to war and to other causes. *War Medicine, 4,* 565–576.

Flammer, E., & Bongartz, W. (2003). On the efficacy of hypnosis: A meta-analytic study. *Contemporary Hypnosis, 20,* 179–197.

Foa, E. B., & Hearst-Ikeda, D. (1996). Emotional dissociation in response to trauma. In L. K. Michelson, & W. J. Ray (Eds.), *Handbook of dissociation* (pp. 207–226). New York: Plenum Press.

Foa, E. B., Hearst-Ikeda, D., & Perry, K. (1995). Evaluation of a brief cognitive behavioral program for the prevention of chronic PTSD in recent assault victims. *Journal of Consulting and Clinical Psychology, 63,* 948–955.

Foa, E. B., & Meadows, E. A. (1997). Psychosocial treatments for posttraumatic stress disorder: A critical review. *Annual Review of Psychology, 48*, 449–480.

Frederick, C., & McNeal, S. (1993). From strength to strength: "Inner strength" with immature ego states. *American Journal of Clinical Hypnosis, 35*, 250–256.

Friedrich, W. N. (1991). Hypnotherapy with traumatized children. *International Journal of Clinical and Experimental Hypnosis, 39*, 67–81.

Fromm, E., & Nash, M. R. (1997). *Psychoanalysis and hypnosis*. Madison, CT: International Universities Press.

Gafner, G., & Benson, S. (2001). Indirect ego-strengthening in treating PTSD in immigrants from Central America. *Contemporary Hypnosis, 18*, 135–144.

Gill, M. M., & Brenman, M. (1961). *Hypnosis and related states*. New York: International Universities Press.

Gillespie, R. D. (1943). *Psychological effects of war on citizen and soldier*. London: Chapman & Hall.

Gold, S. (2000). *Not trauma alone*. Philadelphia: Brunner/Routledge.

Grinker, R. R., & Spiegel, J. P. (1945). *Men under stress*. Philadelphia: Blakiston.

Hadfield, J. A. (1944). Treatment by suggestion and hypno-analysis. In E. Miller (Ed.), *The neuroses in war* (pp. 128–149). New York: Macmillan.

Hammond, D. C., Garver, R. B., Mutter, C. B., Crasilneck, H. B., Frischholz, E., Gravitz, M. A., et al. (1995). *Clinical hypnosis and memory: Guidelines for clinicians and for forensic hypnosis*. Des Plaines, IL: American Society of Clinical Hypnosis.

Hartland, J. (1965). The value of "ego-strengthening" procedures prior to direct symptom removal under hypnosis. *American Journal of Clinical Hypnosis, 8*, 89–93.

Hilgard, E. (1965). *The experience of hypnosis*. New York: Harcourt.

Hollander, H. E., & Bender, S. S. (2001). ECEM (eye closure eye movements): Integrating aspects of EMDR with hypnosis for treatment of trauma. *American Journal of Clinical Hypnosis, 43*(3–4), 187–202.

Hossack, A., & Bentall, R. P. (1996). Elimination of posttraumatic symptomatology by relaxation and visual-kinesthetic dissociation. *Journal of Traumatic Stress, 9*, 99–110.

Hyer, L. A., Albrecht, W., Poudewyns, P. A., Woods, M. G., & Brandsma, J. (1993). Dissociative experiences of Vietnam veterans with chronic posttraumatic stress disorder. *Psychological Reports, 73*, 519–530.

Iglesias, A., & Iglesias, A. (2005/2006). Hypnotic treatment of PTSD in children who have complicated bereavement. *American Journal of Clinical Hypnosis, 48*, 183–189.

International Society for the Study of Dissociation. (1994). *Guidelines for treating dissociative identity disorder*. Chicago: Author.

Janet, P. (1973). *L'automatisme psychologique* [The psychological automatism]. Paris: Société Pierre Janet. (Original work published 1889)

Janet, P. (1990). *Névroses et idées fixes* [Neuroses and fixed ideas] (Vol. 1). Paris: Société Pierre Janet. (Original work published 1898)

Jaycox, L. H., Foa, E. B., & Morral, A. R. (1998). Influence of emotional engagement and habituation on exposure therapy for PTSD. *Journal of Consulting and Clinical Psychology, 66*, 185–192.

Jiranek, D. (1993). Use of hypnosis in pain management in post-traumatic stress disorder. *Australian Journal of Clinical and Experimental Hypnosis, 21*, 75–84.

Jung, C. G. (1921–1922). The question of the therapeutic value of "abreaction." *British Journal of Medical Psychology, 2*, 13–22.

Kardiner, A., & Spiegel, H. (1947). *War stress and neurotic illness*. New York: Hoeber.

Kartchner, F. D., & Korner, I. N. (1947). The use of hypnosis in the treatment of acute combat reactions. *American Journal of Psychiatry, 103*, 630–636.

Keller, R. F. (1996). Assessment of client beliefs and expectations of hypnosis and treatment. *Psychological Hypnosis, 5*, 808–812.

Kingsbury, S. J. (1988). Hypnosis in the treatment of posttraumatic stress disorder: An isomorphic intervention. *American Journal of Clinical Hypnosis, 31*, 81–90.

Kingsbury, S. J. (1992). Strategic psychotherapy for trauma: Hypnosis and trauma in context. *Journal of Traumatic Stress, 5*, 85–96.

Kingsbury, S. J. (1993). Brief hypnotic treatment of repetitive nightmares. *American Journal of Clinical Hypnosis, 35*, 161–169.

Kirsch, I. (1994). Defining hypnosis for the public. *Contemporary Hypnosis, 11*, 142–143.

Kirsch, I. (1996). Hypnotic enhancement of cognitive-behavioral weight loss treatments: Another meta-reanalysis. *Journal of Consulting and Clinical Psychology, 64*, 517–519.

Kirsch, I., Capafons, A., Cardeña, E., & Amigó, S. (1999). Clinical hypnosis and self-regulation: An introduction. In *Clinical hypnosis and self-regulation therapy: A cognitive-behavioral perspective* (pp. 3–18). Washington, DC: American Psychological Association.

Kirsch, I., Montgomery, G., & Sapirstein, G. (1995). Hypnosis as an adjunct to cognitive behavioral psychotherapy: A meta-analysis. *Journal of Consulting and Clinical Psychology, 63*, 214–220.

Kluft, R. P. (1985). Dissociation as a response to extreme trauma. In R. P. Kluft (Ed.), *Childhood antecedents of multiple personality* (pp. 66–97). Washington, DC: American Psychiatric Press.

Kluft, R. P. (1991). Hypnosis in childhood trauma. In W. Wester & D. J. O'Grady (Eds.), *Clinical hypnosis with children* (pp. 53–68). New York: Brunner/Mazel.

Kluft, R. P. (1994). Applications of hypnotic phenomena. *Hypnos, 21*, 205–233.

Koopman, C., Classen, C., & Spiegel, D. (1996). Dissociative responses in the immediate aftermath of the Oakland/Berkeley firestorm. *Journal of Traumatic Stress, 9*, 521–540.

Krippner, S., & Colodzin, B. (1989). Multicultural methods of treating Vietnam veterans with post-traumatic stress disorder. *International Journal of Psychosomatics, 36*, 79–85.

Kritchevsky, M., Chang, J., & Squire, L. R. (2004). Functional amnesia: Clinical description and neuropsychological profile of 10 cases. *Learning and Memory, 11*, 213–226.

Kwan, P. S. (2006). The application of hypnosis in the treatment of a woman with complex trauma. *Australian Journal of Clinical and Experimental Hypnosis, 34*, 204–215.

Lee, E., & Lu, F. (1989). Assessment and treatment of Asian–American survivors of mass violence. *Journal of Traumatic Stress, 2*, 93–120.

Leung, J. (1994). Treatment of post-traumatic stress disorder with hypnosis. *Australian Journal of Clinical and Experimental Hypnosis, 22*, 87–96.

Lindemann, E. (1932). Psychological changes in normal and abnormal individuals under the influence of sodium amytal. *American Journal of Psychiatry, 88*, 1083–1091.

Lynn, S. J., & Cardeña, E. (2007). Hypnosis and the treatment of posttraumatic conditions: An evidence-based approach. *International Journal of Clinical and Experimental Hypnosis, 55*, 167–188.

MacHovec, F. (1984). The use of brief hypnosis for posttraumatic stress disorders. *Emotional First Aid, 1*, 14–22.

Maldonado, J. R., Butler, L., & Spiegel, D. (2000). Treatment of dissociative disorders. In P. E. Nathan & J. M. Gorman (Eds.), *A guide to treatments that work* (2nd ed., pp. 463–496). New York: Oxford University Press.

Maldonado, J. R., & Spiegel, D. (1994). Treatment of post traumatic stress disorder. In S. J. Lynn & J. Rhue (Eds.), *Dissociation: Clinical, theoretical and research perspectives* (pp. 215–241). New York: Guilford Press.

Maldonado, J. R., & Spiegel, D. (1998). Trauma, dissociation and hypnotizability. In R. Marmar & D. Bremmer (Eds.), *Trauma, memory and dissociation* (pp. 57–106). Washington, DC: American Psychiatric Press.

Manning, C. (1996). Treatment of trauma associated with childhood sexual assault. *Australian Journal of Clinical and Experimental Hypnosis, 24,* 36–45.

Marmar, C. R., Weiss, D. S., Schlenger, W. E., Fairbank, J. A., Jordan, B. K., Kulka, R. A., et al. (1994). Peritraumatic dissociation and posttraumatic stress in male Vietnam theater veterans. *American Journal of Psychiatry, 15,* 902–907.

Matthews, W. J., Bennett, H., Bean, W., & Gallagher, M. (1985). Indirect versus direct hypnotic suggestions—an initial investigation: A brief communication. *International Journal of Clinical and Experimental Hypnosis, 33,* 219–223.

McDougall, W. (1920–1921). The revival of emotional memories and its therapeutic value (III). *British Journal of Medical Psychology, 1,* 23–29.

McDougall, W. (1926). *An outline of abnormal psychology.* London: Methuen.

Mira, E. (1943). *Psychiatry in war.* New York: Norton.

Moore, M. (2001). Hypnosis and post-traumatic stress disorder. *Australian Journal of Clinical and Experimental Hypnosis, 29*(2), 93–106.

Morgan, A. H., & Hilgard, E. R. (1978–1979). The Stanford Hypnotic Clinical Scale for Adults. *American Journal of Clinical Hypnosis, 21,* 134–147.

Muraoka, M., Komiyama, H., Hosoi, M., Mine, K., & Kubo, C. (1996). Psychosomatic treatment of phantom limb pain with posttraumatic stress disorder: A case report. *Pain, 66,* 385–388.

Myers, C. S. (1916, March 18). Contributions to the study of shell-shock III. *Lancet,* pp. 608–613.

Myers, C. S. (1920–1921). The revival of emotional memories and its therapeutic value (II). *British Journal of Medical Psychology, 1,* 20–22.

Myers, C. S. (1940). *Shell shock in France 1914–18.* Cambridge, UK: Cambridge University Press.

Naples, M., & Hackett, T. P. (1978). The amytal interview: History and current uses. *Psychosomatics, 19,* 98–105.

Nash, M. R. (1992). Hypnosis, psychopathology, and psychological regression. In E. Fromm & M. R. Nash (Eds.), *Contemporary hypnosis research* (pp. 149–169). New York: Guilford Press.

Nijenhuis, E. R. S., Spinhoven, P., Van Dyck, R., van der Hart, O., & Vanderlinden, J. (1996). The development and psychometric characteristics of the Somatoform Dissociation Questionnaire (SDQ-20). *Journal of Nervous and Mental Disease, 184,* 688–694.

Nijenhuis, E. R. S., & van der Hart, O. (1999). Forgetting and reexperiencing trauma: From anesthesia to pain. In J. M. Goodwin & R. Attias (Eds.), *Splintered reflections: Images of the body in trauma* (pp. 39–65). New York: Basic Books.

Nonne, M. (1915). Zur therapeutischen Verwendung der Hypnose bei Fällen von Kriegshysterie [The therapeutic use of hypnosis for cases of war hysteria]. *Medizinische Klinik, 11,* 1391–1396.

Overton, D. A. (1978). Major theories of state dependent learning. In B. T. Ho, D. W.

Richards, & D. L. Chute (Eds.), *Drug discrimination and state dependent learning* (pp. 283–318). New York: Academic Press.

Ozer, E., Best, S., & Lipsey, T. (2003). Predictors of posttraumatic stress disorder symptoms in adults: A meta-analysis. *Psychological Bulletin, 129*, 52–73.

Pantesco, V. F. (2005). The body's story: A case report of hypnosis and physiological narration of trauma. *American Journal of Clinical Hypnosis, 47*, 149–159.

Peebles, M. J. (1989). Through a glass darkly: The psychoanalytic use of hypnosis with posttraumatic stress disorder. *International Journal of Clinical and Experimental Hypnosis, 37*, 192–206.

Pekala, R. J., Kumar, V. K., & Marcano, G. (1995). Anomalous/paranormal experiences, hypnotic susceptibility, and dissociation. *Journal of the American Society for Psychical Research, 89*, 313–332.

Phillips, M. (1993). Turning symptoms into allies: Utilization approaches with posttraumatic symptoms. *American Journal of Clinical Hypnosis, 35*, 179–180.

Piccione, C., Hilgard, E. R., & Zimbardo, P. G. (1989). On the degree of stability of measured hypnotizability over a 25 year period. *Journal of Personality and Social Psychology, 56*, 289–295.

Pitman, R. K., Altman, B., Greenwald, E., Longpre, R. E., Macklin, M. L., Poire, R. E., et al. (1991). Psychiatric complications during flooding therapy for posttraumatic stress disorder. *Journal of Clinical Psychology, 52*, 17–20.

Putnam, F. W. (1992). Using hypnosis for therapeutic abreactions. *Psychiatric Medicine, 10*, 51–65.

Putnam, F. W., & Carlson, E. B. (1998). Hypnosis, dissociation, and trauma: Myths, metaphors, and mechanisms. In J. D. Bremner & C. R. Marmar (Eds.), *Trauma, memory, and dissociation* (pp. 27–55). Washington, DC: American Psychiatric Press.

Rhue, J., & Lynn, S. J. (1991). Storytelling, hypnosis and the treatment of sexually abused children. *International Journal of Clinical and Experimental Hypnosis, 39*, 198–214.

Richmond, K., Berman, B. M., Docherty, J. P., Holdstein, L. B., Kaplan, G., Keil, J. E., et al. (1996). Integration of behavioral and relaxation approaches into the treatment of chronic pain and insomnia. *Journal of the American Medical Association, 276*, 313–318.

Rivers, W. H. (1918, February 2). The repression of war experience. *Lancet*, pp. 173–177.

Ross, T. A. (1941). *Lectures on war neuroses.* London: Edward Arnold.

Roth, S. H., & Batson, R. (1993). The creative balance: The therapeutic relationship and thematic issues in trauma resolution. *Journal of Traumatic Stress, 6*, 159–177.

Salerno, N. (2005). The use of hypnosis in the treatment of post-traumatic stress disorder in a female correctional setting. *Australian Journal of Clinical and Experimental Hypnosis, 33*(1), 74–81.

Sargant, W. (1942). Physical treatment of acute war neuroses. *British Medical Journal, 2*, 574–576.

Sargant, W., & Slater, E. (1940). Acute war neuroses. *Lancet, 2*, 1–5.

Scheff, T. J. (1980). *Catharsis in healing, ritual, and drama.* Berkeley: University of California Press.

Schoenberger, N., Kirsch, I., Gearan, P., Montgomery, G., & Pastyrnak, S. (1997). Hypnotic enhancement of a cognitive behavioral treatment for public speaking anxiety. *Behavior Therapy, 28*, 127–140.

Scoboria, A., Mazzoni, G., & Kirsch, I. (2006). Effects of misleading questions and hypnotic memory suggestion on memory reports: A signal detection analysis. *International Journal of Clinical and Experimental Hypnosis, 54*, 340–359.

Shakibaei, F., Harandi, A. A., Ghlomrezaei, A., Samoei, R., & Salehi, P. (2008). Hypnotherapy in management of pain and reexperiencing of trauma in burn patients. *International Journal of Clinical and Experimental Hypnosis, 56*, 185–197.

Shalev, A. Y., Bonne, O., & Eth, S. (1996). Treatment of posttraumatic stress disorder: A review. *Psychosomatic Medicine, 58*, 165–182.

Shalev, A. Y., Peri, T., Canetti, L., & Schreiber, S. (1996). Predictors of PTSD in injured trauma survivors: A prospective study. *American Journal of Psychiatry, 153*, 219–225.

Sherman, J. J. (1998). Effects of psychotherapeutic treatment for PTSD: A meta-analysis of controlled clinical trials. *Journal of Traumatic Stress, 11*, 413–436.

Shor, R. E., & Orne, E. C. (1962). *Harvard Group Scale of Hypnotic Susceptibility manual.* Mountain View, CA: Consulting Psychologists Press.

Simmel, E. (1919). *Kriegs-neurosen und psychisches trauma* [War neurosis and psychological trauma]. München/Leipzig: Otto Nemnich.

Smith, G. E., & Pear, T. H. (1917). *Shell shock and its lessons.* London: University Press.

Smith, M. L., Glass, G. V., & Miller, T. I. (1980). *The benefits of psychotherapy.* Baltimore: Johns Hopkins University Press.

Smith, W. H. (1991). Antecedent of posttraumatic stress disorder: Wasn't being raped enough? *International Journal of Clinical and Experimental Hypnosis, 39*, 129–133.

Smith, W. H. (2004). Brief hypnotherapy of severe depression linked to sexual trauma: A case study. *International Journal of Clinical and Experimental Hypnosis, 52*, 203–217.

Smucker, M. R., Dancu, C., Foa, E. B., & Niederee, J. L. (1995). Imagery rescripting: A new treatment for survivors of childhood sexual abuse suffering from posttraumatic stress. *Journal of Cognitive Psychotherapy, 9*, 3–17.

Somer, E. (1994). Hypnotherapy and regulated uncovering in the treatment of older survivors of Nazi persecution. *Clinical Gerontologist, 14*, 47–65.

Southard, E. E., & Fenton, N. (1919). *Shell-shock and other neuropsychiatric problems.* Boston: Leonard.

Spiegel, D. (1981). Vietnam grief work using hypnosis. *American Journal of Clinical Hypnosis, 24*, 33–40.

Spiegel, D. (1989). Hypnosis in the treatment of victims of sexual abuse. *Psychiatric Clinics of North America, 12*, 295–305.

Spiegel, D. (1992). The use of hypnosis in the treatment of PTSD. *Psychiatric Medicine, 10*, 21–30.

Spiegel, D. (1994). Hypnosis. In R. E. Hales, S. C. Yudofsky, & J. A. Talbott (Eds.), *The American Psychiatric Press textbook of psychiatry* (pp. 1115–1142). Washington, DC: American Psychiatric Press.

Spiegel, D., & Cardeña, E. (1990). New uses of hypnosis in the treatment of posttraumatic stress disorder. *Journal of Clinical Psychiatry, 51*, 39–43.

Spiegel, D., & Cardeña, E. (1991). Disintegrated experience: The dissociative disorders revisited. *Journal of Abnormal Psychology, 100*, 366–378.

Spiegel, D., Detrick, D., & Frischholz, E. (1982). Hypnotizability and psychopathology. *American Journal of Psychiatry, 139*, 431–437.

Spiegel, D., Hunt, T., & Dondershine, H. E. (1988). Dissociation and hypnotizability in posttraumatic stress disorder. *American Journal of Psychiatry, 145*, 301–305.

Spiegel, H., & Spiegel, D. (1987). *Trance and treatment: Clinical uses of hypnosis.* Washington, DC: American Psychiatric Press.

Stutman, R. K., & Bliss, E. L. (1985). Posttraumatic stress disorder, hypnotizability, and imagery. *American Journal of Psychiatry, 142,* 741–743.

Tellegen, A., & Atkinson, G. (1974). Openness to absorbing and self-altering experiences ("absorption"), a trait related to hypnotic susceptibility. *Journal of Abnormal Psychology, 83,* 268–277.

Terr, L. (1991). Childhood traumas: An outline and overview. *American Journal of Psychiatry, 148,* 10–20.

Torem, M. S. (1992). "Back from the future": A powerful age progression technique. *American Journal of Clinical Hypnosis, 35,* 81–88.

Valdiserri, E. V., & Byrne, J. P. (1982). Hypnosis as emergency treatment for a teenage rape victim. *Hospital and Community Psychiatry, 33,* 767–769.

van der Hart, O., Boon, S., & van Everdingen, G. B. (1990). Writing assignments and hypnosis in the treatment of traumatic memories. In M. L. Fass & D. Brown (Eds.), *Creative mastery in hypnosis and hypnoanalysis* (pp. 231–253). Hillsdale, NJ: Erlbaum.

van der Hart, O., & Brown, P. (1992). Abreaction re-evaluated. *Dissociation, 5,* 127–140.

van der Hart, O., Brown, P., & van der Kolk, B. A. (1989). Pierre Janet's treatment of post-traumatic stress. *Journal of Traumatic Stress, 2,* 379–396.

van der Hart, O., & Horst, R. (1989). The dissociation theory of Pierre Janet. *Journal of Traumatic Stress, 2,* 397–412.

van der Hart, O., Nijenhuis, E. R. S., & Steele, K. (2006). *The haunted self: Structural dissociation and the treatment of chronic traumatization.* New York/London: Norton.

van der Hart, O., & Spiegel, D. (1993). Hypnotic assessment and treatment of trauma-induced psychoses. *International Journal of Clinical and Experimental Hypnosis, 41,* 191–209.

van der Kolk, B. A., McFarlane, A. C., & van der Hart, O. (1996). A general approach to treatment of posttraumatic stress disorder. In B. A. van der Kolk, A. C. McFarlane, & L. Weisaeth (Eds.), *Traumatic stress: The effects of overwhelming experience on mind, body, and society* (pp. 417–440). New York: Guilford Press.

van der Kolk, B. A., & van der Hart, O. (1989). Pierre Janet and the breakdown of adaptation in psychological trauma. *American Journal of Psychiatry, 146,* 1530–1540.

Vermetten, E., & Bremner, J. D. (2004). Functional brain imaging and the induction of traumatic recall: A cross-correlational review between neuroimaging and hypnosis. *International Journal of Clinical and Experimental Hypnosis, 52,* 280–312.

Vijselaar, J., & van der Hart, O. (1992). The first report of hypnotic treatment of traumatic grief: A brief communication. *International Journal of Clinical and Experimental Hypnosis, 40,* 1–6.

Walters, V. J. (2005). *Hypnotic imagery as an adjunct to the treatment of PTSD and extreme distress.* Unpublished doctoral dissertation, City University, London.

Walters, V. J., & Oakley, D. A. (2002). Hypnosis in post-abortion distress: An experimental case study. *Contemporary Hypnosis, 19*(2), 85–99.

Watkins, E. (2008, June). *Depressive rumination: Investigating mechanisms to improve treatment.* Paper presented at the conference on What makes therapy work?: Towards a science of cognitive, emotional, and behavioral change, Lund, Sweden.

Watkins, J. (1949). *Hypnotherapy of war neuroses.* New York: Ronald Press.

Watkins, J. (1987). *Hypnotherapeutic techniques: Clinical hypnosis* (Vol. 1). New York: Irvington.

Watkins, J. G., & Watkins, H. H. (1997). *Ego states: Theory and therapy.* New York: Norton.

Wegner, D. M., & Pennebaker, J. W. (1993). *Handbook of mental control.* Englewood Cliffs, NJ: Prentice-Hall.

Wilshire, D. (1996). Trauma and treatment with hypnosis. *Australian Journal of Clinical and Experimental Hypnosis, 24,* 125–136.

第十八章　夫妻或家庭治疗

戴维・S. 里格斯(David S. Riggs)、埃迪斯・M. 蒙森
(Candice M. Monson)、雪莉・M. 格林(Shirley M. Glynn)、
约翰・坎特里诺(John Canterino)

学者们早就认识到夫妻或家庭关系对创伤的恢复起着重要的作用
(Barrett and Mizes，1988；Beiser，Turner，and Ganesan，1989；Davidson
et al.，1991；Solomon，Waysman，and Mikulincer，1990)。同样,他们也
已注意到,创伤后遗症能显著影响受害者的朋友及家属(Dirkzwager et al.,
2005；Riggs et al.，1998；Waysman et al.，1993)。因此,学者们建议将夫
妻或家庭治疗纳入创伤后应激障碍(PTSD)和其他心理创伤后遗症的综合
治疗方案中(Figle，1988，1989；Glynn et al.，1995；Munson，Stevens,
and Shanurr，2005)。

自本卷第一版发行以来,几种完善的夫妻或家庭干预 PTSD 的方案已
被诸文献采纳。但应对 PTSD 患者的需求,夫妻和家庭干预的实证文献仍
然很少。重要的是,在这一领域,经验文献很大程度上缺乏 PTSD 有效治疗
所必需的良好控制的随机试验。

除了一些例外,现有的干预倾向大部分集中于双向或联合干预,而不倾
向大的家庭。无论这项建议是针对伴侣还是家庭,在治疗中都依赖许多相
同的原因,即要将家庭成员都包括在内。我们注意的是作者是否清楚地引
用了一个或另一个模型,但是读者应该知道,包括家庭成员在内的许多论据
对伴侣或更多的家庭成员同样适用。

一、理论背景

本卷的第一版中,包括合作伙伴或家庭成员在内的基本原理,对治疗方
案进行了划分。一些方案包括夫妻或家庭治疗,以解决创伤带给家庭和暴

露个体之间关系的影响(Carroll et al.，1985；Jordan et al.，1992；Riggs et al.，1998；Solomon et al.，1987；Waysman et al.，1993)。这些方法旨在减少由一个或多个家庭成员的创伤和创伤后症状造成的系统性破坏。这些疗法比缓解特定个体 PTSD 症状更注重缓解家庭痛苦。

其他疗法着重研究合作伙伴和家庭成员在帮助创伤受害者从创伤引起的症状中恢复的作用(Barrett，Mizes，1988；Beiser et al.，1989；Davidson et al.，1991；Solomon et al.，1990)。在这一提法中，合作伙伴或家庭成员代表了所识别的患者获得支持的重要来源。夫妻或家庭干预的重点是提高疗效，夫妻或家庭治疗的模式很大程度上依赖教导和技能训练的治疗方法，从夫妻和家庭治疗的传统和理论中吸取较少。

这些治疗方法之间的焦点区分也导致治疗效能评估的差异。系统治疗的疗效通常用家庭或人际关系功能的测量来评估，重点是沟通。对患有PTSD的个体进行促进家庭支持的干预，倾向于以个体的创伤相关症状作为主要的结果。

这些方法不是互斥的，本卷的第一版(Glynn et al.，1999；Mangon et al.，2005)推行的方案往往模糊了这种区别。事实上，早期的方案在技巧和评估上都有重叠之处。建议以关系或家庭为导向的学者们认识到家庭在提供支持和促进恢复方面的作用。同样，那些专注于教导和培训家庭的人承认，创伤可以影响未直接经历创伤的家庭成员(或经历相同创伤的家庭成员)。这种区别随着最近的努力而减少，因此，这些评论不是由这些区别组织起来的。应该注意的是，个体的差异会造成治法、分析单位(整体与个人)和结果测量的不同。

(一) 系统治疗方法的理论基础

在某些情况下(例如，自然灾害、机动车事故)，整个家庭都经历同样的创伤。由此家庭体系很可能被破坏，所以对家庭提供治疗的逻辑是直截了当的。然而，即使在只有一个家庭成员直接经历创伤的情况下，其影响仍然可以延伸到家庭的其他成员。例如，有 PTSD 的退伍军人呈现出显著的人际关系问题(Card，1987；Carroll et al.，1985；Jordan et al.，1992；Riggs et al.，1998；Waysman et al.，1993)。有 PTSD 的退伍军人的创伤也可能对其周围朋友和家庭成员的心理健康产生负面影响(Beckham，Lytle，and Feldman，1996；Calhoun，Beckham，and Bosworth，2002；Dirkzwager et al.，2005；Waysman et al.，1993)。显著的家庭和个体双向干扰的存在提供了创伤后症状应用婚姻或家庭疗法的推动力。

系统治疗的目的是减少创伤对家庭或关系的负面影响,而不是直接针对一个家庭成员的症状进行治疗。成功的结果通过家庭功能的改善来评估(主要是在加强沟通和减少冲突的基础上)。在此框架下,两种干预策略如下:(1)家庭治疗着重于缓解冲突和在整个家庭系统中促进沟通;(2)婚姻治疗着重于辅助双向沟通和减少配偶之间的冲突。

(二)支持型治疗的基本理论

治疗者提供支持型治疗的关键在于配偶和家庭成员(Beach et al., 1993;McLeod,Kessler,and Landis,1992;Syrotuik and D'Arcy,1984),此治疗方案旨在教导家庭成员并鼓励支持遭受创伤的个人。此外,情绪反应激烈(批评、敌对、情绪过度参与)的家庭成员会对个体 PTSD 治疗产生负面影响(Tarrier,Sommerfield,and Pilgrim,1999)。

鉴于患者在创伤后恢复期社会关系的恶化或减轻,对减弱潜在的 PTSD 症状的影响非常重要(Barrett,Mizes,1988;Beiser et al.,1989;Brewin,Andrews,and Valentine,2000;Davidson et al.,1991;Solomon et al.,1990)。

二、技术说明

创伤受害者的系统性家庭治疗最详细的描述是由菲格利(Figley,1983,1985,1986,1988,1995)提出的。这个计划的目的是"授权家庭克服和学习他们的磨难,这样做,更能够应对未来的逆境"(Figley,1995)。治疗者致力于帮助家庭培养有效交流信息、解决问题和解决冲突的技能。菲格利(1986,1995)描述了创伤家庭治疗的五个阶段:(1)对治疗目标的承诺;(2)构建问题;(3)重塑问题;(4)发展愈合理论;(5)结束和准备。治疗是短暂的,治疗者作为一个促进者,鼓励家庭成员发展和完善自己的技能,以应付极端的压力。成效是通过家庭功能和家庭能力的改善来进行评估的,以更好地应付未来的困难(1995)。

最初的阶段被用来建立治疗者和家庭成员之间的融洽和信任,并定义治疗者作为家庭顾问的角色。治疗然后检查家庭对创伤的反应,以前做过的尝试处理,以及对障碍的成功应对。一旦发现困难,治疗者就致力于促进提高支持性的交流和沟通技巧,以加强思想交流和自我表露。

然后,家庭成员回忆与创伤相关的烦恼记忆。当家庭成员分享他们的反应时,这个过程促进了患者对创伤和家庭反应的新共识的发展。最后,个人观点被汇集在一起,形成家庭愈合理论——或者关于创伤及其后果的单一故事,让家庭同意发生了什么,以及他的成员如何应对未来的类似事件(Figley,1985)。

埃里克森(Erickson,1989)采用威廉姆森(Williamson,1982,1982)的咨询过程进行治疗,以满足创伤家庭的需要。与菲格利(1995)一样,埃里克森(1989)的治疗旨在通过有效的沟通和支持来加强家庭凝聚力。其干预措施旨在帮助家庭成员达成以下目标:(1)将创伤视为家庭危机,需要共同应对;(2)发现和回应每个成员的需要;(3)鼓励适当的自我表达;(4)懂得创伤所造成的伤害并非不可弥补。

最初,受害者和家人被单独照看并被鼓励谈论创伤带来的影响。后来,受害者和家人聚集在一起并被鼓励讨论创伤对家庭产生的影响。每个家庭成员——包括受害者——都被要求写一本他或她受创伤经历的"自传"。当家庭准备好(治疗者确定,评价标准不被提供)时,受害者简短地分享其受创伤的经过,例如,(在几次讨论会上)家庭成员详细讨论受害者遭遇强暴事件及此事件对家庭产生的影响。

以某个家庭处理最近的一个创伤事件为例,哈里斯(Harris,1991)提出了一个五步问题干预法。第一阶段是用来建立治疗者和家庭之间的融洽和信任。第二阶段涉及:(1)确认问题;(2)加强沟通;(3)促进家庭社交支持。第三阶段,由家庭成员提出问题的可能解决方案并决定施行。在受害者的同意下,这个阶段包括了他或她与创伤相关的心理问题的讨论。第四阶段,治疗者鼓励家庭成员采取行动解决所认定的问题。第五阶段,随访并允许家庭的进一步治疗。

其他作者提出了基本的指导方针(但不是具体的技术),对创伤受害者和他们的家人进行家庭治疗。建议包括:

(1)从被鉴定为患者的角色中移除受害者(Williams,1980);

(2)对家庭进行关于创伤影响的教导(Mio and Foster,1991;Williams,1980);

(3)使用个人和家庭会议(Mio and Foster,1991;Rosenheck and Thompson,1986);

(4)提高相互支持和沟通的技巧(Williams,1980);

（5）角色和价值观的清晰认知（Mio and Foster，1991；Williams，1980）；

（6）识别和打破重复创伤模式（Brende and Goldsmith，1991）；

（7）解决特定的情感障碍，如，愤怒、羞耻或内疚（Brende and Goldsmith，1991；Williams，1980）。

行为家庭治疗（BFT）首先被用来帮助家庭处理慢性精神疾病的症状，现在已经被建议用于治疗 PTSD 病人（Mueser and Glynn，1995）。在行为家庭治疗中，患有 PTSD 的人可以看到至少一个相对应的 16 个疗程。治疗者使用前 3 个疗程来指导参与者进行治疗，并评估个人和夫妻疗法各自的长处与短处；另有 2 个疗程侧重于 PTSD 和可适用服务的教导。接下来的 3 个疗程侧重于沟通训练，另外 2 个疗程致力于对愤怒的管理。最后的 6—8 个疗程则用来提高夫妻解决问题的能力。

几项针对夫妻的干预，如，关键期互动疗法（D R Johnson，Feldman，and Lubin，1995）、情感导向的婚姻或夫妻治疗（S M Johnson，1989，2002；S M Johnson and Williams-Keeler，1998）和认知—行为夫妻治疗（CBCT；Monson；Schnurr，Stevens，and Guthrie，2004）等案例，这些案例都是有一位成员患有 PTSD 且已被详细记录在文献中。约翰逊和同事（1995）制订的关键期互动疗法侧重越战退伍军人家庭中普遍出现的双向互动一般模式。他们认为创伤受害者的家庭与一种行为模式紧密相关，即"关键的互动"，这反映了"与创伤记忆隐蔽相关的反复冲突"并紧跟着一系列的结果。关键期互动疗法采用一系列干预措施：（1）教导夫妻的互动过程；（2）指出夫妻互动与退伍军人创伤的联系；（3）令退伍军人和同伴停止互相责备并开始自助；（4）推动更好地解决问题和人际沟通。约翰逊和同事们详细介绍了一些用于教导同伴和化解这些关键互动的步骤，并促进围绕冲突展开积极的讨论。

情感导向型的婚姻或夫妻治疗（EFT）能够有效治疗婚姻中出现的问题。情感导向型的婚姻或夫妻治疗具体技巧详见其他文献记载（S M Johnson，1996；S M Johnson and Greenberg，1994）。简言之，该疗法具有短期性（12—20 疗程）和实验性，侧重"重新处理依恋行为的情绪反应"（S M Johnson and Williams-Keeler，1998）。约翰逊对比麦卡恩等（McCann et al.，1990）划分的治疗创伤受害者的阶段，将情感导向型的婚姻或夫妻治疗分为以下九个阶段：一阶段至四阶段（评估、交互模式的认知、潜在情绪的认知及辨识负面交互模式问题）为创伤治疗的稳定期；五阶段至七阶段

（承认关系恐惧、得到伴侣接受、要求一方的需要被适当的满足）为创伤治疗能力的建立阶段；第八阶段（发展新的应对方式）和第九（整合新的交互模式）阶段可对照参考麦卡恩等的综合治疗阶段。

针对 PTSD 的 CBCT（Monson et al.，2004，2005）是一个相对较新的干预方案，旨在解决个别患者的 PTSD 症状和人际关系问题。CBCT 包含 15 个疗程，分为三个阶段。在前 2 个疗程中，临床医生致力于夫妻治疗并教导双方有关 PTSD 及其对人际关系影响方面的知识。在此之后的 6 个疗程则重点放在沟通技能培训和克服经验性回避上。治疗的最后阶段包括 6 个疗程，重点是提供认知干预，目的是改变与安全感、自尊、信任、权力和亲密度有关的核心观念和模式，这些与患者持续性的 PTSD 症状和人际关系问题也密切相关。

卡洪（Cahoon，1984）报道了另一种尝试应用现有的夫妻聚焦治疗的方法来处理 PTSD 的实例。这个病例中的夫妻通过应用认知行为技巧来改善双方关系，其中男方受越战影响而患有 PTSD 症状。治疗方法主要为教导沟通和解决问题的能力并以小组的形式进行，每周 7 次，每次时长 90—120 分钟。

据德维利（Devilly，2002）所述，这些疗法的另一变量为高强度的群体介入，又称为生活方式管理课程，主要用于退伍军人和伴侣的治疗。参与者需要参加由经验丰富的 PTSD 顾问带领的为期 5 天的课程。此课程中的话题包括 PTSD 知识的教导、压力管理、放松或冥想、自我保健、营养饮食、沟通、怒气管理和问题解决能力，其中也有部分开放的话题组（一些是按照性别区分的，另一些是混合的）和针对自尊心、酒精和抑郁的讨论。

大多数建议对配偶或家庭成员提供支持治疗的方案通常作用于大规模的 PTSD 治疗计划下。这些方案一般包括教导家庭成员掌握关于 PTSD 和 PTSD 疗法的技能、提供家庭支持小组及帮助家庭成员提升压力管理技能。

文献中描述的第一个支持型疗法纳入了 Koach 计划中，是为期一个月的多阶段治疗计划且在以色列退伍军人中发展起来（Solomon et al.，1992）。据拉宾等（Rabin et al.，1991）所述，研究中有意思的是将退伍军人的妻子纳入治疗方案中。简言如下，家庭中的妻子在退伍军人接受治疗之前要先参加 2 个疗程的治疗，在此期间她们要彼此讨论陪伴丈夫经历病症过程中的困难，接受与慢性 PTSD 相关的创伤后症状和基本行为及认知原则的教导。接着在退伍军人接受治疗的第 1 周,妻子需参加一个全天的研讨会,学习如何鼓舞丈夫的积极行为、认知应对技巧和沟通技巧。在第 2 周中,妻子和家人参加"家庭日",其中有一系列的娱乐活动,工作人员要和妻子进行一些非正式的交谈。在该计划的最后 2 周,退伍军人和妻子要参加由 3 对夫妻组成的小组,通过讨论共同的问题来提高沟通和解决问题的技巧,鼓励退伍军人将他们的伴侣视为支持的来源。

第二个支持型导向的疗法——支持与家庭教导(SAFE),由舍曼(2003)开发,是个灵活多阶段的教导计划,已被家庭用于应对一系列精神疾病(例如,PTSD、抑郁症、双向情感障碍和精神分裂症),且适用于不同的家庭成员间(如配偶、父母、兄弟姐妹)。然而由于支持与家庭教导疗法是由美国退伍军人健康管理局(VHA)开发的,因而许多病例都涉及 PTSD。支持与家庭教导疗法最初包括 14 个疗程,涉及精神疾病患者家属的各种话题。大部分疗程讨论的话题并未直接涉及疾病(例如,关于精神疾病),但有一些则直接关乎美国退伍军人健康管理局中常出现的疾病(如,抑郁症、PTSD、精神分裂症)。此治疗的开发人员最近增加了 4 个新疗程,介绍了原始疗法中未包括的知识和技能(例如,解决家庭问题的技巧、最小化压力)。与这里提到的其他疗法不同,支持与家庭教导疗法很明确地是一个教导性的而不是治疗性的方案。此治疗每个月都举办一次 90 分钟的研讨会,且允许家庭成员在任何时候加入或离开,也可以自由选择是否参加研讨会。每个疗程内都包括教导、小组讨论及家庭成员向心理健康专家提问的机会。

三、数据收集方法

不像本章的早期版本,我们无法对在创伤的背景下应用的夫妻或家庭治疗做一个全面的审查。因此,对本疗法的总结概要在很大程度上依赖于早期研究和最近公布的初始数据。我们使用相同的方法来识别本章的数据来源。我们先对 PsycLIT 和国际上已出版的创伤应激文献(PILOTS)数据库的文章进行了搜索,文章中的关键词包括"婚姻治疗""夫妻治疗""家庭治疗",以及"PTSD""创伤后应激障碍""创伤""灾难""战争""强暴""侵犯"等至少一个该类型的术语。为了避免冗余,我们在进行最初的审查时将初始搜索年份设定为 1998 年。一旦我们发掘到潜在合适的文章和章节,就会审查标题和摘要,以找到那些最有可能,包括实证数据或具体的治疗方法的文献。我们使用这些文章和章节进行了大量的回顾，并搜索了这些文章的引文，如果这些文献还没有包含在文献回顾中，我们就取得了这些工作成果。

虽然许多学者已经讨论了将夫妻或家庭治疗纳入治疗创伤受害者的潜在价值中，但很少有人具体研究也同样有此价值的技术或方法。相反，夫妻或家庭治疗往往作为其他潜在的辅助疗法，被纳入一个综合治疗方案。夫妻或家庭治疗的建议往往独立成段，或是在更大规模的治疗议题的讨论中独立成节。在这种情况下，学者们倾向于依赖读者对夫妻或家庭干预的现有知识，或者向读者介绍这些方法。由于对夫妻或家庭疗法的全面审查超出了本章的范围，本章我们更专注于特定的夫妻或家庭技巧或干预，特别是为创伤受害者的治疗提供建议。

四、文献综述

(一) 行为性家庭治疗

在唯一一个已发表的 PTSD 夫妻或家庭治疗的随机对照试验中，格林及其同事(1999)随机将 42 名越战老兵分为三组：(1) 定向治疗性暴露(DTE)；(2) 在 DTE 后紧跟行为家庭治疗(BFT)；(3) 空白组(WL)。BFT被设计成包括各种家庭成员的治疗小组，但在这项研究中大多数(89%)的参与者是老兵的配偶。参与者在治疗条件(DTE、DTE+BFT)下完成了 18 个 DTE 疗程，时间超过 9 周。在混合条件下则完成了 16 个 BFT 疗程(12 项单周疗程、2 项双周疗程、2 项月疗程)，时间超过 6 个月。WL 条件下的参与者在进入研究后 2 个月进行评估，然后用 BFT 进行治疗。

研究人员研究了治疗对退伍军人 PTSD 症状、社会适应和解决问题技能的影响(见表 18.1)。在治疗后 6 个月，立即对治疗者发生的变化进行随访评估。治疗组比空白组在阳性 PTSD 症状(即再体验、觉醒)方面的改善更显著，而阴性 PTSD 症状(即避免、麻木)或社会调节方面的变化则相对较少。

以上两组治疗效果的比较并无统计学意义。在 6 个月的评估中，两个治疗组之间没有差异。当研究者检查退伍军人解决问题的能力时，他们发现完成 BFT 的参与者比没有完成 BFT 的参与者表现出更强的问题解决能力。

表 18.1 患有 PTSD 的男性退伍军人参加生活方式管理课程的结果

结果	定向治疗暴露小组(DTE)空白组(WL)	DTE+BFT>WL	DTE>DTE+BFT,不重要	DTE+DET>WL,不重要	DET+BFT>WL,不重要	DTE>DTE+BFT,BFT,不重要	DTE>WL,不重要	DTE+BFT>WL,不重要	DTE>DTE+BFT,不重要
组间效应大小 — 完全保护	0.85	0.65	0.07	0.76	0.45	0.2	0.42	0.49	0.15
意向治疗(ITT)									
对照	定向治疗暴露小组(DTE)对比空白组(WL)	DTE+BFT 对比 WL	DTE 对比 DTE+BFT	DTE 对比 WL	DTE+BFT 对比 WL	DTE 对比 DTE+BFT	DTE 对比 WL	DTE+BFT 对比 WL	DTE 对比 DTE+BFT
组间效应大小	(0.29)	(0.71)	(-0.08)	(0.68)	(0.38)	(0.21)	(0.71)	(0.44)	(0.17)
主要成果措施			PTSD 阴性症状		PTSD 阴性症状			社会适应量表	
试验时长	9 周内 18 次	9 周内 18 次加上 6 个月内 16 次	9 周						
N	12(1)	17(1)	13(1)	12(1)	17(1)	13(1)	12(1)	17(1)	13(1)
对照组	定向治疗暴露小组(DTE)	DTE+BFT	空白组(WL)	DTE	DTE+BFT	WL	DTE	DTE+BFT	WL
目标人群	男性越战老兵+家庭成员								

续 表

测试疗法		定向治疗暴露(DTE)	行为家庭疗法(BFT)
研究	A级研究	格林等人(1999)	
		生活方式管理课程	认知行为耦合疗法
		男性越战老兵加上伴侣	男性越战老兵加上伴侣
		生活方式管理课程	认知行为耦合疗法
		111	7
		一周内大约35小时	15周内15次
测量（效应值）		事件规模的影响 (0.04)[a]	
		缩写二元调整量表(男性) (0.11)[a]	缩写二元调整量表(女性) (0.26)[a]
		临床医生管理的PTSD量表(CAPS) 1.6[a]	
		PTSD检查表(PCL)—自我报告 0.64[a]	
		PTSD检查表(PCL)—伴侣报告 1.18[a]	
		二元调整量表(男性) 0.05[a]	二元调整量表(女性) 0.92[a]
	B级研究	德维利(Devilly, 2002)	蒙森等人(2004)

注释：ITT，意向治疗；NS，不重要；CAPS，临床医生管理的PTSD量表；PCL，PTSD检查表。

[a] 原文中提供的效应大小。

实验中,约33%的参与者在治疗时达到了相应的疗效后便停止了参与 BFT。参与 DTE 和 WL 治疗者的拒绝率相同,这表明暴露并没有导致高辍率。与参与者拒绝 BFT 相关的一个因素是高水平的回避和麻木症状。

(二) 行为婚姻治疗

在一篇论文中,斯威尼(Sweany,1988)将14对小夫妻进行了随机分配,其中男性伴侣患有战后 PTSD 症状,在行为婚姻治疗的基础上施以婚姻治疗(Jacobson and Margolin,1979)或进行空白组对照。治疗过程包括每周8次、每次2小时的讨论会,伴侣之间治疗的重点在于增加积极互动、提高沟通能力、教导解决问题的技能并提高亲密度。据报道,在退伍军人与伴侣之间的关系满意度上,治疗组比空白组显著改善。治疗后退伍军人的 PTSD 症状比对照组的退伍军人显著减少。证据强度:A。

(三) 认知—行为夫妻治疗

蒙森和同事(2004,2005)报告了一个小型不受控的试验研究结果,其中包括7对接受 CBCT 的 PTSD 夫妻(见表18.1)。治疗者使用 PTSD、抑郁、焦虑和关系满意度的标准化评估措施,及时对夫妻进行治疗前和治疗后的评估。结果显示退伍军人的 PTSD 症状、抑郁和焦虑均得到了改善(Monson et al.,2004)。在这些问题中,有临床水平的妻子的 PTSD 和抑郁症均得到了改善(Monson et al.,2005)。

此项研究中,丈夫的人际关系满意度没有改善,但妻子的满意度有提高的趋势。社会功能的改善更为广泛(Monson et al.,2005)。所有统计学上的显著改善与大组内效应大小有关(Cohen 的 D>1)。丈夫的人际关系满意度缺乏显著的变化可能是由于夫妻在他们进入治疗时普遍对此感到满意。证据强度:B。

(四) 生活方式管理课程

德维利(2002)报道了患有 PTSD 的男性退伍军人及其配偶的生活方式管理课程的实验结果。共有111名男性退伍军人(其中98人有一名伴侣陪同)参加了一个专门负责退伍军人住所护理的项目(见表18.1)。课程结束后,研究人员通过标准 PTSD、抑郁、焦虑、人际关系满意度、压力、愤怒、酒精使用度和生活质量等维度对参与者进行评估。由于这些组员的治疗只持续了1周,德维利认为后期治疗的评估可能只反映了总体的项目满意度而非有意义的症状改善,因此对收集主要数据的初步评估被安排在项目结束后的 3 个月和 6 个月。结果表明,退伍军人及其伴侣的焦虑、抑郁和压力都有显著的改善,退伍军人的 PTSD 症状也有明显改善。在怒气管理和生活质量方面也有小幅度的提高,但在生活质量方面,只是客观的方法层面得到改善而非主观的生活质量得到改善。

作者发现在统计上许多显著的研究结果都有相对较小的效应。因此,即使生活方式管理课程可以帮助改善症状,但其对临床治疗重要性的贡献仍然有限。然而,该项目有 10%—25% 的参与者显示出临床上的明显效益。但值得注意的是,参与该项目的夫妻作为一个群体,在干预前他们对自身的关系具有较高的满意度,这限制了他们关系的上升空间和实验结果的普遍性。证据强度:B。

研究者还进行了一项研究(Cahoon,1984)内容为越战老兵及其伴侣采用行为婚姻疗法的研究。参与者由兽医中心的治疗者推荐,而非随机分配。少数被治疗者邀请的老兵同意参加这个项目,其中有 9 对夫妻完成了 7 个疗程的治疗。退伍军人在夫妻间情感交流和解决问题的交流上有所改善,但这些变化在统计学上并不显著。参与者在情感交流和解决问题的交流方面,治疗前后的效应大小分别为 d=0.18 和 d=0.41。对一般苦恼和解决问题的交流,伴侣在治疗前后的效应大小分别为 d=0.34 和 d=0.56。闲谈组的领导对退伍军人应对能力(治疗前后 d=0.72)和 PTSD(治疗前后 d=0.47)的改善评分也有显著提高。证据强度:C。

(五) 情感集中的夫妻治疗

目前还没有公开的针对创伤幸存者的 EFT 的对照研究。然而,总体上数据支持了 EFT 对遭受痛苦的夫妻(Dunn and Schwebel,1995;S M Johnson and Greenberg,1985)及患有抑郁症的女性的有效性(Dessaulles,1991)。约翰逊博士(2002)认为,EFT 对一方或双方都经历过创伤的夫妻是有效的,并提出了几个案例来说明 EFT 对创伤幸存者的效果,但他没有给出有说明力的结果数据。EFT 的技术与创伤幸存者的工作有关,约翰逊和其同事(1998)的案例也说明了这一点。证据强度:D。

(六) 配偶教导和支持计划

舍曼(2006)报道了在安全项目的前 5 年内从参与者那里收集的数据。170 名家庭成员参加了至少 1 次的研讨会,此外约三分之二的人参加了 1 次以上的会议(平均 6.5 次)。虽然没有结果数据,但是参会的家庭成员对这个项目非常满意,并且他们的家庭关系也随之得到了改善。此外,家庭成员们参加会议的次数与自我护理、照顾者的痛苦、对精神疾病的了解及对 VHA 资源的了解程度显著相关。Koach 项目对退伍军人 PTSD 症状的疗效尚不清楚(Solomon et al.,1992)。然而,参与治疗的 68% 的男人和他们的妻子报告说夫妻间的关系有所改善(Rabin and Nardi,1991)。证据强度:D。

（七）基于家庭的系统治疗

迄今为止,还没有公开的对照研究检验采用家庭系统疗法治疗 PTSD 的有效用,只有通过案例描述来说明治疗技术的实验。然而,描述菲格利(1983、1985、1986、1988、1995)疗法的文章中没有一篇包含来自有效措施的数据来支持说明这种疗法在缓解 PTSD 或与失调相关的系统性分裂方面的功效。类似地,在描述埃里克森(1989)疗法的文章中也没有提供有效数据来支撑家庭系统疗法在系统或个体层面治疗创伤后症状的功效。值得注意的是,埃里克森认为这种疗法最适合"在遭受创伤之前适当运转的家庭,这些家庭的动力和互动可以包括自我披露和所要求的支持"。一个临床案例展示了哈里斯(1991)推荐的治疗技术,但是并未使用有效的措施。在治疗后 3 个月中,幸存者表示强暴"不再是一个需要公开面对的主要创伤",家人认为"普遍感到更幸福和舒适"。证据强度:D。

（八）关键互动疗法

目前,还没有公开的对照研究来检验关键互动疗法的效果。约翰逊及其同事(1995)的文章没有提供数据来支持关键互动疗法在系统或个体层面治疗创伤后症状的有效性。证据强度:F。

五、结论与建议

关于创伤幸存者夫妻或家庭治疗的文献非常缺乏且主要面向的是战后老兵及其伴侣。尽管近期学术界发表了几篇文章,但文献中的实证案例样本太小,而且不包括对照组。在其他类型创伤的更大样本和幸存者实验结果被重制之前,推荐使用夫妻或家庭疗法治疗 PTSD 患者或 PTSD 相关家庭成员还为时过早。临床导向的文献中,缺乏具有标准评估的具体案例研究。学者们为使用夫妻或家庭疗法提供了理论论据和理由,通常是与其他创伤后症状治疗相结合的。然而由于缺乏经验数据使得这些疗法很难被妥善应用,即不知何时应用或如何与其他治疗方法相结合。

因为夫妻双方或家庭的破裂对患有 PTSD 的个体来说是个普遍的问题,所以建议临床医生在治疗创伤幸存者时评估夫妻或家庭治疗的必要性。总的来说,治疗以技能为导向,强调改善沟通、解决问题、应对和相互支持等能力。现有数据表明,在某些情况下,这些治疗可能有助于解决家庭破裂或增加对创伤幸存者的支持。因此,当有必要进行夫妻或家庭治疗时,建议这种治疗侧重于改善沟通和减少家庭成员之间的冲突。这可能需要治疗者围绕当前的问题或与患者创伤及其后果相关的问题进行综合考虑。

PTSD 夫妻或家庭治疗的实证研究很少,这意味着何时使用这些方法的决策标准,以及不使用这些方法的后果在很大程度上仍然未知。然而学者们仍然认为创伤前家庭系统良好最适宜应用家庭疗法。在家庭系统良好的情况下,可以集中恢复创伤对家庭系统的破坏。但若是在创伤前家庭系统功能就已经失调,那么在解决创伤相关问题之前,传统的家庭治疗就显得十分必要。有趣的是,在参与夫妻治疗的样本中,对创伤有关症状的治疗相对适应度很高(Devilly,2002;Monson et al.,2004)。因此当显著的家庭问题出现的时候,将夫妻或家庭治疗纳入个体治疗计划就十分合适,但其实我们对这种疗法的效果知之甚少。

现有数据不支持单独使用夫妻或家庭疗法治疗 PTSD,尽管关于 PTSD 的 CBCT 原始数据显示出一定的前景。其实学者认为夫妻或家庭治疗是其他形式治疗的重要辅助手段,这些治疗更直接的目的是减轻创伤后遗症。即使在家庭治疗被推荐为主要治疗形式的情况下(Erickson,1989;Figley,1995),也建议对创伤幸存者进行个体治疗以更高程度地解决 PTSD 症状。因此,目前建议在对患有 PTSD 的人进行夫妻或家庭治疗时,应当同时进行或紧跟循证治疗以缓解其 PTSD 症状。

六、今后的考量

(一) 家庭暴力

一个或多个成员患有 PTSD 的家庭有家庭暴力增长的风险(Jordan et al.,1992;Riggs et al.,1998)。目前许多家庭暴力方面的讨论研究者主要探讨的是当暴力发生时究竟是对夫妻还是对家庭治疗最有效。实际上解决家庭暴力最有效和最安全的方法仍然很难决定,因其取决于诸多因素,比如,暴力的严重程度及主客观后果。一般来说,我们建议临床医生在发生暴力的家庭应用夫妻或家庭治疗时要十分谨慎,最好在治疗前咨询熟悉治疗家庭暴力的专业人员。

(二) 分居或缺乏委身

针对PTSD,在创伤幸存者或配偶身上使用的夫妻或家庭疗法可能引发缺乏夫妻关系的委身这一禁忌证,即使研究者还没有对其进行明确的讨论(EFT 和 CBCT 除外)。

(三) 创伤类型和慢性病

多数夫妻或家庭 PTSD 治疗的实证研究都集中于解决男性战后老兵的PTSD 症状,并且很多调查是在老兵退伍多年后进行的。夫妻或家庭治疗、修正干预措施在解决其他类型的创伤幸存者作用于应激症状的潜在功效的有效性并未得到证实。对患有慢性 PTSD 退伍军人样本的依赖也限制了我们对创伤后夫妻或家庭即时干预的潜在效用的了解。

(四) 共病状态

关于夫妻或家庭治疗相关的共病组在本章综述的文献中并未出现。但研究者已经发现不论是单独还是与其他干预措施一起进行,夫妻或家庭治疗都有助于治疗抑郁症(Jacobson et al.,1991)和酗酒问题(O'Farrell,1994)。因为这些疾病代表了与 PTSD 相关的共存病精神病理学,这种干预可能会证明对患有共存性抑郁症或物质使用的 PTSD 有帮助。然而研究者关于夫妻或家庭治疗在共存性心理障碍的 PTSD 患者的治疗中并未有十分明确的建议。

(五) 双重创伤夫妻

正如我们前面提到的,有时夫妻或整个家庭可能会同时经历某种创伤(或者一个成员直接受到创伤,而其他人则因同一事件受到间接创伤)。家庭成员也可能经历过直接的创伤(例如,一名战后老兵的妻子遭遇强暴)。当多个家庭成员经历不同的创伤,那么夫妻或家庭治疗的复杂性更鲜为人知(Balcom,1996;Nelson et al.,2002)。若是多个家庭成员经历过创伤,似乎更适合我们先前提到的系统干预的检验。然而,将干预纳入附加支持性治疗措施可能很重要,或者它可以将多重创伤家庭的治疗具体为对受创伤的个人构建"集体治疗"。但谨记,即使夫妻或家庭经历同样的创伤事件,个体的反应也会有很大的不同。人们应该将个体治疗纳入潜在需要,并结合夫妻或家庭治疗方法进行治疗。不管采用哪种具体的治疗方法,多重创伤情况下的夫妻或家庭干预的复杂性很可能要比只有一个家庭成员遭遇创伤更为显著。与共存性疾病的状况一样,如何高效治疗遭受多重创伤的家庭还待进一步研究。

七、未来展望

临床描述和经验数据表明,创伤和创伤后症状对战争中的幸存者的关系和家庭造成了严重的破坏(Jordan et al.,1992;Riggs et al.,1998)。显然,社会支持对创伤后的康复也很重要。因此,旨在减少家庭痛苦、改善支持、教育家庭成员了解创伤影响的干预措施似乎有助于减轻创伤幸存者的问题。尽管一些研究者提出了解决创伤后家庭需求的方案,但只有少数研究者对具体的干预措施进行了实证研究。学界缺乏对治疗创伤后困难的夫妻和家庭治疗的系统研究,这意味着许多关于如何、何时以及向谁提供这种治疗的问题也没有得到系统的回答。在 PTSD 的治疗过程中,很少或没有提供关于何时应该纳入夫妻或家庭治疗的指导。在没有明确指导方针的情况下,临床医生评估夫妻或家庭破裂的存在及家庭问题和个人 PTSD 症状之间的功能联系似乎很重要。有人提出了这种方法的一些禁忌证(例如,家庭暴力、缺乏承诺、以前的家庭功能障碍),但这些禁忌证来自与夫妻或家庭治疗相关的一般问题。现有研究中尚没有经验数据来支撑 PTSD 的具体案例中的相关争论。

将夫妻或家庭疗法应用于创伤幸存者问题的具体方面,还有许多其他问题。第一,对于特定类型创伤的幸存者来说,不清楚某些形式的夫妻或家庭疗法是否会比其他疗法更成功。第二,不清楚在治疗一个所有成员都受到创伤的家庭时,有些治疗是否会比其他治疗更好,而其他治疗对于一个家庭来说是否会更有效地应对一个成员直接遭受的创伤。第三,创伤前完好的家庭(例如,努力应对女儿遭遇强暴的家庭)的治疗是否不同于或类似于创伤后形成的家庭(例如,战后老兵退伍后伴侣再婚的家庭)。此外,PTSD症状的慢性影响(即治疗是在创伤后立即开始,还是几年后才开始的)也没有在夫妻或家庭治疗上得到检验。

参考文献

Balcom, D. (1996). The interpersonal dynamics and treatment of dual trauma couples. *Journal of Marital and Family Therapy, 22*(4), 431–442.

Barrett, T. W., & Mizes, J. S. (1988). Combat level and social support in the development of posttraumatic stress disorder in Vietnam veterans. *Behavior Modification, 12*, 100–115.

Beach, S. R., Martin, J. K., Blum, T. C., & Roman, P. M. (1993). Effects of marital and co-worker relationships on negative affect: Testing the central role of marriage. *American Journal of Family Therapy, 21*, 313–323.

Beckham, J. C., Lytle, B. L., & Feldman, M. E. (1996). Caregiver burden in partners of Vietnam War veterans with posttraumatic stress disorder. *Journal of Consulting and Clinical Psychology, 64*, 1068–1072.

Beiser, M., Turner, R. J., & Ganesan, S. (1989). Catastrophic stress and factors affecting its consequences among Southeast Asian refugees. *Social Science and Medicine, 28*, 183–195.

Brende, J. O., & Goldsmith, R. (1991). Post-traumatic stress disorder in families. *Journal of Contemporary Psychotherapy, 21*(2), 115–124.

Brewin, C. R., Andrews, B., & Valentine, J. D. (2000). Meta-analysis of risk factors for posttraumatic stress disorder in trauma-exposed adults. *Journal of Consulting and Clinical Psychology, 68*, 748–766.

Cahoon, E. P. (1984). *An examination of relationships between post-traumatic stress disorder, marital distress, and response to therapy by Vietnam veterans.* Unpublished doctoral dissertation, University of Connecticut, Storrs.

Calhoun, P. S., Beckham, J. C., & Bosworth, H. B. (2002). Caregiver burden and psychological distress in partners of veterans with chronic posttraumatic stress disorder. *Journal of Traumatic Stress, 15*, 205–212.

Card, J. J. (1987). Epidemiology of PTSD in a national cohort of Vietnam veterans. *Journal of Clinical Psychology, 43*(1), 6–17.

Carroll, E. M., Rueger, D. B., Foy, D. W., & Donohoe, C. P. (1985). Vietnam combat veterans with PTSD: Analysis of marital and cohabitating adjustment. *Journal of Abnormal Psychology, 94*, 329–337.

Davidson, J. R., Hughes, D., Blazer, D. G., & George, L. K. (1991). Post-traumatic stress disorder in the community: An epidemiological study. *Psychological Medicine, 21*, 713–721.

Dessaulles, A. (1991). *The treatment of clinical depression in the context of marital distress.* Unpublished doctoral dissertation, University of Ottawa, Canada.

Devilly, G. J. (2002). The psychological effects of a lifestyle management course on war veterans and their spouses. *Journal of Clinical Psychology, 58*, 1119–1134.

Dirkzwager, A. J. E., Bramsen, I., Ader, H., & van der Ploeg, H. M. (2005). Secondary traumatization in partners and parents of Dutch peacekeeping soldiers. *Journal of Family Psychology, 19*, 217–226.

Dunn, R. L., & Schwebel, A. I. (1995). Meta-analytic review of marital therapy outcome research. *Journal of Family Psychology, 9*(1), 58–68.

Erickson, C. A. (1989). Rape and the family. In C. R. Figley (Ed.), *Treating stress in families* (pp. 257–289). New York: Brunner/Mazel.

Figley, C. R. (1983). Catastrophes: An overview of family reactions. In C. R. Figley & H.

I. McCubbin (Eds.), *Stress and the family: Vol. II. Coping with catastrophe* (pp. 3–20). New York: Brunner/Mazel.

Figley, C. R. (1985). From victim to survivor: Social responsibility in the wake of catastrophe. *Trauma and Its Wake*, pp. 398–415.

Figley, C. R. (1986). Traumatic stress: The role of the family and social support system. *Trauma and Its Wake, 2,* 39–54.

Figley, C. R. (1988). A five-phase treatment of post-traumatic stress disorder in families. *Journal of Traumatic Stress, 1*(1), 127–141.

Figley, C. R. (1989). *Helping traumatized families.* San Francisco: Jossey-Bass.

Figley, C. R. (Ed.). (1995). *Compassion fatigue: Coping with secondary traumatic stress disorder in those who treat the traumatized.* New York: Brunner/Mazel.

Foa, E. B., & Rothbaum, B. O. (1998). *Treating the trauma of rape: Cognitive-behavioral therapy for PTSD.* New York: Guilford Press.

Glynn, S. M., Eth, S., Randolph, E. T., Foy, D. W., Leong, G. B., Paz, G. G., et al. (1995). Behavioral family therapy for Vietnam combat veterans with posttraumatic stress disorder. *Journal of Psychotherapy Practice and Research, 4,* 214–223.

Glynn, S. M., Eth, S., Randolph, E. T., Foy, D. W., Urbatis, M., Boxer, L., et al. (1999). A test of behavioral family therapy to augment exposure for combat-related posttraumatic stress disorder. *Journal of Consulting and Clinical Psychology, 67,* 243–251.

Harris, C. J. (1991). A family crisis-intervention model for the treatment of posttraumatic stress reaction. *Journal of Traumatic Stress, 4,* 195–207.

Jacobson, N. S., Dobson, K., Fruzetti, A. E., Schmaling, K. B., & Salusky, S. (1991). Marital therapy as a treatment for depression. *Journal of Consulting and Clinical Psychology, 59,* 547–557.

Jacobson, N. S., & Margolin, G. (1979). *Marital therapy: Strategies based on social learning and behavior exchange principles.* New York: Brunner/Mazel.

Johnson, D. R., Feldman, S. C., & Lubin, H. (1995). Critical interaction therapy: Couples therapy in combat-related posttraumatic stress disorder. *Family Process, 34,* 401–412.

Johnson, S. M. (1989). Integrating marital and individual therapy for incest survivors: A case study. *Psychotherapy, 21*(6), 96–103.

Johnson, S. M. (1996). *The practice of emotionally focused marital therapy: Creating connection.* New York: Brunner/Mazel.

Johnson, S. M. (2002). *Emotionally focused couple therapy with trauma survivors: Strengthening attachment bonds.* New York: Guilford Press.

Johnson, S. M., & Greenberg, L. S. (1985). Emotionally focused couples therapy: An outcome study. *Journal of Marital and Family Therapy, 11,* 313–317.

Johnson, S. M., & Greenberg, L. S. (Eds.). (1994). *The heart of the matter: Perspectives on emotion in marital therapy.* New York: Brunner/Mazel.

Johnson, S. M., & Williams-Keeler, L. (1998). Creating healing relationships for couples dealing with trauma: The use of emotionally focused marital therapy. *Journal of Marital and Family Therapy, 24,* 25–40.

Jordan, B. K., Marmar, C. R., Fairbank, J. A., Schlenger, W. E., Kulka, R. A., Hough, R. L., et al. (1992). Problems in families of male Vietnam veterans with posttraumatic stress disorder. *Journal of Consulting and Clinical Psychology, 60*(6), 916–926.

McCann, I. L., & Pearlman, L. A. (1990). *Psychological trauma and the adult survivor: Theory, therapy, and transformation.* New York: Brunner/Mazel.

McLeod, J. D., Kessler, R. C., & Landis, K. R. (1992). Speed of recovery from major depressive episodes in a community sample of married men and women. *Journal of Abnormal Psychology, 101,* 277–286.

Mio, J. S., & Foster, J. D. (1991). The effects of rape upon victims and families: Implications for a comprehensive family therapy. *American Journal of Family Therapy, 19*(2), 147–159.

Monson, C. M., Schnurr, P. P., Stevens, S. P., & Guthrie, K. A. (2004). Cognitive-behavioral couple's treatment for posttraumatic stress disorder: Initial findings. *Journal of Traumatic Stress, 17,* 341–344.

Monson, C. M., Stevens, S. P., & Schnurr, P. P. (2005). Cognitive-behavioral couple's treatment for posttraumatic stress disorder. In T. A. Corales (Ed.), *Focus on posttraumatic stress disorder* (pp. 245–274). Hauppauge, NY: Nova Science.

Mueser, K. T., & Glynn, S. M. (1995). *Behavioral family therapy for psychiatric disorders.* Needham Heights, MA: Allyn & Bacon.

Nelson, B. S., Wangsgaard, S., Yorgason, J., Kessler, M. H., & Carter-Vassol, E. (2002), Single- and dual-trauma couples: Clinical observations of relational characteristics and dynamics. *American Journal of Orthopsychiatry, 72,* 58–69.

O'Farrell, T. J. (1994). Marital therapy and spouse-involved treatment with alcoholic patients. *Behavior Therapy, 25,* 391–406.

Rabin, C., & Nardi, C. (1991). Treating post traumatic stress disorder couples: A psychoeducational program. *Community Mental Health Journal, 27*(3), 209–224.

Riggs, D. S., Byrne, C. A., Weathers, F. W., & Litz, B. T. (1998). The quality of intimate relationships of male Vietnam veterans: Problems associated with posttraumatic stress disorder. *Journal of Traumatic Stress, 11,* 87–102.

Rosenheck, R., & Thompson, J. (1986). "Detoxification" of Vietnam War trauma: A combined family–individual approach. *Family Process, 25,* 559–570.

Sherman, M. D. (2003). The SAFE Program: A family psychoeducational curriculum developed in a Veterans Affairs medical center. *Professional Psychology: Research and Practice, 34,* 42–48.

Sherman, M. D. (2006). Updates and five-year evaluation of the S.A.F.E. Program: A family psychoeducational program for serious mental illness. *Community Mental Health Journal, 42,* 213–219.

Solomon, Z., Bleich, A., Shoham, S., Nardi, C., & Kotler, M. (1992). The "Koach" project for treatment of combat-related PTSD: Rationale, aims, and methodology. *Journal of Traumatic Stress, 5*(2), 175–193.

Solomon, Z., Mikulincer, M., Fried, B., & Wosner, Y. (1987). Family characteristics and posttraumatic stress disorder: A follow-up of Israeli combat stress reaction casualties. *Family Process, 26*(3), 383–394.

Solomon, Z., Waysman, M., & Mikulincer, M. (1990). Family functioning, perceived social support, and combat-related psychopathology: The moderating role of loneliness. *Journal of Social and Clinical Psychology, 9,* 456–472.

Sweany, S. L. (1988). *Marital and life adjustment of Vietnam combat veterans: A treatment outcome study.* Unpublished doctoral dissertation, University of Washington, Seattle.

Syrotuik, J., & D'Arcy, C. (1984). Social support and mental health: Direct, protective and compensatory effects. *Social Science and Medicine, 18,* 229–236.

Tarrier, N., Sommerfield, C., & Pilgrim, H. (1999). Relatives' expressed emotion (EE) and PTSD treatment outcome. *Psychological Medicine, 29,* 801–811.

Waysman, M., Mikulincer, M., Solomon, Z., & Weisenberg, M. (1993). Secondary traumatization among wives of posttraumatic combat veterans: A family typology. *Journal of Family Psychology, 7,* 104–118.

Williams, C. M., & Williams, T. (1980). Family therapy for Vietnam veterans. In T. Williams (Ed.), *Post-traumatic stress disorder of the Vietnam veteran* (pp. 221–231). Cincinnati, OH: Disabled American Veterans.

Williamson, D. S. (1982a). Personal authority via termination of the intergenerational hierarchical boundary: Part II. The consultation process and the therapeutic methods. *Journal of Marital and Family Therapy, 8,* 23–37.

Williamson, D. S. (1982b). Personal authority in family experiences via termination of the intergenerational hierarchical boundary: Part III. Personal authority defined, and the power of play in the change process. *Journal of Marital and Family Therapy, 8,* 309–323.

第十九章　成人的创造性艺术疗法

戴维·雷德·约翰逊(David Read Johnson)、穆利·拉哈德(Mooli Lahad)、安伯·格雷(Amber Gray)

创造性艺术疗法是指经过艺术、音乐、舞蹈、戏剧及诗歌等专业培训的治疗者开展的针对心理治疗、咨询、特殊教育和康复的治疗。创造性艺术疗法作为一个专业,始于 20 世纪 40 年代,当时由一些心理咨询师和艺术家合作,协同治疗具有严重心理及情绪困扰的患者。由于许多病人不能接受精神分析治疗的高度语言形式,而非语言形式似乎更容易被他们认可而接受。创造性艺术治疗是在几所慢性精神病医院中逐步培养出来的,例如,华盛顿的圣伊丽莎白医院、堪萨斯州托卡的 Menniger 诊所等。20 世纪 30 年代,精神科医师雅各布·莫雷诺将行动导向技术引入了心理治疗领域。美国大约有 1 500 名经过培训的创造性艺术治疗者,世界上其他各地大约有几千名同类型的治疗者。创造性艺术治疗者要经过专门大学课程的特殊培训,通常是 2 年硕士学习(音乐治疗者可能在学士或者硕士阶段接受培训),一些博士课程也会加入相关的学习。来自超过 100 多所大学学者的学术著作会定期在此领域的 8 种专业期刊上发表。

一、理论背景

最初,创造性艺术疗法被精神分析理论合理化,比如,防御机制、外化、退隐或者是缺乏信服的、甚至臆断为艺术表达的价值。但是近年来,创造性艺术疗法将其效用归功于具有同样治疗元素的认知行为治疗。因此,尽管某些创造性艺术疗法对治疗患者的心理创伤还没有完全被大众所认同,但是许多创造性艺术疗法的核心方法已经得到了大量的经验支持。

想象曝光或许是创伤治疗中最重要的疗法组成因素,创造性艺术治疗的所有形式都是利用想象曝光,如,创伤的场景通过艺术品、戏剧角色扮演、动作、诗歌、音乐等呈现出来。拉哈德(2006)曾指出创意想象和想象曝光之间的相似性。当患者的创伤在体内和体外曝光时,患者不仅会想起当时的创伤场景,还会通过身体或者结构性行为表现出来。这种具体化的创伤意象可能对患者克服逃避倾向具有重要作用。此外,艺术媒介带来的感官刺激也会加强创伤意象的生动性。20世纪40年代和50年代,莫雷诺的心理剧证明了想象曝光的力量,并且重新刺激了心理学家对想象研究的兴趣(Singer,2005;Weis,Smucker,and Dresser,2003)。使用意象引导成为早期治疗创伤后压力疾患(PTSD)程序的重要因素(Keane et al.,1989),并且继续以各种方式运用于认知行为治疗(Krakow et al.,2001)及创造性艺术疗法中(Blake and Bishop,1994;Orth et al.,2004)。

认知重建是另一种在创伤治疗中非常重要的治疗因素。19世纪50年代,心理学家证实了角色扮演在态度改变中的作用(Hovland,Janes,and Kelley,1953),甚至将角色扮演融入教育和心理干预的各种形式中(McMullin,1986)。角色扮演(以及和它相关联的隐秘模型)已经成为创造性艺术疗法众多形式中的标准因素。情境再现、角色转换、重演更有利于促进健康的选择对改变或者挑战某一情境中的观点具有显著作用。将患者置身于表演中可以引导出新的行为来扩大挑战情境反应的总和。"角色扮演对于按照老办法做事的人来说是一种学习新的行为和语言的方法,一个行为的重复练习可以减少焦虑,让新的行为更容易被使用"(Foa,Rothbaum,1998)。

澄清歪曲认知、认知再加工和重构等在创造性艺术疗法中都经常被使用,目的在于在治疗的过程中起到逐渐脱敏的作用。在创造性艺术疗法中,写日记、写作、讲故事都是常见的叙事技巧,特别是这些非言语的干预,比如,艺术、运动或者音乐(Lahad,1992;Rose,1999)。创伤叙述是众多认知行为干预方式的一部分(Cohen,Mannarino,and Deblinger,2006;Rynearson,2001)。越来越多通过创伤受害者来讲故事和叙述的临床研究已经出版(Fry and Barker,2002;Meyer-Weitz and Slip,2005;Reister,2002)。

压力和紧张情绪管理技能同样是提高创伤治疗效率的重要因素,特别是放松疗法。这些技巧在20世纪60年代已经融入躁狂症患者的行为治疗及创伤性治疗中,特别是运用于压力释放训练(Meichenbaum,1974)。像肌肉放松(Bernstein and Borkovec,1973)和深呼吸这些技术是创造性艺术疗法众多方法中的标准因素(Gray,2002;Levy,1995)。创造性艺术疗法非常注重那些可能提高他们控制力的基本生理机能,比如,呼吸、肌肉弹性及心率。

最近,学者们的研究中越来越多的复原力增强技术得到了更多的关注(Bonanno,2005)。出现这种情况,创造性艺术疗法可能做出了有用的贡献,因为大多数关于复原力的研究都强调创造力、幽默、自主性、可塑性、活力,这些都被纳入创造性艺术疗法的技巧中(Johnson,1987;Lahad,1999,2000;Raynor,2002)。创造性活动已经逐渐被推荐给了受过创伤的患者(Bloom,1997),将创伤性素材加以调试,并且以美感的形式表达,创造性艺术疗法能改善PTSD患者的自尊、希望及社会行为,还可以减少他们的羞耻感和内疚感。这些模式同样逐渐应用于以社区为基础的弹性程序中(Gray,2002;Losi,Reisner and Salvatici,2002;Mapp and Koch,2004;Reisner,2002)。

通过创造性模式,有效干预治疗可能被增强,包括证词、公共教育及受歧视的状况。例如,利用创伤受害者表演的舞蹈和话剧、患者的艺术展览品、公共读物、诗歌去教育创伤者,改善PTSD患者的状况,提供患者重返社会的途径。

总而言之,有关创造性艺术疗法的研究表明,治疗的效率取决于他们使用的经验性疗法的要素,如,意象曝光,认知重建或再述,压力控制技巧、复原力的增强等方法。

PTSD患者治疗中使用创造性艺术疗法的潜在优势建立在艺术形态的非语言形式上。首先,艺术符号媒介可能提供更多内隐记忆系统和视觉运动模式的完整入口(Johnson,1987;Van Der Kolk,1994)。创伤性经历和关联扭曲模式可能以名词的形式存储。通过提供较宽范围的刺激物(视觉、听觉、触觉及肌肉感觉),创造性艺术疗法能增强意向曝光的生动性。通过提供具体化的表述(图像、写作),创造性艺术疗法能帮助患者减少逃避的倾向。这两种因素都将使患者的恐惧反应得到更大的适应。创造性艺术疗法的自然行为也会支持或加强认知重建策略,这些潜在的后果对那些有游离倾向的患者有特殊帮助(Kellerman and Hudgins,2000;Kluft,1992)。

如其他儿童期遭遇创伤的受害者一样,解离性身份认同障碍(DID)患者通常对非语言方式有其特殊的反应。艺术疗法、职业疗法、沙盘疗法、运动疗法,以及其他游戏类和娱乐类疗法能帮助治疗目标的实现和整合。

其次,创造性艺术疗法对受过"述情障碍"观念支持的创伤者和表述困难者相当有用。对于PTSD患者来说,不想用语言表达感受是比较常见的,当患者不能用语言表达他们的经历时,他们会选择一种更受欢迎的表达方式即创造性艺术中的非语言形式。创造性艺术疗法能帮助复原力从象征性的感觉运动向表述的词汇模型发展,这或许是创造性艺术疗法对儿童具有显著作用的原因(Goodman,Chapman,and Gant)。

二、技术说明

创造性艺术疗法的形式和模型是多种多样的,所以很难对其进行详细描述,然而我们能概括出它的一般性原则。通常来讲,一次典型的讨论会,不论是个案、家庭还是团体,开始讨论的话题是患者是做什么的,他们所面临的问题及所关心的话题。接下来,不是以言语形式继续讨论这些话题,而是通过治疗者指导患者运用一种特定的艺术媒介,如绘画、舞蹈、角色扮演、作诗或音乐,作为表达问题的一种方式。通常,治疗者引导患者进行热身或放松练习,以做好准备工作或者使他们集中注意力。这些活动能够让患者打开心扉并且放松情绪,也同时为治疗者指出了患者在该问题上的情绪或者焦虑程度。

创造性艺术治疗者企图通过特定艺术媒介去了解患者的行为,例如,艺术治疗注重从不同的颜色、线条、形状、图形和排列中去理解患者所要表达的意思;舞蹈或行为治疗者通过不同模式、特质、节奏、能量流、身体的关节、空间等了解患者;诗歌治疗者通过注意字词的选择、图像或者比喻的选择了解患者;音乐治疗者通过患者音乐作品中的节奏、和声、音调、音阶、音色及音与音之间的差距来了解患者。在观察的同时还应考虑患者的文化和社会背景。

治疗者进行创造性艺术治疗的主题不光是参与艺术媒介活动。在治疗模式特别是心理剧中,有时治疗者直接针对患者的创伤记忆(想象曝光)。例如,一个人对被父亲进行身体虐待的记忆有困扰,某次戏剧治疗者就扮演其父亲,进行角色扮演。其他时候,患者只是去画画、唱歌或者即兴表演,治疗者会在与创伤相关的问题出现时给予患者提示。例如,创造性艺术治疗者也许会要求患者画一张自己受虐之前的家,或者一张她感到愤怒的时候的图画,或者一张她对自己的身体知觉的图画。其他案例中,音乐治疗者可能会协助患者创作一首生命中被强暴的震撼作品;舞蹈治疗者会帮助患者去识别和演示一些动作,这些动作所描述的情感、创伤经历以及对照物,更多地会与积极的情感有关。在诗歌治疗中,患者会写下一首诗歌,并像读一封信那样念给在越战中逝世的同胞。这些活动的任何一种方式,除了引导患者转变思想意识之外,艺术媒介的节奏、旋律、色彩和行动都会增加解决问题的可能性。这种感官提示可能带来更多有关创伤场景的生动记忆。通常,治疗者会试图引导患者以更健康的观点来看待他们的创伤经验(认知重建),鼓励他们以一种更有希望、更准确地视角的艺术媒介去表述,或者以一种更完整的叙述方式去表达。将患者的问题在艺术形式中具体化,可作为保持距离的一种工具,让患者去思索他在现实生活情境中的行为。

创造性艺术疗法被使用在特定的 PTSD 症状及其他并发症与功能的问题上。治疗中,以暴露为主的方法,主要针对患者再经验和逃避的症状(Carey,2006;Thomas,2005);以放松和分散注意力为主的方法是针对过度警觉的症状;团体互动方法则以改善人际关系、沟通技巧为目的;创意表演方法目的在于增强自信,减少因遭遇创伤而产生的羞辱感;多方面的创造性艺术引发因其特性而提供多元性的治疗目标。例如,克鲁兹、埃森(Cruz and Essen,1994)指出,许多童年经历创伤的成年心理治疗过程都能从创造性艺术治疗中受益。

三、文献综述

创造性艺术疗法被运用于所有类型的创伤应对中,尽管还没有数据证明这些应对是否能够根据不同的创伤类型而有相应的效果,但无论是针对单一性或者重复性的创伤,还是时代性创伤(Cohen,Barnes,and Rankin,1995;Dayton,1997;Kellerman and Hudgins,2000;Kluft,1992;Spring,1993;Winn,1994)创造性艺术疗法都能发挥一定的作用。临床经验认为创造性艺术疗法在帮助那些急性创伤患者处理创伤或者虐待方面的记忆上还是很有用的(Steele,2003)。这些疗法已被越来越多地应用于战争、非人虐待及灾难事件经历者的跨文化干预(Baker,2006;Callaghan,1993;Gray,2001,2002;Hardi and Erdos,1998;Lahad,1999,2000;Van Der Velden and Koops,2005)。这些疗法同样还用来帮助那些处于道德败坏或者绝望环境中的慢性应激障碍者(Dintino and Johnson,1996;Feldman,Johnson,and Ollayos,1994)。

创造性艺术疗法目前依然缺乏足够的实验性研究,主要是因为不仅缺乏对研究者研究方法方面的训练,也因为相对缺少具有博士水平的研究者运用该疗法进行研究课题。临床研究的证据表明,创伤后应激障碍的主要症状及世界性的临床发展两个领域最为突出,而较少被提及的是功能性行为的改善及临床服务的效能。根据后设分析,舞蹈或运动治疗对核心精神症状的平均数成效值是 0.37(范围在:0.15～0.54;Cruz and Sabers,

1998)。据我们了解，目前还没有其他针对 PTSD 族群的研究数据，或是其他以创造性艺术疗法完成的后设分析。大部分的实证性研究都聚焦在相关的评估，特别是在艺术治疗领域。在一项关于性虐待绘图含义的经验性综述文献的探讨中，特罗布里奇(Trowbridge，1995)发现有 12 份研究符合相关条件。在对此进行后设分析结果的总结中，她写道："在儿童绘画作品中，如果出现生殖器官、残缺上肢、残缺手指及只有头部的图画，都需要开展进一步的调查与研究"。

对创伤治疗，我们发现很少有关于创造性艺术疗法的研究。摩根和约翰逊(Morgan and Johnson，1995)以单一个案实验研究的方法，运用创造性艺术疗法对越战退伍老兵进行干预，显著降低了被试者的 PTSD 症状及做噩梦的次数。约翰逊及其同事(1997)发现创造性艺术疗法对缓解越战老兵住院期间的 PTSD 短期症状具有较高的比例，但从总体上说，介入的成效不够显著。相关研究也发现，创造性艺术疗法团体对越战老兵战后心理创伤有较好的疗效。美国退伍军人事务部(VA)住院创伤后应激障碍计划也得出了类似的结果(Ragsdale et al.，1996)。

大多数创造性艺术疗法疗效的证据都来自临床报告和案例研究。其中，报告中最常见的是，创造性艺术疗法可以显著降低患者 PTSD 及其他功能性的症状。创造性艺术疗法被认为非常有助于处理以下问题：降低述情障碍、增强情感控制、增进人际关系、减轻解离及焦虑、减少噩梦、改善身体形象、减轻抑郁症状等。在本书的实务要领中，所有这些研究报告根据其证据强度，都可以编入 D 级和 E 级。

（一）针对创伤后应激障碍的专门方法

针对创伤后应激障碍及相关病理症状，创造性艺术疗法设计了一系列独特的治疗方法。虽然这些方法没有被随机临床验证，但对照研究还是表明这些方法不失为应对创伤症状的一种有效途径。巴里·科恩(Barry Cohen)及其同事们(1995；Cohen and Mills，1999；Cox and Cohen，2005)已经开发出了一种艺术治疗方法，可以通过增加暴露创伤影像的水平来小心地引导受创伤者。海伦·邦妮(Helen Bonny)和她的同事们也开发出一种被称为引导意象和音乐治疗的方法，成功用于创伤人群的治疗(Blake and Bishop，1994；Schulberg，1997)。通过这种途径，当播放特别选择的音乐的时候，受创伤者得以重新回顾他们的创伤经验。凯·亚当斯(Kay Adams，1997)开发了一种杂志疗法，通过该方法治疗者同患者可以开展较为深入的叙事,然后通过一个创意性的书写过程来实现康复。穆利·拉哈德(1992)设计了一个包含六个部分的故事,并将之作为一种创造性叙事技术来帮助受创伤者实现成功应对。目前,该方法已广泛应用于救灾、心理治疗等领域(Lahad,1999,2000)。最近,拉哈德(2006)将这种方法与认知行为治疗整合,使用一套受创伤者选择的卡片作为回忆创伤经验的锚。凯特·赫金斯(Kate Hudgins,2002)则设计了一套综合运用情感控制、认知重建及证词等技术的治疗性循环心理剧方法。该方法已被应用于难民、灾难受害者及心理治疗对象。安伯·格雷(2002)已经发展出了一个被称为中心后模式的舞蹈或运动治疗干预方法,专门为难民、受虐待者、战争和灾害受创伤者服务。约翰逊和他的同事们(Dintino and Johnson,1996;James and Johnson,1996;Landers,2002)应用了一种被称为发展性转换技术的戏剧治疗技术,为大量受创伤者服务。他们使用即兴角色扮演的方法,逐渐引导受创伤者通过回忆自己的创伤经历并鼓励他们向更健康的生活方式迈进。

(二) 已知风险和副作用

在治疗者具备适当的教育和训练有素的情况下,使用创造性艺术疗法没有任何已知的风险或副作用。在大多数形式的创伤治疗过程中,当采集创伤素材太快或者太过密集的时候,服务接受者可能会变得不知所措或者觉得承受不了。不过,这些反应都可以透过治疗过程中特殊结构的方法与技术来加以预防(Carey,2006;Cohen et al.,2006)。

四、结论与建议

虽然创造性艺术疗法已经得到广泛的运用与实施,但其疗效还未得到充分的实证研究的支撑。因此,开展严格的实证研究,是创造性艺术疗法未来的主要领域和方向。创造性艺术疗法的专业人士都坚持认为,该方法无论作为主要的或者辅助干预手段,都是非常有用的(Johnson,1987)。研究者的临床共识认为,创造性艺术疗法作为PTSD附属的治疗方法,在以下条件下能够发挥较好的作用:(1)该疗法的实施者受过该领域专业的教育或者训练;(2)该疗法必须经过被服务者的同意才能得以实施;(3)该疗法必须与其他正在进行的治疗配合开展。创造性艺术疗法产生作用的真正动力目前还不是很明确,可能是与一般心理动力的联合作用(比如,暴露、放松或者认知加工)及与其他非语言和创造性的因素有关。目前,还没有足够的证据说明使用创造性艺术疗法能够对 PTSD、其他共病症,或者相关破坏性症状产生不同程度的影响。

总而言之,关于创造性的艺术疗法在治疗创伤中的运用,我们提供了以下三个建议。

(1) 创造性艺术疗法在创伤治疗过程中的重要性、客观性及其未来发展的可能性,必须有待更多、更严谨、更为复杂的基于随机分组及对照经验的实证性研究。

(2) 针对 PTSD 而设计的、特殊的创造性艺术疗法的介入方案,相比其他非特定的创造性艺术治疗方法肯定会有更显著的疗效。因此,我们建议进一步加强此类方案的设计、拓展及测试评估。

(3) 创造性艺术疗法在跨文化尤其是欠发达国家中的独特意义,以及该疗法如何跨越语言障碍和文化传统以实现有效的转变,都需要进一步的研究。

注释

美国艺术治疗协会,美国舞蹈治疗协会,美国音乐治疗协会,美国团体心理治疗和心理剧协会,美国全国戏剧治疗协会,美国全国诗歌治疗协会,美国全国艺术治疗者协会,欧洲艺术治疗教育协会。

参考文献

Adams, K. (1997). *The way of the journal.* Denver, CO: Sidran Press.

Baker, B. (2006). Art speaks in healing survivors of war: The use of art therapy in treating trauma survivors. *Journal of Aggression, Maltreatment and Trauma, 12,* 183–198.

Bernstein, D., & Borkovec, T. (1973). *Progressive muscle relaxation training.* New York: Research Press.

Blake, R., & Bishop, S. (1994). The Bonny method of guided imagery and music in the treatment of posttraumatic stress disorder with adults in the psychiatric setting. *Music Therapy Perspectives, 12,* 125–129.

Bloom, S. (1997). *Creating sanctuary.* New York: Routledge.

Bonanno, G. (2005). Resilience in the face of potential trauma. *Current Directions in Psychological Science, 14,* 135–138.

Callaghan, K. (1993). Movement psychotherapy with adult survivors of political torture and organized violence. *Arts in Psychotherapy, 20,* 411–421.

Carey, L. (2006). *Expressive and creative arts methods for trauma survivors.* London: Jessica Kingsley.

Clendenon-Wallen, J. (1991). The use of music therapy to influence the self-confidence of adolescents who are sexually abused. *Music Therapy Perspectives, 9*, 17–31.

Cohen, B., Barnes, M., & Rankin, A. (1995). *Managing traumatic stress through art.* Lutherville, MD: Sidran Press.

Cohen, B., & Mills, A. (1999). Skin/paper/bark: Body image, trauma, and the Diagnostic Drawing Series. In J. Goodwin & R. Attias (Eds.), *Splintered reflections: Images of the body in trauma* (pp. 203–221). New York: Basic Books.

Cohen, J. A., Mannarino, A., & Deblinger, E. (2006). *Treating trauma and traumatic grief in children and adolescents.* New York: Guilford Press.

Cox, C., & Cohen, B. (2005). The unique role of art making in the treatment of dissociative identity disorder. *Psychiatric Annals, 35*, 685–694.

Cruz, F., & Essen, L. (1994). *Adult survivors of childhood emotional, physical, and sexual abuse.* Northvale, NJ: Aronson.

Cruz, R., & Sabers, D. (1998). Dance/movement therapy is more effective than previously reported. *Arts in Psychotherapy, 25*, 101–104.

Daniels, L., & McGuire, T. (1998). Dreamcatchers: Healing traumatic nightmares using group dreamwork, sandplay, and other techniques of intervention. *Group, 22*, 205–227.

Dayton, T. (1997). *Heartwounds: The impact of unresolved trauma and grief on relationships.* Deerfield Beach, FL: Health Communication.

Dintino, C., & Johnson, D. (1996). Playing with the perpetrator: Gender dynamics in developmental drama therapy. In S. Jennings (Ed.), *Drama therapy: Theory and practice* (Vol. 3, pp. 205–220). London: Routledge.

Duey, C. J. (1991). Group music therapy for women with multiple personalities. In K. E. Bruscia (Ed.), *Case studies in music therapy* (pp. 513–528). Phoenixville, PA: Barcelona.

Feldman, S., Johnson, D., & Ollayos, M. (1994). The use of writing in the treatment of PTSD. In J. Sommer & M. Williams (Eds.), *The handbook of post-traumatic therapy* (pp. 366–385). Westport, CT: Greenwood Press.

Foa, E. B., & Rothbaum, B. O. (1998). *Treating the trauma of rape: Cognitive-behavioral therapy for PTSD.* New York: Guilford Press.

Fry, P., & Barker, L. (2002). Female survivors of abuse and violence: The influence of storytelling reminiscence on perceptions of self-efficacy, ego strength, and self-esteem. In J. Webster & B. Haight (Eds.), *Critical advances in reminiscence work* (pp. 197–217). New York: Springer.

Gray, A. (2001). The body remembers: Dance/movement therapy with an adult survivor. *American Journal of Dance Therapy, 23*, 29–43.

Gray, A. (2002). The body as voice: Somatic psychology and dance/movement therapy with survivors of war and torture. *Connections, 3*, 2–4.

Greenberg, M., & van der Kolk, B. (1989). Retrieval and integration with the "painting cure." In B. van der Kolk (Ed.), *Psychological trauma* (pp. 191–216). Washington, DC: American Psychiatric Press.

Hardi, L., & Erdos, E. (1998). Nonverbal therapy of traumatized war victims. *Torture, 8*, 82–85.

Hernandez-Ruiz, E. (2005). Effect of music therapy on anxiety levels and sleep patterns of abused women in shelters. *Journal of Music Therapy, 42*, 140–158.

Hovland, C., Janis, I., & Kelley, H. (1953). *Communication and persuasion.* New York: Basic Books.

Hudgins, K. (2002). *Experiential treatment for PTSD: The therapeutic spiral model.* New York: Springer.

International Society for the Study of Dissociation. (1997). *Treatment guidelines*. Washington, DC: Author.

Jacobson, M. (1994). Abreacting and assimilating traumatic, dissociated memories of MPD patients through art therapy. *Art Therapy, 11*, 4–52.

James, M., & Johnson, D. (1996). Drama therapy for the treatment of affective expression in post-traumatic stress disorder. In D. Nathanson (Ed.), *Knowing feeling: Affect, script, and psychotherapy* (pp. 303–326). New York: Norton.

Johnson, D. (1987). The role of the creative arts therapies in the diagnosis and treatment of psychological trauma. *Arts in Psychotherapy, 14*, 7–14.

Johnson, D., Lubin, H., Hale, K., & James, M. (1997). Single session effects of treatment components within a specialized inpatient posttraumatic stress disorder program. *Journal of Traumatic Stress, 10*, 377–390.

Jones, J. (1997). Art therapy with a community of survivors. *Art Therapy, 14*, 89–94.

Keane, T., Fairbank, J., Caddell, J., & Zimmering, R. (1989). Implosive (flooding) therapy reduces symptoms of PTSD in Vietnam combat veterans. *Behavior Therapy, 20*, 245–260.

Kellerman, P., & Hudgins, K. (2000). *Psychodrama with trauma survivors: Acting out your pain*. London: Jessica Kingsley.

Kluft, E. (Ed.). (1992). *Expressive and functional therapies in the treatment of multiple personality disorder*. Springfield, IL: Thomas.

Krakow, B., Hollifield, M., Schrader, R., Koss, M., Tandberg, D., Lauriello, J., et al. (2001). A randomized controlled study of imagery rehearsal therapy for chronic nightmares in sexual assault survivors with posttraumatic stress disorder. *Journal of the American Medical Association, 286*, 537–545.

Krystal, H. (1988). *Integration and self-healing: Affect, trauma, alexithymia*. Hillsdale, NJ: Analytic Press.

Lahad, M. (1992). Storymaking in assessment methods for coping with stress. In S. Jennings (Ed.), *Dramatherapy: Theory and practice II* (pp. 150–163). London: Routledge.

Lahad, M. (1999). The use of drama therapy with crisis intervention groups, following mass evacuation. *Arts in Psychotherapy, 26*, 27–33.

Lahad, M. (2000). Darkness over the abyss: Supervising crisis intervention teams following disaster. *Traumatology, 6*, 273–293.

Lahad, M. (2006). *Fantastic reality*. Haifa: Nord. (in Hebrew)

Landers, F. (2002). Dismantling violent forms of masculinity through developmental transformations. *Arts in Psychotherapy, 29*, 19–30.

Lev-Wiesel, R. (1998). Use of a drawing technique to encourage verbalization in adult survivors of sexual abuse. *Arts in Psychotherapy, 25*, 257–262.

Levy, F. (Ed.). (1995). *Dance and other expressive art therapies: When words are not enough*. New York/London: Routledge.

Losi, N., Reisner, S., & Salvatici, S. (2002). *Psychosocial and trauma response in war-torn societies: Supporting traumatized communities through arts and theatre*. Geneva: International Organization for Migration.

Mapp, I., & Koch, D. (2004). Creation of a group mural to promote healing following a mass trauma. In N. B. Webb (Ed.), *Mass trauma and violence: Helping families and children cope* (pp. 100–119). New York: Guilford Press.

McMullin, R. (1986). *Handbook of cognitive therapy techniques*. New York: Norton.

Meichenbaum, D. (1974). *Cognitive behavior modification*. Morristown, NJ: General Learning Press.

Meyer-Weitz, A., & Sliep, Y. (2005). The evaluation of Narrative Theatre training: Experiences of psychological workers in Burundi. *Intervention, 3*, 97–111.

179

Mills, A. (1995). Outpatient art therapy with multiple personality disorder: A survey of current practice. *Art Therapy, 12,* 253–256.

Morgan, C., & Johnson, D. (1995). Use of a drawing task in the treatment of nightmares in combat-related PTSD. *Art Therapy, 12,* 244–247.

Orth, J., Doorschodt, L., Verburgt, J., & Drozdek, B. (2004). Sounds of trauma: An introduction to methodology in music therapy with traumatized refugees in clinical and outpatient settings. In J. Wilson & B. Drozdek (Eds.), *Broken spirits: The treatment of traumatized asylum seekers, refugees, war and torture victims* (pp. 443–480). New York: Brunner/Routledge.

Ragsdale, K., Cox, R., Finn, P., & Eisler, R. (1996). Effectiveness of short-term specialized inpatient treatment for war-related posttraumatic stress disorder: A role for adventure-based counseling and psychodrama. *Journal of Traumatic Stress, 9,* 269–283.

Raynor, C. (2002). The role of play in the recovery process. In W. Zubenko & J. Capozzoli (Eds.), *Children and disasters: A practical guide to healing and recovery* (pp. 124–134). New York: Oxford University Press.

Reisner, S. (2002). Staging the unspeakable. In N. Losi, S. Reisner, & S. Salvatici (Eds.), *Psychosocial and trauma response in war-torn societies: Supporting traumatized communities through arts and theatre* (pp. 9–30). Geneva: International Organization for Migration.

Rose, S. (1999). Naming and claiming: The integration of traumatic experience and the reconstruction of self in survivors' stories of sexual abuse. In K. Rogers, S. Leydesdorff, & G. Dawson (Eds.), *Trauma and life stories: International perspectives* (pp. 160–179). London: Routledge.

Rynearson, E. (2001). *Retelling violent death.* Philadelphia: Brunner/Routledge.

Schulberg, C. (1997). An unwanted inheritance: Healing transgenerational trauma of the Nazi Holocaust through the Bonny method of guided imagery and music. *Arts in Psychotherapy, 24,* 323–345.

Simonds, S. (1992). Sexual abuse and body image: Approaches and implications for treatment. *Arts in Psychotherapy, 19,* 289–294.

Singer, J. (2005). *Imagery in psychotherapy.* Washington, DC: American Psychological Association.

Sithamparanathan, K. (2003). Interventions and methods of the Theatre Action Group. *International Journal of Mental Health, Psychosocial Work, and Counseling in Areas of Armed Conflict, 1,* 44–47.

Slotoroff, C. (1994). Drumming technique for assertiveness and anger management in the short term psychiatric setting for adult and adolescent survivors of trauma. *Music Therapy Perspectives, 12,* 111–116.

Spring, D. (1993). *Shattered images: Phenomenological language of sexual trauma.* Chicago: Magnolia Street.

Steele, W. (2003). Using drawing in short-term trauma resolution. In C. A. Malchiodi (Ed.), *Handbook of art therapy* (pp. 139–151). New York: Guilford Press.

Thomas, P. (2005). Dissociation and internal models of protection: Psychotherapy with child abuse survivors. *Psychotherapy: Theory, Research, Practice and Training, 42,* 20–36.

Trowbridge, M. M. (1995). Graphic indicators of sexual abuse in children's drawings: A review of the literature. *Arts in Psychotherapy, 22,* 485–494.

van der Kolk, B. (1994). The body keeps the score. *Harvard Review of Psychiatry, 1,* 253–265.

van der Velden, I., & Koops, M. (2005). Structure in word and image: Combining narrative therapy and art therapy in groups of survivors of war. *Intervention, 3,* 57–64.

Weis, J., Smucker, M., & Dresser, J. (2003). Imagery: Its history and use in the treatment of posttraumatic stress disorder. In A. Sheikh (Ed.), *Healing images: The role of imagination in health* (pp. 381–395). Amityville, NY: Baywood.

Winn, L. (1994). *Posttraumatic stress disorder and dramatherapy: Treatment and risk reduction.* London: Jessica Kingsley.

第二十章 儿童的创造性艺术治疗

罗宾·F. 古德曼(Robin F. Goodman)、琳达·M. 查普曼
(Linda M. Chapman)、琳达·甘特(Linda Gantt)

一、理论背景

儿童经历创伤的程度不尽相同。创伤给儿童的心理结构和身体机能带来巨大负担,极大地影响了他们对创伤事件的整合和接受。那些画面和经历以不连贯、无组织性的碎片形式储存在患者大脑中,无法用语言描述出来。范德·科克(Van Der Kolk)写道,"创伤经历会扰乱陈述性记忆(Declarative Memory),或者患者对事件的理智回忆,但是那些与经历相关联的内隐的记忆、情绪上的反应、技能、爱好和与经历有关的感觉运动的感知,仍然得以完整地保留"(Kolorer,2000)。当患者直接用言语谈论创伤相关经历的方式不可行或不适合时,创造性艺术治疗(CATs)为患有 PTSD 的儿童提供了一种可以令他们感到轻松的交流模式。

从最广义的定义来看,创造性艺术治疗包括艺术治疗、舞蹈或动作治疗、戏剧治疗、音乐治疗、诗歌治疗和心理剧。这些治疗方法在治疗的过程中有意识的使用艺术形式和创造性流程来增进患者的健康、交流和表达;提升其心理、情绪、认知和社会功能的整合;并且促进其进行自我认知和达成自我改变……无论参与何种形式的创造性艺术治疗,都可以提供人们表达自我的方法,这些可能都是其他较为传统的治疗方法难以具备的优势(国家创造性艺术治疗联盟,2006)。

创造性艺术治疗是基于多种理论取向发展而来的。无论是因专业艺术家在工作中帮助有各种有心理健康需求的患者,还是因为心理健康专业人士自己具有的强烈兴趣或者具有某种艺术的训练背景,每一种艺术治疗的形式都具有丰富的应用历史。这些不同的创造性艺术形式,尤其是在创伤相关工作领域的实践中所取得的效果显著。举例来说,美术创作为探索(经

历)与色彩的联系开辟了一个通道;听觉记忆可能在音乐中找到一个被表达的途径;身体感知的记忆也许在舞蹈或动作治疗中被显露出来;戏剧和心理剧为人际交互的重现提供了便利;诗歌疗法提供了一种通过书写来进行暴露的技巧。清晰生动的文字如"深陷""僵硬""肮脏""萦绕不去"借此被转译成图像、动作、音乐和戏剧(Naitove，1982；Winn，1994)。尽管在符号的层面，重现可能在游戏治疗和创造性艺术治疗中都会出现，我们在这里特别将创造性艺术治疗与游戏治疗区分开来(Gil，2003)，主要通过治疗媒介和艺术创作过程的特点来进行区分。在创造性艺术治疗中，患者所表达的含义紧密联系于患者所创作和表演的内容;而游戏治疗则相反，患者只是在其中将(自己的)含义赋予一个早已设置好的现成的客体。

根据纳德等(Nader et al.，1991)的研究，从 PTSD 中得到释然与"自认为自己对结果的控制程度、满意结局的达成程度、自由表达曾经无法言说的创伤对自己的影响的程度，或者认知得以重新正常工作的程度"是有关系的。创造性艺术的参与性可以给人提供这样的释然感。非语言媒介所具有的独特角度，使其在创伤后应激障碍任何一个阶段的治疗中都是实用可行的，特别用于初步获知患者的创伤性记忆，并借此以整合患者分裂的各部分自我，最终使其重新参与到"他者的世界"中去(Johnson，1987)。尽管本章的讨论带有确定性的意味，但创造性艺术治疗的本质决定了每个患者的改变机制都应当被认为是独一无二的。

1. 以创造性艺术治疗的视角看待创伤经历

创造性艺术治疗对创伤经历的治疗价值主要存在于以下几个方面。

(1) 创意艺术在所有的文化中都有一席之地。它们以各种样式呈现，儿童对它们很熟悉，也可以容易地接触到它们(Bergmann，2002；Sutton，2002)。因此，在儿童看来它们不一定与治疗这一概念联系在一起，但却与其日常生活密不可分。

(2) 创造性艺术治疗安排的构成让治疗有了一个安全、包容和无威胁性的创造性过渡空间(Johnson，1987；Kowski，2007；Kozlowaka and Hanney，2001；Utton，2002)，在这个过渡空间中研究者可以对创伤的决定性因素进行探索。

(3) 创造性艺术为令患者恐惧的素材和隐喻的外显化提供了可以去审视和分享的基础(Loewy and Stewart，2004；Winn，1994)。

(4) 治疗素材和非语言式的表达可以根据儿童的可耐受程度与心理学治疗任务进行配对使用(Clements，Benasutti，and Henry，2001；Klorer，

2003)。

（5）创造性艺术治疗允许个性化的干预治疗，以适应儿童的舒适度和准备直面创伤经历要素的状态。

（6）创造性艺术治疗以象征性的方式着手解决创伤经历的问题，直到患者可以做到和忍受直接进行表达。隐喻可以从极微量的暴露开始点滴增加，提供安全缓冲以避免直面创伤经历(Bowers，1992)。

（7）参与创造性艺术中的感受是令人愉悦的，即使这一过程没有涉及任何语言的含义，仍然会令患者生出一种力量感(Bermann，2002；Kozlowska and Hanney，2001)。

（8）创造性艺术可以唤起特定的意象或令（患者）感到放松(Atwood and Donheiser，1997；Cassity and Theobold，1990；Monti et al.，2006；Winn，1994)。

（9）创造性艺术治疗对于那些语言表达欠缺熟练度和组织性的幼童而言，尤其有价值(Klorer，2000；Lieberman，Van Horn，and Ippen，2005)。

2. 以神经学视角看待创造性艺术治疗

神经学的发展与进步，帮助研究者理解创伤和受虐待经历所带来的复杂后果和治疗中的患者改变机制。对在创造性艺术治疗过程中所产生的神经性交互的科学理解正在急速增加，此外关于意象和创造性艺术如何促进患者改变的细节性解释也在不断地出现(Belkofer and Konopka，2003；Berrol，2006；Kruk，2004)。

体干神经和机体的感觉官能的协同，使创伤经历被编码并予以储存记忆(Rothchild，2000)。当个体创伤性应激反应发生时，神经系统的化学反应过程出现失调，因此大脑80％—90％的潜力被关闭以确保大脑本身的存活，关闭的部分主要在大脑的高等功能结构中(Pearce，1992)。当这一情况发生时，身体和大脑会将这段经历大致记录在身体的记忆中(Ogden and Minton，2000；Steele，2003；Van Der Kolk，1006)。创伤性材料通常在患者神志清醒时以视觉的形式被回忆起来(Cohn，1993；Terr，1991；Tower，1983)，同时伴有其他感官形式的信息重现过程。

最近的神经影像学研究结果表明，患者创伤经历的内容被储存在右脑中，连接着人体的视觉运动功能和情绪(Schiffer，Teicher，and Papanicolaou，1995；Schore，Hontz，2006；Siegel，1999；Van Der Kolk，1996)。劳赫与其同事(Rauch et al.，1996)使用正电子发射层析成像（PET）技术，对听到有关自己创伤经历内容的PTSD患者的大脑进行扫描，结果表明，其右脑颞叶、杏仁核、额叶及右脑视觉皮质均呈现高度活跃的状态，而与语言和认知问题解决功能有关的左脑，则显示"被关闭了"。如果左前额叶没有被"开启"，那么它就无法存储语言信息（Perry et al.，1995）。该研究结果证实了语言无法回述创伤经历这一典型现象。范德·科克（1996）将这称之为"恐惧中的失语"，并推断这是海马的萎缩造成的。海马体对人的长期记忆的编码输入和提取起着至关重要的作用（Siegel，1999），而负责语言和排序功能的布洛卡区这时也处于非活跃状态。

大脑皮质整合或左右脑间协同工作的缺失，导致了大脑皮层的记忆和整合功能受到了损坏。加扎尼加（Gazzaniga）提出"左脑会编造出一个故事来使左脑本身和自我都相信一切仍在掌控之中"，而"右脑的创造性输出是一种更加可靠的经历或情绪的表达方式"。

开展有效的 PTSD 治疗必须能够访问右脑，而艺术创作则提高了这种连接能力（Schore，Hontz，2006）。创造性艺术治疗作为一种在感觉运动层面对信息处理过程进行工作的疗法，可以成功地激活右脑。这些疗法可以深入到创伤经历的动觉、躯体（Ben-Asher et al.，2002）和非语言的残存部分。而创造出来的成品和整个创作过程，则被作为实现目的的载体，以帮助患者进行情绪调节管理。

随着患者大脑皮层下结构的激活，作为情绪和理解感知功能核心的边缘系统结构也被激活了。这一过程无须借助更高等级的大脑皮层功能就可以实现（Bergmann，2002）。连贯而统一的描述，作为患者创伤解决的核心要素，需要左右脑的整合（Siegel，1999）。创造性行为提供了一个与创伤经历有关的画面外显化的机会。由此，词语本身和其含义可以与创伤的残存产生关联，这样一来，创伤的残存（或者叫作碎片）就从隐晦的变成了明显的、可以被感知的形式。"激活了左右脑的活动，也就同时激活了视觉和语言神经的通路，由此治疗的潜能就被最大化，因为这时的大脑创造了一种视觉化、非语言的描述形式，这种形式可被转译成可理解的语言"（Chapman et al.，2001）。

二、技术说明

（一）治疗变量

在制订创造性艺术治疗的治疗干预计划时，下列这些变量是需要被考虑的。

1. 参与者

目前,创造性艺术治疗在患者个体(Ben-Asher et al., 2002；Finan and McCutcheion，1995；Robb，1996)、家庭(Hanney and Kozlowska，2002；Zimmerman et al.，1987)、患者小组(Atwood and Donheiser，1997；Powell and Faherty，1990；Zaidi and Gutierrez-Kovner，1995)、员工小组(Byers，1996)和社区小组(Baráth，2003；Kalmanowitz and Lloyd，1999)中均有过实施。

2. 治疗形式

治疗可以采取限时治疗的方式。这一形式通常针对的是急性创伤经历伤害的患者(Chapman et al.，2001；Robb，2002；Rousseau et al.，2004；Steele and Raider，2001)，或者采取无限期的开放式治疗,通常作为慢性创伤经历的后续应对(Kalmanowitz and Lloyd，1999；Klorer，2003)。治疗手段既可以是定向的也可以是非定向的。

3. 互动

治疗的互动水平因采用不同的创造性艺术治疗的艺术形式,以及不同的治疗者的参与而呈现出多样性。某些特定的艺术形式会比其他艺术形式产生更多的互动。例如,音乐治疗可能会由于一段交织的旋律,而得到儿童患者的回应(Bergmann，2002；Kowski，2007)。利用心理剧和戏剧治疗则常会涉及表演的动态关系(Winn，1994)。在美术治疗中,如果一个治疗者在被治疗儿童的画作上进行绘画,常常被认为是一种干涉。

4. 创作过程与创造结果

创造性艺术本身暗含了"成品"这一概念的存在(一幅美术作品、一首原创歌曲、一场独角戏或者一段编排完成的舞蹈)。治疗者将关注点放在创作过程本身。患者自发地使用绘画工具或者选择某一种乐器来反映自己内心的感受,与仅仅是画出一幅风景画或跟唱自己最喜欢的歌曲,这两者是十分不同的。根据治疗者的倾向和患者的不同需求,指导患者探索或自由表达在艺术治疗中时间长短和比例上的选择,以及强调完成一件作品的程度,也应有所不同。

5. 单一对多样的创造性艺术治疗的介入形式

有些治疗项目是基于某种特定的创造性艺术治疗实施的(Coulter，2000；Steele and Taider，2001),而另一些则使用了多种艺术形式的综合方式(Akhundov，1999；Baráth，2003；Clendenon-Wallen，1991)。形式的选择是由治疗者根据自身（例如，偏好）或者现实情境（例如，可操作性）来决定的。

治疗者在多样的治疗环境中，比如，短期精神科（Slotoroff，1994）和门诊部（Rabenstein and Lehmann，2000）中，常常使用综合的形式和工作内容来进行治疗。治疗既有结构性的、具有时限性的、以多艺术形式为内容的小组（Powell and Faherty，1990），又有单一艺术形式的、持续无时限的、非定向个案的艺术治疗（Clements，1996）。至于哪一种治疗模式和倾向在价值上更优，至今仍未有研究有所涉及，更无定论。

（二）创造性艺术治疗与其他治疗形式的重合

对诊断为 PTSD 的儿童使用艺术治疗，最早期可以回溯到与创伤有关的治疗。根据纳德等（1991）的研究结果，回放性的表演和艺术活动可以被用于心理急救和访谈，以"确定创伤经历的意象和其回避的内涵，并以此着手对儿童个体创伤经历进行探讨，同时用于评估创伤嵌入（患者）感官方面的深入程度，（并且）将这些方面进行转化"，同时为短期或长期治疗做准备，确定儿童所经历的事件带来的创伤和遭受的后果的发展情况，处理这一过程中出现的无助感、自责感和被动消极的状态，从而提升控制创伤造成患者困扰情况的能力并对儿童所取得的进展进行评估。

使用绘画来进行治疗的文献一直少之又少，这种状况直到比诺和埃斯（Pynoos and Eth，1986）在论文中，对基于美术来进行访谈的方法进行介绍后才得以改变。伊扎基等（Itzhaky et al.，2004）通过让患者画桥来评估患者对创伤的反应，将图画的特性和 PTSD 的症状进行配对比对，并据此进行了相应的治疗。格罗斯和海恩（Gross and Hayne，1998）对公立学校低龄、无创伤史的学生进行小范围研究时发现，如果在与被研究者谈论他们的情绪化经历时，将绘画加入访谈过程中，所获得的信息比只进行谈话获得的信息要更多，也更为准确。这一结果对在创伤治疗中使用创造性艺术方法而言是重要的暗示，也表明了将定向艺术为本的治疗方法和暴露疗法进行结合，具有自身的价值。

近来，在使用创造性艺术治疗的临床工作和研究领域，有两种主流方法。一种是围绕着创造性方式的概念化，使用创造性艺术活动来进行治疗。另一种是利用美术、舞蹈或动作、音乐及戏剧或心理剧为基础的治疗活动，来支持非创造性艺术治疗理论为前提的介入治疗，并且通常由非创造性艺术治疗的治疗者实施。例如,很多创伤焦点的认知行为治疗(CBT)的介入手段包括绘画、歌曲创作或者戏剧表演,作为对创伤后果的确认,以及对创伤经历的叙述(Goodman,2004)。艺术治疗者索博尔和施奈德(Sobol and Schneider,1996)对细微因素做了区分,将所实施的治疗描述为以艺术为本和以创伤为本的两种治疗模式的结合,声称自己使用的是一种按照特定阶段序列和更具支持性的工作室为本的治疗方式。

在将创造性艺术治疗作为初级介入手段的过程中,创造性活动既被视为进入治疗的前奏,自身也被认为是一种具有治疗性的手段。创造性活动结果所得到的词语同真实发生的创伤经历有所关联,这一情况一旦发生,则会贯穿治疗始终。"停留在隐喻阶段是必要的,因为在艺术活动中所表达的内容,常常呈现出不被确认或者用理智和客观的语言来表达……治疗应当聚焦探索患者对所发生事实的感受,进而控制那些使儿童不堪重负的感受"(Klorer,2000)。

近来,在利用循证法和认知—行为取向方法的实务工作中,把暴露(无论是通过创伤经历描述得到的直接或者非直接的)看作是儿童创伤介入治疗十分基本且必要的构成(Cohen,Berliner,and Mzrch,2000)。而创造性艺术治疗这一并不关注观察和认知的介入方法,显然与上述观点不同。遗憾的是,它还需要通过研究来进一步了解,利用创造性艺术治疗得到的表达和控制的效果,以及人们认为的治疗使大脑产生的变化,是否足以改善症状,或者将创造性表达和实际创伤经历联系起来,是不是必要的。迄今为止,主要指导创造性艺术治疗的还是个人实务经验,而非科学的研究成果。

创造性艺术治疗者通常不会将他们的介入治疗归于某一特定的创伤模型,也不会归于人们比较熟知的那些与创伤相关的介入疗法,比如,暴露疗法。不过,尽管他们可能不会使用认知行为治疗的术语,暴露和认知却常常是他们治疗工作的要素。齐默尔曼和他的同事(Zimmerman et al.,1987)让孩子们画出并且谈论他们与创伤相关的课堂经历。洛杉矶大地震之后,罗耶(Roje,1995)让在校儿童画出"他们记忆中的"地震,画出他们的感受并讨论如何管理自己的感受和行为。拉拉特(Baráth,2003)问道,"战争是什么味道的,摸起来有什么感觉,是什么颜色的?",以及"我所惧怕的是什么? 我如何应对它?"汉妮等(Hanney et al.,2002)的故事绘本技术被使用在所有家庭成员的身上,这个技术与绘图式创伤描述极其相似。斯图尔特等(Stewart et al.，2004)用"故事歌"这一形式，针对某一特定的创伤驱动主题进行渐进的治疗工作。斯洛托洛夫(Slotoroff，1994)，一位与其他创造性艺术治疗者迥然不同的研究者，特别报告了他使用即兴鼓乐和认知行为治疗，来解决青春期创伤幸存者的愤怒情绪问题和赋权问题。

使用暴露治疗有关的创造性艺术治疗技巧，能否从中获益，是个很难判定的问题，因为治疗实际上并不会被这样规范的操作和上报。哈古德(Hagood，2000)提到一个英国的研究，称60%的艺术治疗者在治疗遭受性虐待的儿童时，使用非定向工作方法。这种方法基本等同于过程取向的、非认知行为的治疗方法。不过，在实务工作中，两种方法可能都会被治疗者采取(Winn，1994)。哈古德则主张应当使用患者本身所需要的治疗方法，包括认知行为取向的干预治疗在内。

三、数据收集方法

我们通过搜索创伤压力国际出版文献(PILOTS)数据库，来收集将创造性艺术治疗用于PTSD儿童的文献，输入"艺术""舞蹈"和"音乐治疗"等关键词，也可以输入"儿童、青少年和创伤经历"。补充性的文献可以根据所选定的摘要、文章和书内章节中的参考书目获得。绝大多数的文献(包括书内章节、文章和研究)都与美术治疗有关(根据"PILOTS"得到搜索引用结果，有美术治疗189个、舞蹈治疗11个、戏剧治疗35个，音乐治疗26个)。其中大多数与美术相关的治疗工作，都会在下文有关介入治疗的讨论中被提及。

四、文献综述

对各群体使用创造性艺术治疗的科学文献本就十分有限，其中，对治疗儿童PTSD的研究就更加欠缺了(见表20.1)。在已有文献中，最常被研究讨论的儿童群体是性虐待和身体虐待的幸存儿童(Arwood and Donheiser，1997；Bowers，1992；Glaister and McGuinness，1992；Goodill，1987；Harvey，1995；Zaidi and Gutierrez-Kovner，1995；Weltman，1986)和战争相关的创伤幸存儿童(Baráth 2003；Bergmann，2002；Berman et al.，2001；Kalmanowitz and Lloyd，1999；Rousseau et al.，2004)。

表 20.1　使用随机控制对照组、控制对照组和无控制
对照组的针对儿童的创造性艺术治疗研究

研究类型	目标群体[a]	治疗的数量/时长	治疗/控制对照[b]	主要研究发现	组间治疗效果数量	组内治疗效果数量
随机性研究						
查普曼等(Chapman et al.，2001)	N = 85(7岁至17岁受到创伤经历伤害)	1节	N = 31(1节艺术治疗介入)N = 27[日常治疗(TAU)]N = 27(作为基线未呈现 PTSD 症状)	对照组间无显著差别;艺术治疗的参与者在一个月后其逃避性明显降低	N/A	N/A
使用控制组对照的非随机性研究						
库尔特(Coulter，2000)	N = 9(56名获准进入小组;17名开始后加入;5名拒绝、3名开始前退出、6名无虐待经历、16名结束前退出)(9岁至17岁有性虐待或身体虐待经历)	每周 6天,8周,30 分钟至 45 分钟每节	N = 9(音乐治疗:音乐创作)N = 9[愉悦性音乐(研究对象群体内)]	无显著差别	N/A	N/A
无控制对照的非随机性研究						
皮法格(Pifalo，2002)	N = 13(8岁至17岁;性虐待经历)	10 周周小组	N = 13(艺术治疗)	对照创伤应激症状检查表进行前侧和后侧发现在 10 项中有3 项具有显著差异(焦虑、创伤后压力、公开性解离)	N/A	N/A

研究类型	目标群体[a]	治疗的数量/时长	治疗/控制对照[b]	主要研究发现	组间治疗效果数量	组内治疗效果数量
斯蒂尔(Steel and Raider, 2001)	$N = 168$(6岁至18岁;在治疗前1周至17年有多种创伤经历)	8节	$N = 168$,美术治疗,针对创伤儿童、青少年和父母的结构性感知介入治疗(SITCAP)$N = 150$(3个月后续治疗)	在8节小组后对参与者进行评估,以及3个月后使用修正的儿童PTSD反应指数评估,并取得了儿童和家长的测量结果。治疗结束后,报告得出结果在重历、回避和性唤起方面有显著差异	N/A	N/A

[a] N：研究或者治疗开始时的数值;

[b] N：数据分析中的数值。

(一) 案例研究：个案和小组

绝大多数文献都是以个案或小组的案例研究和案例片段形式呈现的(Carranach, 1996；Coulter, 2004；Hagood, 2000；Robb, 1996)。通常,案例研究用于描述和介绍非定向治疗,可以展现更多细节的结构性介入通常在小组中实施。尽管没有特定的程序和指导用来例行遵守,但有一个对主题和话题的指导性工作进展的顺序,还是被作为建议指导而提出。

阿特伍德等(Atwood et al., 1997)把他们对受性虐待的前青春期女童的小组治疗,描述为一种"心理学理论和简单的问题解决取向的治疗技巧的混合",治疗使用了艺术性活动,如,"修复性意象"的图片,陶艺、面具制作及等身大小的身体绘画。

鲍威尔等(Powell et al., 1990)借助结构性小组治疗处于潜伏期的受性虐待的女童。小组成员画出或表演出她们受性虐待的经历并进行初步的坦露。拉拉特(2003)将艺术性活动和基于十二步治疗法的主题进行配对。

摩根等(Morgan et al.，2003)也使用了艺术性治疗方法，与使用特定关键事件压力汇报顺序为方法的小组治疗协同实施。他们分析了小组中得到的图画，并得出结论称艺术创造有利于提升小组成员的舒适感，也促进了他们的表达。但是，研究者们似乎使用的是一个仅凭借自己的印象判定的结论，而非客观的评价系统。在一个很有趣的研究中，居住在加拿大的年轻波斯尼亚难民们在2周多的时间里，通过训练和指导去拍摄主题为"在他们生活中重要的人、物、事"的照片(Berman et al.，2001)。照片充斥着特定的肢体语言和与创伤事件有关的细致表现，并引发了对此的讨论。

尽管客观的测量方法在这一领域是缺失的，大部分案例研究的作者还是得出了通过治疗使患者取得进步的结论。这些研究提供了患者的心理学背景信息，创伤历史，对症状、行为的质性描述。其中极少有正规的评估在研究中被提及，更不用说特定的基于DSM-IV的精神疾病诊断方法了(美国精神疾病协会，1994)。治疗结果的评价依据患者创造或者表演的作品，或研究者对患者的行为观察得出。罗耶(1995)准确地概述了PTSD的症状表现，同时描述了患者儿童在经历地震后，有噩梦、侵略性想法和回避一切与地震有关活动的表现，但她并未特意评估患者的PTSD症状。缺乏基准标准化的评估和对患者的诊断标准，是创造性艺术治疗文献存在的一个严重问题。

（二）非对照研究

巴拉斯(Baráth，2003)报告了他在前南斯拉夫与共计99 000名儿童、教师和学校工作人员的工作情况，在样本为5 628名儿童的一个治疗项目中，通过在危机干预前后分别进行PTSD分数的测量和对比，发现样本儿童的PTSD症状显著减少。在根据语义差别等级而"精心制定的说明"的指导下，来自530名儿童的共计3 710幅美术作品被收集并分析其中的创伤符号。研究结果展现出了积极的改变，那些美术作品"逐渐蕴含了更多的积极情绪、自我赋权和积极应对态度"。在极度困难的条件下，如此大量的工作使人印象深刻、倍受鼓舞，然而其中却未有丝毫科学而严格的收集、分析数据的细节被提及。

在实地测试之后，斯蒂尔等(Steele et al.，2001)发展出了一个名为针对创伤儿童、青少年和家长的结构性感知介入治疗项目。他们报告称参与者在8节介入治疗和3个月的跟进后，从前后测量结果来看，重历、回避和性唤起均有显著的减少。这一研究对该领域跟随一个非传统认知行为取向治疗模式而言,是一个有价值的范本,传统模式为了达到暴露治疗的目的而使用艺术活动、讲述那些创伤经历叙述的故事及认知重构。然而,该研究的结果是基于实验数据得出的;研究设计既没有随机抽样也没有控制组对照。这一研究的结果至今还未被发表在同行评议杂志上。

皮法格(Pifalo, 2002)使用儿童创伤应激症状检查表(TSCC)来评估参加艺术治疗小组的受过性虐待的儿童和青少年的治疗改变。她指出通过前测后测对比发现患者的症状有所减少。这个研究结果来自一个小范围的研究(13个研究对象),因此必须被审慎看待,但是研究的这种尝试仍然是令人鼓舞的。

有两个基于音乐治疗的研究十分突出。库尔特(Klover, 2000)观察了在歌曲创作和娱乐音乐小组中的 9 名处于青春期的研究对象,研究他们的PTSD症状的改变。尽管研究结论未发现显著差异,作者还是说明了在小组中,回避、侵略性思维和可能的青春期作用的降低趋势。然而,研究设计还是有所不足,例如,参与者被混在一起且音乐小组中没有参与者。研究并未测量症状的改变,而只是一个针对 11 名遭受过性虐待的青春期少年开展的为期 12周的音乐治疗小组(也包括了美术活动),其核心是提升患者的自信和自尊(Clendenon-Wallen, 1991)。小范围样本的前后测显示,他们的自信有了显著提升,但是研究者并未进行 PTSD 的测量。

在非控制性研究中,少数(若有的话)患者应用了量化变量以通过前测和后测来评估患者个体的改变。毫无疑问,这是在将一个创造性艺术治疗组和一个未治疗对照组进行对照前,需要走出的第一步。一旦数据从这种初步研究得以普遍化,那么对不同的创造性艺术治疗方法的比较,将某一特定的创造性艺术治疗和非创造性艺术治疗方法进行对比,也可以进一步追寻实施了。

(三)随机对照试验

至今,只有一个研究可以被认为符合随机性控制对照试验(RCT)创造性艺术治疗的要件。查普曼和同事(Clements et al., 2001)调查了一个艺术治疗项目,该项目的介入主体是受创伤经历伤害的、被收治的儿童和青少年。在研究预期中,研究设计成随机抽样的方式,参与者是 7 岁至 17 岁的儿童和青少年,其至少因为受伤而被医院收治达 24 小时。儿童在治疗前、治疗后 1 周、1 个月和 6 个月分别使用儿童创伤后应激障碍指数(PTSD-Ⅰ,儿童和青少年版;Rodriguez, Steinberg, and PYNNOS, 1997)、创伤后应激诊断等级和家庭环境等级进行测量。有 85 名病人进入该治疗：其中 31 人接受了特殊的艺术治疗介入；27 人接受了标准化的医院护理；还有 27 人未表现出 PTSD 基本症状。尽管在总体上 PTSD 症状的测量分数没有显著的数值下降，但是介入使所有美国精神治疗协会（DSM‐4，1994）中 PTSD 要件回避(C)所记述的症状在治疗后一周显示降低。这一降低在治疗后 1 个月仍然得以维持。

五、结论与建议

(一) 未来研究的方向

对于创造性艺术治疗而言，当前最紧迫的就是建立循证的 PTSD 临床实务方法指导。这需要将注意力放在这些工作前沿上。

（1）艺术治疗的价值证据证明应当跳脱出临床报告这个范围。进一步探索创造性艺术治疗在神经学的科学支持，对发展出一个坚实的理论模型和指导介入治疗，是至关重要的。

（2）合理可靠的评估工具必须被应用到对创造性艺术介入治疗的效果评估中去。创造性艺术治疗的评估工具需要得到发展和合理化，这不同于现有的、固化的 PTSD 测量方法来决定创造性艺术治疗相关的症状改变。

（3）最佳的治疗实践必须基于参与者的数量、类型、单节治疗模式、互动的水平、注重过程的治疗策略，以及推荐使用艺术创造和表演手法共同构筑而成。

（4）针对急性和慢性 PTSD 的手册化治疗程序必须得到发展。然后，实验数据得以收集并进行随机对照试验（RCT），得到清楚明确的结果。治疗结果的调查可以随后在多种环境设定中得到重复实施验证。

（5）儿童的发展水平、认知能力、语言机能和心理状态等带来的影响，须在所有研究中作为研究的基本信息加以表述。研究中，对适应年龄的各种不同因素进行控制是十分急迫的任务。

（6）有关儿童的绘画和其对创伤经历发展水平效果的纵向研究，目前是明显缺乏的。在长期的绘画中得到的改变，以及儿童发展和生活状况的变化都需要进行研究（Carpenter et al.，1997）。

（7）遗憾的是，儿童监护人在治疗工作中的辅助作用，在研究中只有零星提及。创造性艺术治疗的治疗者通常专攻于治疗儿童或者成年人，患者的环境常被视作是彼此割裂和分离的。证据表明，监护人的参与是创伤中心的治疗取得成功不可或缺的因素（Lieberman，Van Horn，and Ippen，2005；Pfeffer et al.，2002；Sandler et al.，2003）；在发展和完善治疗规范时将这点纳入考虑是至关重要的。家庭取向的治疗工作已经得到了实施（Ambridge，2001；Hanney and Kozlowska，2002；Rabenstein and Lehmann，2000；Steel and Raider，2001；Zimmerman et al.，1987）。但是，并没有足够的监护人被纳入介入治疗中的案例。另一种治疗模型，如，对儿童和监护人分别开展的治疗工作，以及混合治疗都是必要的，需要加以探索。两种模型在儿童创伤的文献中被更加频繁地提及（Cohen，Mannarino，and Deblinger，2006；Kolko，1996）。

（8）创造性艺术治疗者应当在最大化艺术价值工作上富有创新性，而非一味地去转换和重复那些已有的介入治疗。例如，身体地图在"虚拟艺术治疗"中被转化为色彩（Tripathi，2006），新兴的计算机合成美术和音乐为治疗提供了新途径。怀着对创新的崇高敬意，创造性艺术治疗的价值和其应用于严重心理疾病的实践依然潜能巨大。

（二）结论

基于目前在创造性艺术治疗现有的临床工作实践部分，一个清晰的共识已经达成，那就是艺术提供了触及那些尚未准备好使用语言触及的、与创伤经历有关要素的途径，同时艺术也提供了独特的治疗方式。神经学的成果为创造性艺术治疗为何有如此的治疗价值提供了宝贵的信息支持，但是目前仍然只有少量的研究，能够支持成千上万的创造性艺术治疗者投身临床所得出的各类结论。科学的进步需要针对临床前沿的科学研究，以及创新的共同助力。那些由非创造性艺术治疗心理健康专业人士所描述的介入治疗，创造性艺术治疗所描述的治疗间所具有的相似性，是显而易见的：前者似乎并未意识到后者的存在。实际上所有针对儿童和青少年的治疗工作都使用了非语言的治疗技巧。因此，专业间的界限是流动而非泾渭分明的。创造性艺术治疗者对艺术力量的敏感和熟知，以及非创造性艺术治疗训练背景的临床治疗者的循证治疗技巧的知识，都应当被用来加强彼此的工作。创造性艺术治疗者和其他心理健康专业人士的通力合作，会有效增进双方的治疗工作，从而达到患者利益最大化的最终目的。

鸣谢

我们真诚感谢对本章内容进行认真审阅并提出建议的舞蹈或动作治疗者莉诺·W. 赫维博士(Dr. Lenore W. Hervey)及音乐治疗者朱莉安·科夫斯基(Juliane Kowski),同时也要感谢梅根·道尔(Megan Doyle)对参考文献进行整理的辛勤工作。

注释

美术、舞蹈、戏剧、音乐、心理剧和诗歌治疗均建立了各自的专业训练标准,包括一系列许可和监察流程、伦理道德准则和临床实践标准,以及一套专业的认证流程。

参考文献

Akhundov, N. (1999, December). Psychosocial rehabilitation of IDP children: Using theatre, art, music and sport. *Forced Migration Review, 6*, 20–21.

Ambridge, M. (2001). Using the reflective image within the mother–child relationships. In J. Murphy (Ed.), *Art therapy with young survivors of sexual abuse* (pp. 69–85). Philadelphia: Taylor & Francis.

American Psychiatric Association. (1994). *Diagnostic and statistical manual of mental disorders* (4th ed.). Washington, DC: Author.

Atwood, J. D., & Donheiser, G. (1997). Me and my shadow: Therapy with sexually abused pre-adolescents. *Contemporary Family Therapy, 19*(2), 195–208.

Baráth, A. (2003). Cultural art therapy in the treatment of war trauma in children and youth: Projects in the former Yugoslavia. In S. Krippner & T. McIntyre (Eds.), *The psychological impact of war trauma on civilians: An international perspective* (pp. 155–170). Westport, CT: Praeger/Greenwood Press.

Belkofer, C., & Konopka, L. (2003, November). *A new kind of wonder: EEG and art therapy research.* Paper presented at the annual conference of the American Art Therapy Association, Chicago.

Ben-Asher, S., Koren, B., Tropea, E. B., & Fraenkel, D. (2002). Case study of a five-year-old Israeli girl in movement therapy. *American Journal of Dance Therapy, 24*(1), 27–43.

Bergmann, K. (2002). The sound of trauma: Music therapy in a post-war environment. *Australian Journal of Music Therapy, 13*, 3–16.

Berman, H., Ford-Gilboe, M., Moutrey, B., & Cekic, S. (2001). Portraits of pain and promise: A photographic study of Bosnian youth. *Canadian Journal of Nursing Research, 32*(4), 21–41.

Berrol, C. F. (2006). Neuroscience meets dance/movement therapy: Mirror neurons, the therapeutic process and empathy. *Arts in Psychotherapy, 33*(4), 302–315.

Bowers, J. J. (1992). Therapy through art: Facilitating treatment of sexual abuse. *Journal of Psychosocial Nursing, 30*(6), 15–23.

Byers, J. G. (1996). Children of the stones: Art therapy interventions in the West Banks. *Art Therapy: Journal of the American Art Therapy Association, 13*, 238–243.

Carpenter, M., Kennedy, M., Armstrong, A., & Moore, E. (1997). Indicators of neglect in preschool children's drawings. *Journal of Psychosocial Nursing, 35*(4), 10–17.

Cassity, M. D., & Theobold, K. A. K. (1990). Domestic violence: Assessments and treatments employed by music therapists. *Journal of Music Therapy, 27*(4), 179–194.

Cattanach, A. (1996). The use of dramatherapy and play therapy to help de-brief children after the trauma of sexual abuse. In A. Cattanach & A. Gersie (Eds.), *Dramatic approaches to brief therapy* (pp. 177–187). Philadelphia: Jessica Kingsley.

Chapman, L., Morabito, D., Ladakakos, C., Schreier, H., & Knudson, M. (2001). The effectiveness of art therapy interventions in reducing post traumatic stress disorder (PTSD) symptoms in pediatric trauma patients. *Art Therapy: Journal of the American Art Therapy Association, 18*, 100–104.

Clements, K. (1996). The use of art therapy with abused children. *Clinical Child Psychology and Psychiatry, 1*, 181–198.

Clements, P. T., Jr., Benasutti, K. M., & Henry, G. C. (2001). Drawing from experience: Using drawings to facilitate communication and understanding with children exposed to sudden traumatic deaths. *Journal of Psychosocial Nursing and Mental Health Services, 39*(12), 13–20.

Clendenon-Wallen, J. (1991). The use of music therapy to influence the self-confidence and self-esteem of adolescents who are sexually abused. *Music Therapy Perspectives, 9*, 73–81.

Cohen, J., Berliner, L., & March, J. (2000). Treatment of children and adolescents. In E. B. Foa, T. M. Keane, & M. J. Friedman (Eds.), *Effective treatments for PTSD: Practice guidelines from the International Society for Traumatic Stress Studies* (pp. 106–138). New York: Guilford Press.

Cohen, J. A., Mannarino, A. P., & Deblinger, E. (2006). *Treating trauma and traumatic grief in children and adolescents.* New York: Guilford Press.

Cohn, L. (1993). Art psychotherapy and eye movement desensitization reprocessing (EMDR) technique: An integrated approach. In E. Virshup (Ed.), *California art therapy trends* (pp. 275–290). Chicago: Magnolia Street.

Coulter, S. (2004). Working with a child exposed to community and domestic violence in Northern Ireland: An illustrated case example. *Child Care in Practice, 10*(2), 193–203.

Coulter, S. J. (2000). Effect of song writing versus recreational music on posttraumatic stress disorder (PTSD) symptoms and abuse attributions in abused children. *Journal of Poetry Therapy, 13*(4), 189–208.

Finan, H. T., & McCutcheon, M. (1995). Art as a therapeutic technique: Addressing the clinical issues of children of Vietnam veterans. In D. K. Rhoades, M. R. Leaveck, & J. C. Hudson (Eds.), *The legacy of Vietnam veterans and their families: Survivors of war: Catalysts for change* (pp. 372–383). Washington, DC: Agent Orange Class Assistance Program.

Foa, E. (1995). *Post Traumatic Stress Diagnostic Scale manual.* Minneapolis, MN: National Computer Systems.

Gil, E. (2003). Art and play therapy with sexually abused children. In C. A. Malchiodi (Ed.), *Handbook of art therapy* (pp. 152–166). New York: Guilford Press.

197

Glaister, J. A., & McGuinness, T. (1992). The art of therapeutic drawing: Helping chronic trauma survivors. *Journal of Psychosocial Nursing, 30*(5), 9–17.

Goodill, S. (1987). Dance/movement therapy with abused children. *The Arts in Psychotherapy, 14*(1), 209–214.

Goodman, R. F. (2004). Treatment of childhood traumatic grief: Application of cognitive-behavioral and client-centered therapies. In N. B. Webb (Ed.), *Mass trauma and violence: Helping families and children cope* (pp. 77–99). New York: Guilford Press.

Gross, J., & Hayne, H. (1998). Drawing facilitates children's verbal reports of emotionally laden events. *Journal of Experimental Psychology: Applied, 4*(2), 163–179.

Hagood, M. M. (2000). *The use of art in counseling child and adult survivors of sexual abuse.* London/Philadelphia: Jessica Kingsley.

Hanney, L., & Kozlowska, K. (2002). Healing traumatized children: Creating illustrated storybooks in family therapy. *Family Process, 14*(1), 37–65.

Harvey, S. (1995). Sandra: The case of an adopted sexually abused child. In F. Levy (Ed.), *Dance and other expressive arts therapies* (pp. 167–180). New York: Routledge.

Hontz, J. (2006, March 20). The healing canvas. *Los Angeles Times*, pp. F1, F11.

Johnson, D. R. (1987). The role of the creative arts therapies in the diagnosis and treatment of psychological trauma. *The Arts in Psychotherapy, 14*(1), 7–13.

Kalmanowitz, D., & Lloyd, B. (1999). Fragments of art at work: Art therapy in the former Yugoslavia. *The Arts in Psychotherapy, 26*(1), 15–25.

Klorer, P. (2000). *Expressive therapy with troubled children.* Northvale, NJ: Aronson.

Klorer, P. (2003). Sexually abused children: Group approaches. In C. A. Malchiodi (Ed.), *Handbook of art therapy* (pp. 339–350). New York: Guilford Press.

Kolko, D. J. (1996). Individual cognitive behavioral treatment and family therapy for physically abused children and their offending parents: A comparison of clinical outcomes. *Child Maltreatment, 1*, 322–342.

Kowski, J. (2007). "Can you play with me?": Dealing with trauma, grief and loss in analytical music therapy and play therapy. In V. Camilleri (Ed.), *Healing the inner-city child: Creative arts therapies with at-risk youth.* London: Jessica Kingsley.

Kozlowska, K., & Hanney, L. (2001). An art therapy group for children traumatized by parental violence and separation. *Clinical Child Psychology and Psychiatry, 6*(1), 49–78.

Kruk, K. (2004). *EEG and art therapy: Brain activity during art-making.* Paper presented at the annual conference of the American Art Therapy Association, San Diego, CA.

Lieberman, A. F., Van Horn, P., & Ippen, C. G. (2005). Towards evidence based treatment: Child–parent psychotherapy for preschoolers exposed to marital violence. *Journal of the American Academy of Child and Adolescent Psychiatry, 44*, 1241–1248.

Loewy, J. V., & Stewart, K. (2004). Music therapy to help traumatized children and caregivers. In N. B. Webb (Ed.), *Mass trauma and violence: Helping families and children cope* (pp. 191–215). New York: Guilford Press.

McNamee, C. (2004). Using both sides of the brain: Experiences that integrate art and talk therapy through scribble drawings. *Art Therapy: Journal of the American Art Therapy Association, 21*(3), 136–142.

Monti, D. A., Peterson, C., Kunkel, E. J. S., Hauck, W. W., Pequignot, E., Rhodes, L., et al. (2006). A randomized, controlled trial of mindfulness-based art therapy (MBAT) for women with cancer. *Psycho-Oncology, 15*, 363–373.

Moos, R., & Moos, B. (1994). *Family Environment Scale manual.* Palo Alto, CA: Consulting Psychologists Press.

Morgan, K. E., & White, P. R. (2003). The functions of art-making in CISD with children and youth. *International Journal of Emergency Mental Health, 5*(2), 61–76.

Nader, K., & Pynoos, R. (1991). Play and drawing techniques as tools for interviewing traumatized children. In C. Schaefer, K. Gitlin, & A. Sandgrund (Eds.), *Play diagnosis and assessment* (pp. 375–389). New York: Wiley.

Naitove, C. E. (1982). Arts therapy with sexually abused children. In S. Sgroi (Ed.), *Handbook of clinical intervention in child sexual abuse* (pp. 269–308). Lexington, MA: Lexington Books.

National Coalition of Creative Arts Therapies. (2006). Retrieved July 28, 2006, from *www.nccata.org/index.htm*

Ogden, P., & Minton, K. (2000). Sensorimotor psychotherapy: One method for processing traumatic memory. *Traumatology, 6*(3), Article 3. Retrieved September 29, 2006, from *www.sensorimotorpsychotherapy.org/articles.html*

Pearce, J. (1992). *Evolution's end: Claiming the potential of our intelligence.* San Francisco: Harper.

Perry, B., Pollard, R., Blakely, T., Baker, W., & Vigilante, D. (1995). Childhood trauma, the neurobiology of adaptation, and "use-dependent" development of the brain: How "states" become "traits." *Infant Mental Health Journal, 16,* 271–291.

Pfeffer, C. R., Jiang, H., Kakuma, T., Hwang, J., & Metsch, M. (2002). Group intervention for children bereaved by the suicide of a relative. *Journal of the American Academy of Child and Adolescent Psychiatry, 41*(5), 505–513.

Pifalo, T. (2002). Pulling out the thorns: Art therapy with sexually abused children and adolescents. *Art Therapy: Journal of the American Art Therapy Association, 19*(1), 12–22.

Powell, L., & Faherty, S. L. (1990). Treating sexually abused latency age girls: A 20 session treatment plan utilizing group process and the creative arts therapies. *The Arts in Psychotherapy, 17*(1), 35–47.

Pynoos, R., & Eth, S. (1986). Witness to violence: The child interview. *Journal of the American Academy of Child Psychiatry, 25,* 306–319.

Rabenstein, S., & Lehmann, P. (2000). Mothers and children together: A family group treatment approach. *Journal of Aggression, Maltreatment and Trauma, 3*(1), 185–205.

Rauch, S., van der Kolk, B., Fisler, R., Alpert, N., Orr, S., Savage, C., et al. (1996). A symptom provocation study of posttraumatic stress disorder using positron emission tomography and script-driven imagery. *Archives of General Psychiatry, 53*(5), 389–387.

Robb, M. (2002). Beyond the orphanages: Art therapy with Russian children. *Art Therapy: Journal of the American Art Therapy Association, 19*(4), 146–150.

Robb, S. (1996). Techniques in song writing: Restoring emotional and physical well being in adolescents who have been traumatically injured. *Music Therapy Perspectives, 14,* 30–37.

Rodriguez, N., Steinberg, A., & Pynoos, R. (1997). *PTSD Index for DSM-IV Instrument Information: Child version, adolescent version, parent version.* Unpublished manuscript.

Roje, M. (1995). LA '94 earthquake in the eyes of children: Art therapy with elementary school children who were victims of disaster. *Art Therapy, 12*(4), 237–243.

Rothschild, B. (2000). *The body remembers: The psychophysiology of trauma and trauma treatment.* New York: Norton.

Rousseau, C., Singh, A., Lacroix, L., Bagilishya, D., & Measham, T. (2004). Creative expression workshops for immigrant and refugee children. *Journal of the American Academy of Child and Adolescent Psychiatry, 43*(2), 235–238.

Sandler, I. N., Ayers, T. S., Wolchik, S. A., Tein, J.-Y., Kwok, O.-M., Haine, R. A., et al. (2003). The Family Bereavement Program: Efficacy evaluation of a theory-based prevention program for parentally bereaved children and adolescents. *Journal of Consulting and Clinical Psychology, 71*(3), 587–600.

Schiffer, F., Teicher, M., & Papanicolaou, A. (1995). Evoked potential evidence for right brain activity during the recall of traumatic memories. *Journal of Neuropsychiatry and Clinical Neurosciences, 7,* 169–175.

Siegel, D. J. (1999). *The developing mind: How relationships and the brain interact to shape who we are.* New York: Guilford Press.

Slotoroff, C. (1994). Drumming technique for assertiveness and anger management in the short-term psychiatric setting for adult and adolescent survivors of trauma. *Music Therapy Perspectives, 12,* 111–116.

Sobol, B., & Schneider, K. (1996). Art as an adjunctive therapy in the treatment of children who dissociate. In J. L. Silberg (Ed.), *The dissociative child: Diagnosis, treatment, and management* (pp. 191–218). Lutherville, MD: Sidran Press.

Steele, W. (2003). Using drawing in short-term trauma resolution. In C. A. Malchiodi (Ed.), *Handbook of art therapy* (pp. 139–151). New York: Guilford Press.

Steele, W., & Raider, M. (2001). *Structured sensory intervention for traumatized children, adolescents and parents: Strategies to alleviate trauma.* Lewiston, NY: Edwin Mellen Press.

Sutton, J. P. (Ed.). (2002). *Music, music therapy and trauma.* Philadelphia: Jessica Kingsley.

Terr, L. (1991). Childhood traumas: An outline and overview. *American Journal of Psychiatry, 148*(1), 10–19.

TF-CBT Web. (2005). *A web-based learning course for trauma-focused cognitive-behavioral therapy.* Retrieved August 26, 2006, from *tfcbt.musc.edu*

Tower, R. (1983). Imagery: Its role in development. In A. A. Skeikh (Ed.), *Imagery: Current theory, research and application* (pp. 222–251). New York: Wiley.

Tripathi, A. (2006). *Virtual but real cure for abused victims.* Retrieved July 28, 2006, from *www.ibnlive.com/printpage.php?id=14751&section_id=17*

van der Kolk, B. A. (1996). The body keeps the score: Approaches to the psychobiology of posttraumatic stress disorder. In B. A. van der Kolk, A. C. McFarlane, & L. Weisath (Eds.), *Traumatic stress: The effects of overwhelming experience on mind, body, and society* (pp. 214–241). New York: Guilford Press.

Weltman, M. (1986). Movement therapy with children who have been sexually abused. *American Journal of Dance Therapy, 9,* 47–66.

Winn, L. (1994). *Post traumatic stress disorder and dramatherapy: Treatment and risk reduction.* Bristol, PA/London: Jessica Kingsley.

Yedidia, T., & Itzhaky, H. (2004). A drawing technique for diagnosis and therapy of adolescents suffering traumatic stress and loss related to terrorism. In N. B. Webb (Ed.), *Mass trauma and violence: Helping families and children cope* (pp. 283–303). New York: Guilford Press.

Zaidi, L. Y., & Gutierrez-Kovner, V. M. (1995). Group treatment of sexually abused latency-age girls. *Journal of Interpersonal Violence, 10*(2), 215–227.

Zimmerman, M. L., Wolbert, W. A., Burgess, A. W., & Hartman, C. R. (1987). Art and group work: Interventions for multiple victims of child molestation (Part II). *Archives of Psychiatric Nursing, 1*(1), 40–46.

第二十一章 PTSD 与共病的治疗

莉萨·M. 纳雅维特(Lisa M. Najavits)、唐娜·林加拉(Donna Ryngala)、伊丽莎·博尔顿(Elisa Bolton)、金特·T. 穆瑟(Kim T. Mueser)、凯瑟琳·T. 布雷迪(Kathleen T. Brady)

一、理论背景

在创伤后压力心理障碍症(PTSD)的研究领域存在一种中心悖论:PTSD 伴发共病是非常普遍的。然而,有关 PTSD 的治疗结果的研究通常却将具有显著共病症状的病人排除在外,未能对这部分人作出评估。近年来这种情况有所改变,有越来越多的治疗设计面向共病症,或者针对某种特定症状,开始以共病症为样本作为治疗研究。

好消息是这些研究证实了一些有希望的治疗模式和积极的治疗成果。但是也有一些令人意想不到的发现,重申了共病领域的一个基本事实:不是所有共病情况都相似,因此从这一点出发,根据症状进行分类似乎是一个合适的方法。而且,治疗方法也不一定是明确的,一种专门针对某种症状设计治疗方法,比如说 PTSD,可能对共病的治疗有积极的成效。因此,探求共病症状之间各种可能的关系(比如,随着时间的变化它们的发展情况、治疗期间的过程、对彼此之间的影响)及治疗如何对其产生影响(比如,都产生了影响抑或是有所区别)对研究共病症与其治疗是很有帮助的。共病的研究存在着各种可能的结果,而且由于这一领域的研究比较新颖,因此仍有许多结果有待人们去发现。

根据现实比例,接近 80% 的 PTSD 患者会伴随有精神疾病或物质使用障碍(以下简称 SUD; Breslau et al., 1991; Kessler et al., 1995)。这种情况并不是 PTSD 所独有的,比如,在被诊断为至少有一种病症的人中,45% 的人会附加有另外一种或一种以上的病症。就治疗而言,治疗共病的方法有许多种。

(1) 整合法:由同一个治疗者同时治疗多种病症,并且关注共病之间的关联。

(2) 连续法:先治疗一种病症,然后再治疗另一种病症。

(3) 平行法:也被称为并行法,通常是由不同的治疗者用不同的治疗方法治疗每个病症,有时候是在不同的系统内进行治疗,例如,精神健康抑或是物质滥用。

(4) 单一诊断法:仅仅治疗一种病症。

通常而言,共病的治疗技术目前多采用整合法,因为整合法能关注到每一种病症及它们之间如何相互关联和相互影响。然而关于这一方面的问题几乎还没有实证主义的研究。到目前为止,大部分的研究都将重点放在治疗发展的初期阶段——创造新的治疗方法,并且通过寄出饰演研究评估这些治疗方法的成效。

最后,对共病的诱因,有多种多样的解释,但是这些解释并没有什么实际意义(Mayer, 1986; Weiss et al., 1998)。关于这种因果关系的解释有以下几个例子:

(1) 病症 x 引起病症 y;

(2) 病症 y 引起病症 x;

(3) 病症 x 和病症 y 都是由一些其他因素引起的;

(4) 每一种病症都是独立产生的,它们之间没有任何关联;

(5) 一种病症不是引起另一种病症的原因,但可能会对另一种病症的发展产生影响(情况改善或者情况变坏)。

二、临床证据

本章中,我们将呈现一个比较全面的关于 PTSD 和共病治疗模式的文献综述。我们进行了关于以下病症的文献研究。

类别一:物质使用障碍(酒精、安非他命、大麻、可卡因、致幻剂、吸入剂、类鸦片、苯环己哌啶、镇静剂、多重药物);焦虑症(广场恐惧症、恐慌、恐惧症、强迫症、广泛性焦虑症);躯体化障碍(躯体化失调、转化障碍、疼痛、疑病症、身体机型恐惧症);自为病;解离性障碍(解离性失忆症、神游症、同一性障碍、人格解体障碍);性别认同障碍;饮食性障碍(神经性厌食症、贪食症);初级睡眠障碍;冲动障碍(间歇性暴躁症、盗窃癖、纵火癖、病理性赌博);情绪障碍;精神分裂症和其他精神失调症。

类别二:人格障碍(妄想症、孤僻症、分裂症、反社会人格障碍、边缘性精神障碍、表演型人格障碍、自恋型人格障碍、回避型人格障碍、依赖型人格障碍,以及强迫症)。我们的文献研究主要针对满足这些条件的文献:(1) 研究 PTSD(或与创伤相关的病症)及至少一种共病症的文献;(2) 采用一种特定的治疗模式;(3) 提供治疗成果的数据和信息;(4) 已发表文献。

根据研究方法的不同(参见本书的介绍部分),我们把每一个研究分类成 A 级至 F 级。但是研究者也要注意到,某个研究在 PTSD 方面可能是一个级别,在共病症方面又是另一个级别,这是因为分级的精确程度有可能不会同时满足两个方面。举个例子,有的研究在 PTSD 治疗试验上属于事后分析,但是在共病症测量上只对有共病症的病人中的一个小组进行分析。而且,所有的研究只关注一种或几种共病症,到目前还没有研究能概括地报告第一类和第二类可能成为共病的所有病症。考虑到这一领域的文献研究现状,我们将原来的 A 级至 F 级研究粗略地分为以下几类。

● 级别 A 的研究意味着该研究达到了这一级别的标准,但是也缺乏一些小的要素(比如,治疗专家和治疗条件不具随机性;或者没有报告评估的评判间信度)。

● 级别 B 的研究意味着该研究是一个不错的研究,但是有一些主要方法论的缺陷,因而不能将之划分到级别 A;而且级别 B 只包含那些具备某些控制条件的研究。

● 级别 C 的研究是指有恰当的或更好的试验研究的研究(但是没有控制条件),服务或者是自然主义研究(参见本书介绍部分的定义)。但是,级别 C 的研究不能被认为是足够令人信服的治疗技术。在我们看来,一种共病的治疗模式只有在级别 A 的经验研究下被证实为有积极成效时才能被正式推荐。

● 级别 D 至 F:所有单个案例的研究被归类至该级别组。

对每个研究,我们提供了等级归属的理论依据。考虑该研究处于早期阶段,我们应该注意尽管许多治疗模式对病人可能有所帮助,但是在研究方法上水平仍然较低。这种情况并不是表明治疗模式本身有不足,而是说目前它们的学术研究刚刚达到该水平。我们期望在接下来的几年对这些治疗模式的研究能有所进展,同时,A—F 级的研究方法本身也将随着时间的发展得到完善。比如,它没有强调越来越被视为充分实验结果必不可少的领域,像外治法的数量和类型、功效分析、意向治疗分析、对比完全分析、治疗者训练说明、治疗效果。

我们只关注从治疗前到治疗后的结果,因为其内在效度是最高的,尤其是考虑到此文献研究处于初期阶段及观察期的变异性。我们只对那些统计结果显著的文献进行报告,以下共病诊断的研究文献是按照字母顺序排序的。文献回顾分为三个主要部分:(1) 所有第一类和第二类的病症,除了情感性精神障碍和严重的精神疾病;(2) 情感性精神障碍和严重的精神疾病;(3) 药物疗法。

所有精神疗法的 A 级别研究请参考表 21.1,所有药物疗法的 A 级别研究请参考表 21.2。

表 21.1 心理社会疗法(A 级研究)

被测试的治疗	被试群体	对照疗法	个案数	治疗期限	PTSD主要检测指标	PTSD组内效应量	PTSD组间效应量	结果	共病主要检测指标	共病组内效应量	共病组间效应量	结果
PTSD 的认知行为治疗(共病为广泛性焦虑症状与重型抑郁症;布兰查德等,2003年)	机动车辆事故者①	支持性心理法或空白组	认知行为治疗27人;支持性心理疗法27人;空白组24人	8周至12周	临床医师专用PTSD量表(CAPS)	1.82	支持性心理法:0.63 空白组:1.16	P=0.002 P=0.001	仅报告了分类结果	—	—	—
PTSD 患者寻求安全及物质使用障碍(Najavits,2002年)	低收入女性②	预防复发或照常治疗	寻求安全41人;预防复发34人;照常治疗32人	12周	综合评分③	0.2	预防复发:0.10;照常治疗:0.60	无统计学意义 P=0.01	综合评分④	0.11	预防复发:0.19;照常治疗:0.71	无统计学意义 P=.001

① 布兰查德等(2003)。
② 希恩等(2004)。
③ PTSD综合评分包括临床医师专用PTSD量表、事件影响量表和临床总体印象量表。
④ 物质使用障碍综合评分包括物质数指数和临床总体印象量表。

续 表

被测试的治疗	被试群体	对照疗法	个案数	治疗期限	PTSD主要检测指标	PTSD组内效应量	PTSD组间效应量	结果	共病主要检测指标	共病组内效应量	共病组间效应量	结果
	青春期少女①	照常治疗	寻求安全18人；照常治疗15人	12周	TSCC PTSD②	未报告	未报告	无统计学意义	PEI③ 操作失灵	1.15	3.15	P=0.01

注：组内差异仅报告的是受关注治疗的组内差异（参考关于对照组组内差异的文章）；所有计算方法都是均数比较法 Cohen's d。"ns"代表无统计学意义。

表 21.2　药物疗法研究（仅 A 级研究）

测试药物	被试群体	对照疗法	个案数	治疗期限	PTSD主要检测指标	组内效应量	组间效应量	结　果
舍取林片 (Brady and Clary, 2003)	市民	无效对照剂	SER 194 PBO 201	12 周	CAPS		0.37	P=0.000 3
舍取林片 (Brady et al., 2005)	市民	无效对照剂	SER 49 PBO 45	12 周	CAPS		0.29	P=0.08

① 加维茨等（2006）。
② 儿童创伤症状自评量表。
③ 个人经验调查。

续 表

测试药物	被试群体	对照疗法	个案数	治疗期限	PTSD主要检测指标	组内效应量	组间效应量	结 果
利司哌酮 (Hamner et al., 2003)	退役军人	无效对照剂	RIS 19 PBO 18	5周	CAPS	0.38 0.81	0.10	无统计学意义

注:
SER＝sertraline 舍曲林片。
PBO 无效对照剂。
RIS＝risperidone 利司哌酮。
CAPS＝clinical-administered PTSD scale 临床医师专用 PTSD 量表。
ns 无统计学意义。
所有组内和组间效应量都使用均数比较法 Cohen's d。
组内效应量显著意味着实验组比安慰剂组的测量结果有更大程度的下降。

三、文献综述

(一) 所有第一类和第二类的病症(除了情感性精神障碍和严重的精神疾病)

1. PTSD 和广泛性焦虑症及重型抑郁症

(1) 经验证据(A 级别)

认知行为治疗(CBT)。布兰查德(Blanchard)和他的同事们在 2003 年对机动车辆事故(motor vehicle accident,简称 MVA)幸存者的 PTSD 患者进行了个案认知行为治疗(CBT)。这种治疗包含心理教育技术、放松训练、实境暴露法、布置家庭作业、行为激活疗法和认知重建法。他们进行了一项随机控制实验(RCT),并将该实验与对有 PTSD 综合征或亚综合征的机动车辆事故幸存者进行支持性心理治疗的实验进行了对比。选择该研究是因为除了 PTSD,它还调查了患者的广泛性焦虑症(GAD)和重型抑郁症(MDD)。但是研究和治疗都没有以患者是否患有 GAD 或 MDD 为目标,仅有 49％的样本具有 MDD,35％的样本具有 GAD,而同时患有两种病症的人数却无从得知。他们的研究不包括物质使用障碍、严重精神疾病和认知功能障碍。

研究对象被随机分配到认知行为治疗组、支持性心理治疗组或者空白组。支持性心理治疗包括 PTSD 心理教育、三阶段生命历程回顾、创伤与失落感。支持性心理治疗者得到指示,在治疗时不鼓励患者驾车,也不使用认知行为治疗技术。该研究出现了治疗者加上治疗方法上的混乱(三个研究的治疗者都使用了两种治疗方法),而且所有治疗者都有认知行为治疗的取向。研究结果表明,在包括 PTSD 的众多变项中,认知行为治疗组的效果优于支持性心理疗法组,支持性心理疗法组的效果优于空白组。相比于其他两组,认知行为治疗组的患者在 MDD 和 GAD 症状上有明显的减轻,而另两组却没有变化。这一研究只有认知行为治疗与空白组的对照研究可以归为 A 级研究,而支持性心理治疗不能归为 A 级研究是因为内容上的人为限制(不鼓励患者驾驶)及治疗者的任用限制(由擅长认知行为治疗的临床医师实施该项试验)。除此之外,A 级研究仅涉及 PTSD 是因为不是所有患者都有共病,而该研究的治疗属于单一诊断是因为它仅仅针对 PTSD 患者。

（2）总结

该研究将共病 MDD 和 GAD 作为 PTSD 试验的事后分析。布兰查德和他的同事们(2003)将 PTSD 的认知行为治疗组与机动车辆事故幸存者的支持性心理治疗组及空白组进行了比较研究。认知行为治疗对机动车辆事故 PTSD 是一个比较有希望的治疗方法,可能对 MDD 和 GAD 也同样有效。但是认知行为治疗组不是整合性的,它没有专门针对 MDD 和 GAD 开展治疗。鉴于机动车辆幸存者群体患有共病的情况比较普遍,未来的治疗工作可将对 MDD 和 GAD 的介入作为治疗目标。而对支持性心理治疗则还需要进行更多的研究,尤其是要形成一个更有效、更可信的模式(见表12.1)。

2. PTSD 和强迫性神经官能症(强迫症)

（1）临床证据(C 级别)

强迫性神经官能症的门诊治疗。格舒尼等(Gershuny et al.，2002)报告了一项强迫性神经官能症(简称 OCD)和 PTSD 患者的强迫性官能症住院治疗项目。该项目的介入方法是行为干预法,包括 OCD 揭露、效应预防和治疗小组。在 PTSD 的治疗模式上则没有进行修改。格舒尼等人在 2002 年进行的是一项中立主义研究,研究对象是 15 名患有难治性强迫症和多重共病的患者,其中有 8 人患有 PTSD。研究者将患有 PTSD 和未患有 PTSD 的患者进行了对照研究,研究发现在平均住院日方面两组并没有明显的差别,但是患有 PTSD 的患者在 OCD 和抑郁的治疗上效果更差,而且,他们在这些病症的治疗上没有改善,没有患 PTSD 的那一组患者在这两个病症的治疗上却有所改善。一些患有 PTSD 的患者接受治疗后显示出其在某些症状上情况变得更差。这一结论与格舒尼等人相近的一支研究队伍在 2003 年做的个案研究情况类似。他们得出一个结论：OCD 的行为治疗可能受 PTSD 共病的负面影响而且对一些患者来说可能是不适宜的治疗方法(Gershuny et al.，2002)。同时,OCD 症状的好转与 PTSD 症状的变差有关,反之 OCD 症状的变差与 PTSD 症状的好转有关(Gershuny et al.，2003)。这些研究属于 C 级别研究是因为它们是中立主义研究,该研究的治疗属于单一诊断是因为它仅仅针对 OCD 的病症。

（2）总结

OCD 的效应预防法和暴露疗法的疗效是已经确立的。但是,格舒尼和他的同事们在 2002 年和 2003 年的研究也指出这种方法对患有 PTSD 共病的患者可能是不恰当的治疗方法。一种包含 PTSD 治疗操作模式的改良方案也许能取得更好的治疗效果。这一领域目前几乎还未被探索,因而突出了了解共病组合及当共病未得到适当解决所带来的问题的重要性。

3. PTSD 和惊恐障碍

（1）经验证据（B 级别）

多渠道暴露疗法。多渠道暴露疗法（以下简称 M－CET；Falsetti et al.，2001）是一种针对 PTSD 和惊恐障碍的治疗方法，这种治疗方法源自单一治疗 PTSD 和惊恐障碍的现有疗法，即认知加工疗法（Resick and Schnicke，1993）和惊恐控制疗法（Barlow and Craske，1988）。12 个群体治疗小组使用了心理教育疗法、呼吸再训练法、认知重建法、内感受法和实境暴露法。研究者将多渠道暴露疗法与 2 周 1 次电话咨询最小注意状况进行了对比。22 位患有 PTSD 和惊恐障碍的女性被随机分派到治疗组（7 人）、控制组（10 人）和先控制再治疗组（5 人）。研究排除了患者的现有物质依赖状况。在完整样本的初步检测结果上，法尔塞蒂（Falsetti）与其同事在 2001 年的报告中指出通过多渠道暴露疗法，治疗组比控制组在 PTSD 和惊恐障碍症状上有较大的减轻，而且在抑郁症状自评中，两种症状都有所缓解。因此，在 PTSD 和惊恐障碍的双重诊断中，多渠道暴露疗法似乎是一种比较有效的疗法。这一研究属于 B 级别研究是因为它只呈现了完成样本的初级数据，而且研究不是完全随机化的（比如，说一些被试同时具有两种病症）。该研究采取的是**整合法**，它的设计同时针对PTSD和惊恐障碍。

感知再生疗法。欣顿（Hinton）与其同事们在 2004 年和 2005 年创造了感知再生疗法（SRT），这是一种针对东南亚文化适应 PTSD 和惊恐障碍的 12 个疗程的个体认知行为治疗。这种治疗方法吸取了已有的治疗 PTSD 和惊恐障碍的治疗模式（Falsetti and Resnic，2002；Foa and Rothbaum，1998），同时研究者也增添了文化心理教育技术、可视化技术、认知重建法和正念认知治疗。欣顿等人在 2004 年进行的试验研究将 12 名越南难民随机分派到即刻治疗组和空白组，这些难民都患有 PTSD 和惊恐障碍且这些病症都是难以治愈性的病症，治疗期间并没有控制对药物的使用。结果显示，在 PTSD 和焦虑症的多项测量指标中，情况都有所改善。但是由于该项研究只有一位临床医生参与，所以无法按照治疗者效用对治疗进行分类。不久之后，欣顿等在 2005 年进行了另一项研究，研究对象是 20 世纪 70 年代柬埔寨种族灭绝事件中的幸存者，这些病人与前期研究的病人一样，都患有 PTSD 和惊恐障碍且病症都具有难以治愈性，除此之外，这些病人还患有广泛性的焦虑症（以下简称 GAD），精神病患者则不包含在这些病人中。他们被随机分派到即刻治疗组和延期治疗组,每组 20 人,该项治疗由一位临床医生实施。同时也对这些病人进行 2 周 1 次的药物治疗和支持性心理治疗。结果显示,在多项测量指标中,包括 PTSD、焦虑症、重度惊恐症和 GAD,即刻治疗组的治疗成效要优于延期治疗组。从 SRT 本身的文化敏感性来说,它是一种前景光明、值得重视的治疗方法。这一研究是属于 B 级别的研究,因为它不具备完全的随机性,有的患者参与了两组的治疗;而且,由于它是交叉设计,两组没有同一的评估时序;该研究也没有提及评估准则及评估员的培训。该研究的治疗方法属于整合法,因其为治疗 PTSD 和惊恐障碍所设计。

(2) 临床证据(D 级别)

惊恐障碍认知行为治疗与脉冲疗法。布拉斯菲尔德等(Brasfield et al.)在 1998 年提供了一个 18 个疗程的个案治疗模型: 9 个疗程的惊恐障碍和广场恐惧症的认知行为治疗(Craske and Barlow, 1990),之后是 9 个疗程的 PTSD 的暴露疗法(Levis, 1985)。这个案研究指出了诊断特异性的影响:在起初的 9 个疗程的治疗中即惊恐障碍治疗阶段之后,惊恐障碍的症状有所缓解,但是 PTSD 症状没有缓解,在 18 个疗程的治疗中,即惊恐障碍治疗加上 PTSD 治疗阶段之后,两种症状都有所缓解。这一研究属于 D 级别研究,因为它使用了长期治疗模式,但是它是单一的个案研究。该研究的治疗方法属于连续法,因为它按顺序分别治疗 PTSD 和惊恐障碍。

认知行为治疗或暴露疗法。根据每种疗法对共病综合征的影响,卢因等(Lewin et al.)在 1998 年测试了两组惊恐障碍的认知行为治疗: 认知行为暴露法和认知实境暴露法;同样,试验不包括当时的物质使用障碍、精神病和自杀倾向症状。在一项事后分析中,他们整合了两种疗法,评估其对 PTSD 患者的治疗成效。在 33 位完成治疗的患者中,有 7 位患者患有 PTSD 或亚临床期 PTSD,治疗结果显示,惊恐障碍和 PTSD 症状都有所缓解。这一研究非常强调对共病症状的关注,而且其关于一种不是为治疗某种症状而设计的疗法有助于改善症状的研究发现与大部分关于共病的研究文献是一致的。该研究是 D 级别的研究,因为它对 PTSD 影响没有提供一个全面的评估,仅有少部分的患者患有 PTSD 且在评估 PTSD 时将两种疗法整合起来了。本研究中的疗法属于单一诊断法,因为它们仅仅是为治疗惊恐障碍而设计的。

(3) 总结

这几种发展起来的疗法,如,同时产生的 PTSD 和惊恐障碍的疗法都显现出了前景光明的初步治疗结果。然而,研究的样本量比较少,而且研究方法具有局限性。

4. PTSD 和物质使用障碍

早期尝试治疗这一群体的研究者主张应当用一种贯序治疗方法，首先要成功地治愈物质使用障碍，然后才可以进行 PTSD 治疗。事实上，这种立场仍然很普遍。但是，关于整合治疗的研究却一直认为整合疗法对这一共病群体的治疗是有帮助的，而且在众多共病当中，比起任何其他共病而言，有更多的证据证明这种疗法对 PTSD 和物质使用障碍的治疗有帮助，这也许是因为它的普遍性、高风险性等(Jacobsen，Sounthwick，and Kosten，2001)。

(1) 经验证据(A 级别)

寻求安全。寻求安全(SS)(Najavits，2002)是一种治疗 PTSD 和物质使用障碍的整合模式。在所有 PTSD 共病诊断中被研究得最多的就是这种模式，目前共有 12 项已经发表的研究，这些研究涵盖了从 A 级别到 C 级别的研究。寻求安全是一种聚焦当下的认知行为治疗，包括心理教育和应对技巧，治疗者以此帮助患者在生活中获得更多的安全感。这种治疗设计适合小组或个体治疗、男性或女性、各种各样背景的病人(如，门诊病人、住院病人和居家病人)，以及各种类型的创伤和物质依赖。寻求安全有 25 个治疗主题，每一个主题都代表一种与 PTSD 和物质使用障碍相关的安全应对技巧，比如，寻求帮助和治愈愤怒。由于这 25 个治疗主题都是相互独立的，因此可以在时间允许的情况下采用几个或多个疗程，按照不同的顺序进行治疗。寻求安全也用于治疗只有一种病症的病人(PTSD 或物质使用障碍)。

已经发表的研究是两项多中心对照试验(Desai，et al.，2005)、两项随机对照试验(Hien，et al.，2004；Najavits，Gallop，and Weiss，2006)、一项非随机对照试验(Gatz et al.，2007)，以及 7 项非控制试验(Cook et al.，2006；Holdcraft and Comtois，2002；Mcnelis-Domingos，2004；Najavits et al.，2005；Najavits et al.，1998；Weller，2005；Zlonick，Najavits，and Rohsenow，2003)。这些已发表的研究所实施的对象群体是多种多样的，包括以小组为形式的女性门诊患者(Najavits et al.，1998)、以小组为形式的女性入狱者(Zlotnick et al.，2003)、以小组为形式的社区精神健康康复机构女性患者(Holdcraft and Comtois，2002)、个案形式的低收入城市女性(Hien et al.，2004)、个案形式的青春期少女(Najavits et al.，2006)、小组形式的男性和女性退伍军人(Cook et al.，2006)、以小组和个案为形式的无家可归的女性退伍军人(Desai)、以小组为形式的有并发症状的女性(Morrissey et al.，2005)、以个案为形式的门诊男性患者(Najavits et al.，2005)，以及小组形式的女性退伍军人。有一项由布朗

(Brown)和他的同事在2007年实施的研究没有在这里回顾是因为它评估的是研究的实施而不是研究的成果。2项有研究成果的研究没有列入以下的总结,原因是他们将寻求安全作为几种治疗模式中的一种,但是没有指出这几种治疗模式之间的差异(Holdcraft and Comtois,2002;Morrissey et al.,2005)。

所有成果研究都证实了一些积极的治疗效果。在9项研究中,有8项研究发现了在物质使用方面情况的改善(Hien et al.,2004;Najavits et al.,1998,2005,2006;Weller,2005;Zlotnick et al.,2003)。第9项研究(Cook et al.,2006)在物质使用方面没有给出量化的研究成果,但是指出,研究者通过尿液分析得出病人保持了戒欲。这9项研究全部评估了PTSD或者与创伤相关的症状,并且在一方面或者两方面都发现了患者病情的改善。在其他领域也发现一些情况的改善,例如,患者的社会适应能力、自杀倾向、解决问题的能力、价值感和生活品质。在所有研究中,患者的治疗满意度和参与度都相当高。

在四项对照实验中,寻求安全治疗模式的表现超过了照常治疗模式(TAU)(Desai et al.;Gatz et al.,2007;Hien et al.,2004;Najavits et al.,2006)。在寻求安全疗法中,治疗者允许病人照常治疗,因此对治疗效果的评估本质上评估的是寻求安全和照常治疗的共同影响而不是照常治疗的单独影响。这是一项非常具有挑战性的测量,因为病人除了寻求安全之外还使用了很多其他治疗。随机试验的结果如下所示:希恩(Hien)和他的同事们在2004年的研究中,通过研究107位女性,在寻求安全和预防复发(预防复发被称作是治疗物质使用障碍的黄金标准)疗法中,PTSD、物质滥用和精神病症状等情况都有所缓解,然而照常治疗的非随机对照试验中症状却变得更坏。纳雅维特和他的同事们在2006年的研究中,研究对象是33名青春期少女,在多项变量测试中寻求安全疗法都优胜于照常疗法,包括物质使用和创伤症状。在德赛(Desai)和他的同事们正发表的一项研究中,研究对象是450名无家可归的女性退伍军人,在多项变量测试中寻求安全疗法优胜于非随机对照条件下的照常疗法,这些变量包括PTSD、精神病症状、就业情况和社会支持情况。这一研究值得人们注意,因为它任用了一些个案管理人员,这些人员在开展寻求安全治疗之前没有经过治疗方法方面的训练。加兹(Gatz)和他的同事们在2007年的研究中,通过社区治疗的313名女性,在PTSD、应对技巧和治疗维持度上,发现寻求安全疗法要优胜于控制组。该研究也是唯一一项评估了药物作用机理可能性的研究,它发现部分用药在疗效应对技巧上提高了。最后,纳雅维特和他的同事们在2005年的研究中,将寻求安全疗法与一项改良的迁延暴露疗法(以下简称PE)(Foa and

Rothbaum，1998)相结合,并根据患者的个人选择提供配药。大体上病人选择了寻求安全的 21 个疗程和迁延暴露疗法的 9 个疗程。

这些治疗模式的实施通过各种各样的媒介得到了增强,包括一些发表的英文手册,翻译成西班牙语、法语、德语、荷兰语和瑞典语的手册,视像辅助训练,以及各种国家培训。这一经验证据被分类到 A 级别的研究是因为在这些研究中有两项研究具备足够的方法论的严谨性(Hien et al.，2004；Najavits et al.，2006)。该研究的治疗方法属于整合法,因为它是为治疗 PTSD 和物质使用障碍所设计的。

总之,寻求安全是唯一的被确立为基于实证支持治疗的 PTSD 及其共病的有效治疗方法(Chambless and Hollon，1998)。在多项测量上它显示出一贯的积极疗效,它比照常治疗效果更佳,可以与"黄金标准"疗法(预防复发)相提并论。在以下被认为具有挑战性的患者群体中(无家可归者、入狱者、青少年和退伍军人)具有积极的疗效和可接受性。

(2)经验证据(B 级别)

协同照护。协同照护(CC)是一种针对具有 PTSD 和酒精滥用风险的急性创伤幸存者在医疗环境下的治疗方法(Zatzick et al.，2004)。它是一种阶段性照护项目,包括持续个案管理和在精神药理学治疗、认知行为治疗或者动机性晤谈法(MI)上的一些联合治疗。对后两种治疗方法,我们不清楚它们是通过小组形式还是个案形式实施的。那些入院时检测出有使用酒精或者有酒精滥用证据的病人也可以接受协同照护治疗。受到创伤 3 个月后,达到 PTSD 标准的病人可以选择认知行为治疗或者药物疗法,或者两种疗法都选择。认知行为治疗包括了心理教育、放松疗法、暴露疗法、认知重建、预防复发和社区整合法。尽管它是操作化的治疗模式,但这种治疗方法却很有灵活性,它根据病人的陈述和喜好的需求来提供不同的介入元素。一项随机对照试验将协同照护组和照常治疗组进行了对比研究,其中协同照护组 59 人,照常治疗组 61 人。照常治疗组简单地为病人提供了一系列社区资源,并且没有加以协调。样本人群来自一个创伤康复机构的外科住院病人,这些病人没有认知功能障碍,也没有精神疾病。有 25 个病人达到了 PTSD 的诊断标准,其中 12 个人具有物质滥用的共病。在 12 个月的治疗跟进中,照常治疗组的病人在 PTSD 和酒精使用障碍上的情况都有显著改善,而协同照护组的病人却没有。然而,在一年的时间中,协同照护组的病人在酒精使用障碍上而不是 PTSD 症状上有明显减缓的证据。这一研究以一个具有 PTSD 和物质使用障碍风险的重要人群为目标,为一个具有灵活性的多模式治疗组合的实施提供了指引。基于这一初步研究,该模式显示出了临床治疗的希望。这一研究属于 B 级别的研究,因为它没有指出服药遵从率,也没有独立的评估者,而且不是所有的病人都患有PTSD,治疗既不是完全随机,也不是在同一状态下实施的(协同照护组病人选择了他们接受的特别疗法:认知行为治疗、药物疗法或者两者兼而有之)。该研究的治疗方法属于整合法,因为它为潜在的 PTSD 和酒精使用障碍患者所设计("潜在"是因为治疗者希望通过治疗尝试去防止症状的发展)。

(3) 经验证据(C 级别)

PTSD 和可卡因依赖的并行治疗。PTSD 和可卡因依赖的并行治疗(以下简称 CTPCD)(Back et al.,2001;Brady,2001)是一项用于治疗 PTSD(Fao and Rothbaum,1998)或物质使用障碍(Carroll,1998;Monti et al.,2002)结合了认知行为治疗介入效力的 16 个疗程的个案疗法。每 1 个疗程有 90 分钟,包括:心理教育;物质使用障碍介入,例如,应对技能和预防复发;PTSD 介入,例如,实境暴露法和想象暴露法。他们实施了一项针对 39名具有 PTSD 和可卡因依赖的病人的试验研究,其中排除条件是精神疾病、分离性身份识别障碍、脑退化症、文盲、自杀倾向和杀人倾向。参加此治疗疗程的病人可以获得报酬。"完成治疗"的定义是参加了 10 次及 10 次以上的疗程;39 名病人中有 24 人在达到这一标准前退出了治疗。大部分患者的退出出现在引入暴露疗法之前。通过对完成治疗者的治疗前到治疗后的成效分析,研究显示患者在 PTSD、抑郁和物质使用障碍症状上有显著降低。在对治疗完成者和未完成者的一项基线比较中,发现前者受过更多年的教育,而且具有较低的回避性。研究提供了令人印象深刻的试验证据,一些具有这些症状的病人能够承受想象暴露法和实境暴露法,而且能够从中受益。但是这一研究只是一项初步的研究,而且在治疗维持率上也让人担忧。该研究被界定为 C 级别的研究,因为它是一项没有控制条件的试验研究,而且参加疗程的病人可以获得报酬,这一情况对治疗成效也可能产生影响。该研究的治疗方法属于整合法,因为它是为 PTSD 和物质使用障碍的治疗而专门设计的。

超越疗法。超越疗法是一项针对患有 PTSD 和物质使用障碍的实战退伍军人的 12 周强化式、部分时间住院治疗的治疗项目(Donovan,Padin-Rivera,and Kowaliw,2001)。这种疗法基于心理动力学、认知行为治疗、建构主义和12 阶段治疗模式,它在 8 名病人的封闭队列中实施。病人每周参加 10 个小时的小组治疗,他们被要求参加个人或小组的辅助物质滥用治疗、放松训练、社区服务和体育锻炼。有 6 周是用于技能发展训练,接下来的 6 周是创伤的处理。针对 46 名被诊断为患有 PTSD 和物质使用障碍的男性越南战争老兵实施了一项试验研究,在参加试验之前所有人必须参加 30 天的戒欲。在所有完成的评估样本中,研究发现,在 PTSD 症状上,从治疗前到治疗后具有积极的疗效。治疗后研究者没有对物质使用障碍进行评估是因为在治疗项目中不允许病人再使用所依赖的物质。总之,超越疗法是仅有的一项被发展和研究的部分时间住院项目。它将焦点放在众所周知的需要与 PTSD 和物质使用障碍作斗争的人群中(退伍老兵),在一项试验研究中它获得了显著的成效。它的强化式治疗是否能够应用于其他环境中仍然是一个需要继续探讨的问题。这项研究被界定为 C 级别的研究是因为它没有控制条件,而且它没有评估对共病(物质使用障碍)的影响,因为所有病人在加入治疗前都被要求参加 30 天的戒欲,治疗之后也没有对物质使用情况进行评估。该研究的治疗方法属于整合法,因为它是为 PTSD 和物质使用障碍的治疗而设计。

创伤充权复原模式。创伤充权复原模式(以下简称 TERM)(Harris et al.,1998)最初是为患有严重精神疾病的女性受虐幸存者所设计的一种小组治疗模式。它由 33 周、每次 75 分钟的疗程组成,实施时间超过了 9 个月,它主要包含心理教育技术、认知重建、幸存者充权、能力建设和朋辈支持。一项对照研究(Toussaint et al.,2007)汇报了将改进版创伤充权复原模式和创伤心理教育工作手册相结合的治疗与照常治疗进行情况对比(Copeland and Harris,2000)。创伤充权复原模式被改进为一个 24 疗程的版本,然后是创伤工作手册的初步定向。该项研究评估了 170 名物质滥用的住院治疗女性,其中创伤充权复原组 64 人,照常治疗组 106 人。研究中包含的条件包括物质使用障碍及第一类或第二类中所列举的至少一种的病症,再加上有身体虐待或性虐待的历史和之前至少两段的治疗经历。研究结果显示,那些接受了创伤充权复原模式加上工作手册治疗方法的病人在与创伤相关的症状上比对照组有更好的治疗效果,但是在物质滥用症状上两组则没有差异。该项研究被界定为 C 级别的研究,因为它属于自然主义的研究,不是所有病人都患有 PTSD,而且除了物质使用障碍,该研究没有对其他第一类和第二类的病症治疗结果进行汇报。研究中的治疗方法属于整合法,因为它旨在治疗多种病症,但是它却不是特别针对 PTSD 或者物质使用障碍所设计,对有多种精神病症状的虐待幸存者来说其中可能包含了 PTSD 或者物质使用障碍。

物质依赖与 PTSD 疗法。物质依赖与 PTSD 疗法(SDPT)(Triffleman,

Carroll, and Kellogg，1999)是一项分两个阶段实行的有 40 个疗程的个案治疗方法。第一阶段是了解创伤，关注上瘾情况;第二阶段是关注创伤情况，了解上瘾情况。它吸取了现有的 PTSD 和物质使用障碍的治疗模式，包括应对技能训练和实境暴露法(Carroll，1998；Foa and Rothbaum，1998)。在一项研究中，研究者将该模式(Triffleman，2000)与 12 步促进疗法(TSF)(Nowinski，Baker，and Carroll，1995)进行了对比，12 步促进疗法是通过 12 步原则去帮助病人促进物质依赖的戒欲，但是其中不包括 PTSD。两种疗法都是通过个案的形式 2 周开展 1 次，样本中有 19 名参与者，既有男性也有女性，这些参与者都达到了终生物质依赖、终生 PTSD 或至少目前患有 PTSD 的条件。排除的条件是患者严重精神病、严重抑郁症、未治疗的狂躁症、解离性同一性障碍、严重自杀倾向或者需入院治疗的他杀倾向、持续参与不间断的精神治疗的人。病人被随机分派到不同的治疗小组，研究显示，在那些至少参加了 3 个疗程的病人当中，参加 SDPT 疗程的患者比参加 TSF 疗程的患者数量更多，在这两组治疗中没有发现他们其他方面的差异，因此研究者在汇报结果时将两组数据加以整合，并未按照治疗方法分开汇报。治疗结果从本质上是代表了 SDPT 或 TSF 的疗效，但是单独一种疗法的效果却不能被确定。SDPT 和 TSF 的整合分析经过一段时间其效果得到显现，在治疗结束后样本的 PTSD 症状有所改善;在治疗结束 1 个月后的效果跟进中，患者自述物质依赖情况有所改善，但这不是通过尿液筛查所获得的结果。总之，SDPT 是一项通过深思熟虑所建构的混合介入法，它对 PTSD 和物质使用障碍的治疗有一定的功效。从表面价值上看，这一治疗模式是具有潜力的，但是我们很难仅根据这一研究就下定结论，因为不管在 PTSD 还是在物质使用障碍的治疗上，SDPT 并没有比对照组的 TSF 有更多的优势，对 SDPT 的效果也没有单独的数据进行结果汇报。因为上述的一些限制因素，这一研究被界定为 C 级别的研究。该研究中的治疗方法属于整合法，因为它是为治疗 PTSD 和物质使用障碍所设计的。

(4) 临床证据(F 级别)

接纳与承诺疗法。巴滕和海斯(Batten and Hayes)在 2005 年发表了一项个案研究，该研究使用的是接纳与承诺疗法(ACT；Hayes, Strosahl, and Wilson，1999)，该疗法是一种超过 17 个月的、有 96 个疗程的个案治疗方法。这种治疗方法聚焦于"减少经验上的逃避，接纳私人事件，遵守行为改变的承诺"(Batten and Hayes，2005)。患者被称为患有 PTSD 和物质使用障碍，但是对这些症状却没有标准化的评估。治疗者每 3 个月对各种指标进行评估，接受治疗的患者大部分是在 9 个月或者 9 个月以后出现了症状的改善。很难弄清楚这项研究的研究方法是如何给出的,尽管如此,ACT 仍是一种著名的治疗方法,它对我们去了解其对 PTSD 和物质使用障碍的治疗是否具有潜力很有帮助。这一研究属于 F 级别的研究,因为它是对一个新的治疗模式的单一个案研究。该研究的治疗方法没有被分类是因为它不是为某种特定的病症所设计的。

(5) 总结

PTSD 和物质使用障碍一般情况下会同时发生,这两种病症治疗方法的研究文献相较于其他 PTSD 共病的研究文献要丰富得多。这一部分的文献研究全部显示出非常理想的治疗结果,当中的一个治疗模式——寻求安全——现在被认为确有疗效。但是,除了寻求安全,研究者对这些治疗模式的调查研究还很少,而且样本量也不多,都是单一非对照试验研究。研究者通过尿液分析去验证自述的物质使用情况是作为一种特例而不是一种标准。尽管如此,过去十年研究者在这一领域的研究是有进展的,这一研究说明从治疗开始,患有 PTSD 和物质使用障碍的病人是可以被成功治愈的,这一发现是对早期研究的进一步发展,早期的研究在能控制住物质使用障碍之前延缓了对 PTSD 的治疗。

5. PTSD 与边缘性人格障碍

(1) 临床证据(C 级别)

迁延暴露法与压力免疫训练。福阿等在 2002 年对先前的一项研究数据(Foa et al., 1999)进行了再次分析,目的是对比患有边缘性人格障碍(BPD)和未患有边缘型人格障碍的病人进行对比分析。该研究有四个组别:迁延暴露法(PE)、压力免疫训练(SIT)、PE 与 SIT,以及一个等待控制组(Foa and Rothbaum, 1998)。这种治疗包括 9 个 2 周 1 次的个案疗程,每次 90 分钟至120 分钟。此研究的样本中有 72 名女性被强暴而成为受害者,样本中所有个案病人目前均患有 PTSD,其中 12 人有完全的(7 人)或部分的(5 人)BPD。排除条件包括严重的物质使用障碍、严重的精神疾病、组织器官精神障碍、高风险性自杀倾向、三个月内的自残行为。因为 BPD 样本量非常少而且在之前的研究中(Foa et al., 1999)该研究的数据不成立,仅仅提供了治疗完成者样本的数据结果(该样本为 58 人,没有意向治疗分析)。在治疗结束时对患有和未患有 BPD 的患者进行了多项测量,包括 PTSD 症状测量,但是患有 BPD 的患者在治疗结束时功能上明显低于未患有 BPD 的患者。这一研究属于 C 级别的研究,因为大部分患者没有共病症状,也是因为这一原因治疗条件不成立了。研究中的治疗方法属于单一诊断法,因为它仅为治疗 PTSD 而设计。

心理动力学想象创伤疗法和眼动脱敏再加工治疗。萨克斯等(Sachsse et al.，2000)开展了一项女性门诊创伤聚焦项目的中立主义研究,大部分研究对象患有 PTSD 及并发的重度抑郁症、边缘性人格障碍、躯体化障碍和解离性障碍。然而不管是在样本中还是在研究结果中都没有对每个人平均患有的病症数进行描述,也没有对并发症状的研究结果进行分解研究。研究者通过两个阶段实施该治疗:第一阶段是 2 周的门诊治疗使病情初步稳定,第二阶段是 8 个月的再次入院,在这 8 个月中患者接受聚焦创伤的治疗项目。第二阶段包含了平均 2 个疗程的眼动脱敏再加工治疗和 3—4 个疗程的个案心理动力学治疗,通过治疗达到每个月的再定位,一般来说要持续 2—4 个月。这种治疗方法也被写进了德文工作手册(Reddemann，2004)。研究者对只接受了第一阶段治疗(非创伤聚焦治疗,个案数 66 人)的患者和接受了两个阶段治疗(创伤聚焦治疗,个案数 87 人)的患者进行了对比研究。研究结果显示,在一系列变量测量中,完成创伤聚焦治疗的患者比未完成的患者有更加显著的治疗效果,这些变量包括与创伤相关的症状及一些基本的精神病症状。这一研究属于 C 级别研究,因为它是一项自然主义的研究,而且它有时间上的混乱,创伤聚焦治疗延迟了 8 个月。该研究中的治疗方法属于单一诊断法,因为它仅是为了治疗 PTSD 而设计的。

(2) 总结

唯一一项关于类别二中共病症状的经验主义文献是 BPD 研究,但目前这一领域的研究证据还是非常有限的。我们发现了两项研究,采用的都是操作化的 PTSD 治疗(没有对 BPD 进行治疗)。这两项研究中,在多个变量的测量上发现了一些积极的成效,这些变量包括 PTSD 和与创伤相关的症状(Feeny et al.，2002；Sachsse et al.，2006)。一项研究对患有和未患有 BPD 的患者的治疗成果进行了对比,发现两组的治疗都有积极成效,但是患有 BPD 的患者的保持功能状态的能力要更低(Feeny et al.，2002)。这些研究具有一些限制性,在方法论上都是 C 级别的研究,缺乏一个为双重诊断所设计的整合模式,还有一些样本问题(研究中样本量太少或研究共病样本诊断混淆等)。尽管如此,这些研究的研究结果说明患有 BPD 共病症状的患者能从 PTSD 的治疗方法中获得治疗。

(二) 情绪障碍和精神失调症

1. 情绪障碍

比起本章的其他部分,有关情绪障碍的内容使用了不同研究标准(参见本章末尾的致谢部分）。目前有几项关于 PTSD 治疗的研究汇报了抑郁水平的改变（Cloitre et al.，2002；Schnurr et al.，2003），然而考虑到 PTSD 伴发抑郁症的概率非常高，所有有关 PTSD 治疗的研究都包含了患有抑郁症共病的患者。研究者汇报了所有参与研究的患者治疗前和治疗后的抑郁指数，不管他们是否进行了抑郁症诊断，都只简单地指出了治疗对抑郁指数产生的效果。由于这些研究没有指出被诊断为情绪障碍的患者对治疗的反应是否与未被诊断为情绪障碍的患者相同。因此我们没有去回顾这些文献。我们决定仅仅关注那些已经发表的研究，这些研究适合分类到随机对照试验或自然主义研究，患有或未患有并发情绪障碍的小组或次小组治疗反应的非对照研究，或者包含了诊断小组和治疗条件交互作用的研究中。我们没有找到任何满足上面这些条件的研究。

2. 精神失调症

创伤和 PTSD 往往与精神障碍或者严重精神疾病（SMI）并发（Mueser et al.，2002）。创伤并发严重精神疾病的个案比例范围在 51%—97%（Mueser et al.，1998），多重创伤更是非常普遍，而且对一些严重精神疾病次小组（比如，多重诊断）来说并发概率甚至更高。PTSD 伴发 SMI 的个案比例估计为 42%，仅有 2% 的人进行了诊断，尽管人们相信 PTSD 会使 SMI 病情变坏（Mueser et al.，2002），PTSD 在治疗中还是经常被忽视。患有 SMI 的患者有时候会在创伤方面产生错觉，这对 SMI 患者群体进行评估的有效性问题产生了影响。幸运的是有的研究确立了在 SMI 情况下对 PTSD 测量的构想效度（Goodman et al.，1999；Mueser et al.，2001）。

尽管目前已发表的指导 SMI 和 PTSD 治疗的研究数据还很少，对这一部分患者的治疗项目，研究者在许多问题上取得了一致的看法（Frueh et al.，2006）（哈里斯和社区联合创伤工作小组，1998）（Mueser et al.，2004）。其中一项看法是 SMI 的病人对压力有较高的敏感度，比较容易旧病复发；另一项看法是 SMI 患者在认知上有非常高的受损概率，直接原因是精神疾病的作用，比如精神分裂症、各种创伤事件导致的外伤大脑损伤（躯体虐待、交通事故），以及患者较低的医疗健康水平。其他的一些问题包括精神分裂症等精神病症状的影响、重度情绪障碍导致的自残风险、SMI 患者并发物质使用障碍的高风险性。总之，将 PTSD 的治疗整合为综合性的精神健康服务是非常重要的，而且这一模式要足够灵活，可以去适应各种严重的精神机能障碍，也能最大限度地降低患者的排除条件。

大部分关于 PTSD 治疗的对照研究都把 SMI 患者排除在外，因此非常有必要建立一种针对 PTSD 并发 SMI 患者的治疗介入方法。据我们所知，有研究者正在从事这一方面的研究：罗森伯格（Rosenberg）和他们的同事（2004）；弗鲁（Frueh）和他的同事（2004，2006）；哈里斯（Harris）和社区联合创伤工作小组（1998）。最后一组所建立的创伤充权复原模式（TREM）在本章的上一部分已经做了阐述，它是目前以不一定患有 SMI 的物质使用障碍患者（尽管起初是为患有 SMI 的女性所设计的一项小组治疗）为研究对象的一项实证主义研究。同样，我们也没有对一项新的面向 PTSD 并发 SMI 患者的三个疗程的心理教育项目进行阐述，原因是该治疗项目本身的目标不在于治疗 PTSD。一项关于 70 名住院病人的试验研究显示了病人对 PTSD 的了解得到了增强，而且对治疗有较高的满意度（Pratt et al.，2005）。

（1）创伤复原小组（C 级别）

罗森伯格和他的同事们在 2004 年开展了一项针对 PTSD 并发 SMI 患者的小组认知行为治疗。这种治疗方法有 8 个模块：综述、危机计划、呼吸再训练、PTSD 心理教育、认知重建、症状应对、个人复原计划和终止。个案治疗有 12 个至 16 个疗程，而小组治疗则有 21 个疗程（Rosenberg et al.，2004）。研究者所设计的两种治疗都在当地的社区精神健康中心实施，由具有博士或硕士水平的治疗者开展治疗。它们都是 C 级别的试验研究。个案治疗项目（Rosenberg et al.，2004）有较高的治疗保持率，在 PTSD 和一些精神病症状情况上得到改善。小组治疗项目的个案数为 80 人，治疗保持率要低一些，但是治疗完成者在 PTSD、抑郁症、创伤后认知能力情况上有所改善。所以，这方面的研究结果是非常积极的，但是也还需要更进一步的研究。

（2）F 级别

弗鲁和他的同事们在 2004 年提出了在公共精神健康部门开展对 PTSD 并发 SMI 患者的认知行为治疗。该项目包括了教育、焦虑管理技能培训、暴露疗法和长期跟进照护。

（3）小结与结论

目前有关对患有 SMI 的 PTSD 病人的治疗研究非常有限，然而这些研究是比较有前景的，因为研究中的治疗模式得到了完善，每一个模式都提供了实验数据。未来的研究将从更具科学严谨性、评估扩大化、最佳疗程数的探索和整合疗法等方面获益。

(三) PTSD 共病的药物疗法

尽管 PTSD 伴发共病的概率非常高,为了提高内部有效性,大部分 PTSD 的药理学治疗试验都将患有共病的个案排除在外。同样,研究发现 PTSD 共病的药物对一般病人的适用性是可疑的。将 PTSD 和共病同时考虑在内的研究有两种类型:(1) 关于患有共病标准的 PTSD 治疗的疗效研究;(2) PTSD 患者特定共病症状的附加药物疗法研究。两种类型的研究都能为临床实践提供有用信息。

1. 经验证据(A 级别)

(1) 舍曲林片(Sertraline)

布雷迪和克拉丽(Brady and Clary)在 2003 年对 395 名门诊病人进行了舍曲林片和无效对照剂的疗效和耐受性的检测,他们将这些门诊病人分为 4 种情况:(1) 仅患有 PTSD;(2) PTSD 并发焦虑症;(3) PTSD 并发抑郁症;(4) PTSD 并发焦虑症和抑郁症。该研究是对提供给美国食品药品监督管理局(FDA)关于舍曲林片指导的一项关键性试验研究数据的二次分析。在那项试验研究中,研究对象包括一部分患有并发焦虑症和抑郁症的个案(Brady et al., 2000;Davidson et al., 2001)。该研究是一项持续 12 周的、多位点双盲随机弹性给药(每天 50—200 毫克)的试验研究。该研究要求包含"PTSD 临床监测量表 2"总体严重度评分大于等于 50 分的基线测量。舍曲林片治疗组比无效对照剂组在 PTSD 的治疗上有更好的疗效,特别是对患有 PTSD 并发焦虑症或者 PTSD 并发焦虑症和抑郁症的患者更是如此。在不考虑共病的情况下,舍曲林片治疗组的患者在临床总体印象量表终点得分上比无效对照剂组要低得多。研究没有指出副作用负担的组间差异。

在另一项 A 级别的 12 周的双盲对照实验中,布雷迪和他的同事们在 2005 年调查了舍曲林片对 94 名(男性 51 名、女性 43 名)患有 PTSD 并发酒精依赖的个案的治疗情况。患者每天随机服用 150 毫克舍曲林片或者无效对照剂。一组分析根据症状反应揭示了药物组的治疗结果。PTSD 早期发病且轻度酒精依赖的患者在通过服用舍曲林片之后比无效对照剂组的患者在酒精依赖治疗上效果更好。相比之下,对那些晚期发病且重度酒精依赖的患者,无效对照剂组的治疗效果要比舍曲林片治疗组的效果更好。这一结果表明不同子类型的 PTSD 和酒精依赖患者对舍曲林片的治疗反应度是不同的。

在对关于该试验的一项事后分析中,布雷迪等在 2004 年测量了共病焦虑症或者其他影响性病症对 PTSD 和酒精依赖患者的治疗效果会产生什么影响。被试者被分为 4 组:① 未患有共病抑郁症或焦虑症;② 患有共病抑郁症;③ 患有共病焦虑症;④ 同时患有共病抑郁症和焦虑症。此分析揭示了 4 组之间一些不同的治疗效果。在焦虑症影响的状态下,患者在酒精依赖和 PTSD 症状上的情况有所好转。然而研究没有收集更充足的资料以提供事后分析。

(2) 税司哌酮(Risperidone)

哈姆纳(Hamner)和他的同事们在 2003 年实施了一项关于附加税司哌酮的为时 5 周的随机双盲无效对照剂对照试验(每天 1—6 毫克,平均每天给药 2.5 毫克),该试验的被试是与战争相关的 PTSD 并发精神病的 37 名男性门诊病人。患者同时也服用了抗抑郁剂和其他药物,但是要求在参与实验前,要服用一个月稳定剂量的药物。在基线测量上,要求患者的阳性与阴性症状量表(以下简称 PANSS)得分大于或等于 60 分。排除条件是精神分裂症、分裂性感情障碍或其他主要精神障碍。研究发现,相比于无效对照剂,税司哌酮能更大程度地减轻精神病症状和部分慢性 PTSD 症状,但不是全部的 PTSD 症状。有几项研究限制可能对研究发现造成影响(比如,样本量小、可能存在药物用量不当、试验期时间较短),对 PTSD 并发精神病症状患者的税司哌酮治疗仍然需要更进一步的研究。

2. 经验证据(B 级别)

(1) 戒酒硫(Disulfiram)、环丙甲羟二羟吗啡酮(Naltrexone)及两种药物并用

佩特拉基斯(Petrakis)和他的同事们在 2005 年测试了双硫仑、环丙甲羟二羟吗啡酮及两种药物并用对 254 名酒精依赖并发多种共病的门诊患者的治疗效果。该试验是在 3 个退伍军人管理局诊所实行的,共 12 周,是一项部分保密(戒酒硫的标签公开)的随机对照试验。几乎半数的患者都患有 PTSD。患者在治疗期间也服用各种精神科药物,但是在参加试验前要稳定服用药物剂量两周。相比于无效对照剂组,使用戒酒硫、环丙甲羟二羟吗啡酮治疗的患者酒精依赖程度减轻了。戒酒硫治疗的患者比环丙甲羟二羟吗啡酮治疗的患者治疗后对酒精的渴求比治疗前减少了。至于两种药物的并用的实验效果,则没有发现特别的优势,事实上,同时接受两种药物治疗的患者随着时间的推移出现了更高的抑郁症和忧虑症。

在对该试验研究数据的二次分析中,佩特拉基斯和他的同事们在 2006 年分析了戒酒硫和环丙甲羟二羟吗啡酮对患有 PTSD 的患者(37%)和未患有 PTSD 患者(63%)的疗效。研究发现,接受积极药物治疗的 PTSD 患者

比无效对照剂组患者在酒精依赖程度上更低。接受戒酒硫治疗的患者在酒精渴求度、PTSD 整体症状和过度兴奋症状情况上有所改善。接受其中一种药物治疗的患者比同时接受两种药物治疗的患者在 PTSD 再体验症状上情况有所好转。两种药物联合使用对患有 PTSD 患者有更多的副作用。

（2）抗抑郁剂对认知行为治疗的疗效与社区精神健康转介服务的比较

格林和他的同事在 2006 年测试了 PTSD 共病对一项针对 267 名低收入重型抑郁症女性非对照试验治疗结果的影响。患者被随机分派到：① 认知行为治疗组；② 抗抑郁剂组（帕罗西汀或安非他酮）；③ 社区精神健康转介服务。此研究中有三分之一的患者患有 PTSD。随着时间的推移，帕罗西汀和安非他酮组的患者在抑郁症改善情况上的概率相同。1 年之后的跟进调查发现，患有 PTSD 的女性比未患有 PTSD 的女性表现出更差的身体功能和更严重的抑郁症状。

3. 总结

虽然 PTSD 往往伴发共病物质使用障碍和其他精神病症状，但是学界对这一复杂患者群体的药物学疗法研究仍然很少。目前的研究充满希望，患有 PTSD 和共病的患者与未患有共病的患者对标准药物疗法的反应同样良好。有几项研究为特定共病症状的药物疗法提供了一些有用数据。这一领域仍然需要更进一步的研究。

四、结论与建议

事实上，过去的几年里涌现了各类关于 PTSD 和共病治疗方法的文献。这说明了人们对共病的意识及时代思潮对新兴心理治疗模式发展和评估的浓厚兴趣（在 PTSD 及更为广阔的领域）。考虑 PTSD 并发共病的概率非常高，而且通常这一类人群有较高的脆弱性，因此在这一领域有如此多的研究投入实在是令人鼓舞。虽然如此，目前学者们在研究方法上仍然有很大的限制性，这在初级的研究阶段是情有可原的。下一个十年，人们将看到此研究类型上的科学进展，会出现更多的随机对照试验、更多关于传播宣传和培训的实证研究工作，以及对共病本身更深入的研究（例如，概率、因果关系和预后）。

PTSD 共病的治疗模式具有非常广泛的特征，包括治疗模式是为何种类型的创伤所设计、治疗是小组模式还是个案模式，以及各种各样的治疗技术。有的治疗模式是为治疗某种共病而原创设计的，而有的模式则是将现存的对每种症状具有疗效的治疗方法加以整合。

至此,本章要点可归纳如下:

(1) 对精神障碍诊断和统计手册第四版(DSM-Ⅳ)所涉及的类别一和类别二的共病症状进行评估是非常重要的;(2) 单一诊断治疗法(目前对PTSD 的主要治疗方法)对共病也有疗效,即使其本来不是为治疗共病所设计的;(3) 直接针对治疗共病的治疗方法也是一个非常有益且重要的研究领域;(4) 仅有一项社会心理疗法被确认是对 PTSD 和一种共病具有疗效(PTSD 和物质使用障碍的寻求安全疗法),该模式为实证支持的治疗提供了标准(Chambless and Hollon,1998);(5) 对治疗 PTSD 患者的两种药物进行了 A 级别的随机对照试验(舍曲林片和税司哌酮);(6) 不管是操作化的介入治疗还是药物治疗对 PTSD 和共病患者都有疗效;(7) 这一领域仍然需要更多的研究。

致谢

本章的各部分是由不同的作者所著:理论背景、证据、总结与建议部分是由纳雅维特所著;类别一与类别二所列出的症状部分是由纳雅维特和林加拉所著;情绪障碍和精神失调症部分是由博尔顿和穆瑟所著;共病的药物疗法部分是由巴克和布雷迪所著;表格部分是由林加拉和巴克所著。每位作者负责其所著部分内容的精确性。我们要感谢埃琳·罗(Erin Rowe)担任本研究课题的秘书助理工作。

参考文献

Back, S., Dansky, B., Carroll, K., Foa, E., & Brady, K. (2001). Exposure therapy in the treatment of PTSD among cocaine-dependent individuals: Description of procedures. *Journal of Substance Abuse Treatment, 21,* 35–45.

Barlow, D. H., & Craske, M. G. (1988). *Mastery of your anxiety and panic.* Albany, NY: Graywind.

Batten, S. V., & Hayes, S. C. (2005). Acceptance and commitment therapy in the treatment of comorbid substance abuse and posttraumatic stress disorder: A case study. *Clinical Case Studies, 4*(3), 246–262.

Bisson, J., & Andrew, M. (2005). Psychological treatment of post-traumatic stress disorder (PTSD). *Cochrane Database of Systematic Review, 2,* 1–60.

Blanchard, E. B., Hickling, E. J., Devineni, T., Veazey, C. H., Galovski, T. E., Mundy, E. A., et al. (2003). A controlled evaluation of cognitive behavioral therapy for posttraumatic stress in motor vehicle accident survivors. *Behaviour Research and Therapy, 41*(1), 79–96.

Brady, K. T. (2001). Comorbid posttraumatic stress disorder and substance use disorders. *Psychiatric Annals, 31*, 313–319.

Brady, K. T., & Clary, C. M. (2003). Affective and anxiety comorbidity in posttraumatic stress disorder treatment trials of sertraline. *Comprehensive Psychiatry, 44*(5), 360–369.

Brady, K. T., Pearlstein, T., Asnis, G., Baker, D., Rothbaum, B., Sikes, C. R., et al. (2000). Efficacy and safety of sertraline treatment of posttraumatic stress disorder: A randomized controlled trial. *Journal of the American Medical Association, 283*(14), 1837–1844.

Brady, K. T., Sonne, S., Anton, R. F., Randall, C. L., Back, S. E., & Simpson, K. (2005). Sertraline in the treatment of co-occurring alcohol dependence and posttraumatic stress disorder. *Alcoholism: Clinical and Experimental Research, 29*(3), 395–401.

Breslau, N., Davis, G. C., Andreski, P., & Peterson, E. (1991). Traumatic events and posttraumatic stress disorder in an urban population of young adults. *Archives of General Psychiatry, 48*, 216–222.

Brown, V. B., Najavits, L. M., Cadiz, S., Finkelstein, N., Heckman, J. P., & Rechberger, E. (2007). Implementing an evidence-based practice: Seeking Safety group. *Journal of Psychoactive Drugs, 39*, 231–240.

Carroll, K. (1998). *A cognitive-behavioral approach: Treating cocaine addiction* (NIH Publication No. 98-4308). Rockville, MD: National Institute on Drug Abuse.

Chambless, D., & Hollon, S. (1998). Defining empirically supported therapies. *Jounal of Consulting and Clinical Psychology, 66*, 7–18.

Cloitre, M., Koenen, K. C., Cohen, L. R., & Han, H. (2002). Skills training in affective and interpersonal regulation followed by exposure: A phase-based treatment for PTSD related to childhood abuse. *Journal of Consulting and Clinical Psychology, 70*, 1067–1074.

Consolidated Standards of Reporting Trials (CONSORT). (2004). Consort statement. Retrieved February 18, 2004, from *www.consort-statement.org/statement/revisedstatement.htm*

Cook, J. M., Walser, R. D., Kane, V., Ruzek, J. I., & Woody, G. (2006). Dissemination and feasibility of a cognitive-behavioral treatment for substance use disorders and posttraumatic stress disorder in the Veterans Administration. *Journal of Psychoactive Drugs, 38*, 89–92.

Copeland, M. E., & Harris, M. (2000). *Healing the trauma of abuse: A woman's workbook.* Oakland, CA: New Harbinger.

Craske, M. G., & Barlow, D. H. (1990). *Therapist's guide for the Mastery of Your Anxiety and Panic (MAP) program.* Albany, NY: Graywind.

Davidson, J., Pearlstein, T., Londborg, P., Brady, K. T., Rothbaum, B., Bell, J., et al. (2001). Efficacy of sertraline in preventing relapse of posttraumatic stress disorder: Results of a 28-week double-blind, placebo-controlled study. *American Journal of Psychiatry, 158*(12), 1974–1981.

Desai, R., Harpaz-Rotem, I., Rosenheck, R., & Najavits, L. (in press). Treatment of homeless female veterans with psychiatric and substance abuse disorders: Impact of "Seeking Safety" on one-year clinical outcomes. *Psychiatric Services.*

Donovan, B., Padin-Rivera, E., & Kowaliw, S. (2001). Transcend: Initial outcomes from a posttraumatic stress disorder/substance abuse treatment study. *Journal of Traumatic Stress, 14*, 757–772.

Falsetti, S. A., & Resnick, H. S. (2000). Cognitive-behavioral treatment for PTSD with panic attacks. *Journal of Contemporary Psychotherapy, 30*, 163–179.

Falsetti, S. A., Resnick, H. S., David, J., & Gallagher, N. G. (2001). Treatment of posttraumatic stress disorder with comorbid panic attacks: Combining cognitive processing therapy with panic control treatment techniques. *Group Dynamics: Theory, Research, and Practice, 5*(4), 252–260.

Feeny, N. C., Zoellner, L. A., & Foa, E. B. (2002). Treatment outcome for chronic PTSD among female assault victims with borderline personality characteristics: A preliminary examination. *Journal of Personality Disorders, 16*(1), 30–40.

Foa, E. B., Dancu, C. V., Hembree, E. A., Jaycox, L. H., Meadows, E. A., & Street, G. P. (1999). A comparison of exposure therapy, stress inoculation training, and their combination for reducing posttraumatic stress disorder in female assault victims. *Journal of Consulting and Clinical Psychology, 67*(2), 194–200.

Foa, E. B., & Rothbaum, B. O. (1998). *Treating the trauma of rape: Cognitive-behavioral therapy for PTSD.* New York: Guilford Press.

Frueh, B. C., Buckley, T. C., Cusack, K. J., Kimble, M. O., Grubaugh, A. L., Turner, S. M., et al. (2004). Cognitive-behavioral treatment for PTSD among people with severe mental illness: A proposed treatment model. *Journal of Psychiatric Practice, 10,* 26–38.

Frueh, B. C., Cusack, K. J., Grubaugh, A. L., Sauvageot, J. A., & Wells, C. (2006). Clinician's perspectives on cognitive-behavioral treatment for PTSD among persons with severe mental illness. *Psychiatric Services, 57,* 1027–1031.

Gatz, M., Brown, V., Hennigan, K., Rechberger, E., O'Keefe, M., Rose, T., et al. (2007). Effectiveness of an integrated, trauma-informed approach to treating women with co-occurring disorders and histories of trauma: The Los Angeles site experience. *Journal of Community Psychology, 35,* 863–878.

Gershuny, B. S., Baer, L., Jenike, M. A., Minichiello, W. E., & Wilhelm, S. (2002). Comorbid posttraumatic stress disorder: Impact on treatment outcome for obsessive–compulsive disorder. *American Journal of Psychiatry, 159*(5), 852–854.

Gershuny, B. S., Baer, L., Radomsky, A. S., Wilson, K. A., & Jenike, M. A. (2003). Connections among symptoms of obsessive–compulsive disorder and posttraumatic stress disorder: A case series. *Behaviour Research and Therapy, 41*(9), 1029–1041.

Goodman, L. A., Thompson, K. M., Weinfurt, K., Corl, S., Acker, P., Mueser, K. T., et al. (1999). Reliability of reports of violent victimization and PTSD among men and women with SMI. *Journal of Traumatic Stress, 12,* 587–599.

Green, B. L., Krupnick, J. L., Chung, J., Siddique, J., Krause, E. D., Revicki, D., et al. (2006). Impact of PTSD comorbidity on one-year outcomes in a depression trial. *Journal of Clinical Psychology, 62*(7), 815–835.

Hamner, M. B., Faldowski, R. A., Ulmer, H. G., Frueh, B. C., Huber, M. G., & Arana, G. W. (2003). Adjunctive risperidone treatment in post-traumatic stress disorder: A preliminary controlled trial of effects on comorbid psychotic symptoms. *International Clinical Psychopharmacology, 18*(1), 1–8.

Harris, M., & the Community Connections Trauma Work Group. (1998). *Trauma recovery and empowerment: A clinician's guide for working with women in groups.* Washington, DC: Community Connections, Inc./Free Press.

Hayes, S. C., Strosahl, K. D., & Wilson, K. G. (1999). *Acceptance and commitment therapy: An experiential approach to behavior change.* New York: Guilford Press.

Hien, D. A., Cohen, L. R., Miele, G. M., Litt, L. C., & Capstick, C. (2004). Promising treatments for women with comorbid PTSD and substance use disorders. *American Journal of Psychiatry, 161*(8), 1426–1432.

Hinton, D. E., Chhean, D., Pich, V., Safren, S. A., Hofmann, S. G., & Pollack, M. H. (2005). A randomized controlled trial of cognitive-behavior therapy for Cambodian refugees with treatment-resistant PTSD and panic attacks: A cross-over design. *Journal of Traumatic Stress, 18*(6), 617–629.

Hinton, D. E., Pham, T., Tran, M., Safren, S. A., Otto, M. W., & Pollack, M. H. (2004). CBT for Vietnamese refugees with treatment-resistant PTSD and panic attacks: A pilot study. *Journal of Traumatic Stress, 17*(5), 429–433.

Holdcraft, L. C., & Comtois, K. A. (2002). Description of and preliminary data from a women's dual diagnosis community mental health program. *Canadian Journal of Community Mental Health, 21*, 91–109.

Jacobsen, L. K., Southwick, S. M., & Kosten, T. R. (2001). Substance use disorders in patients with posttraumatic stress disorder: A review of the literature. *Amercican Journal of Psychiatry, 158*, 1184–1190.

Kessler, R. C., Chiu, W. T., Demler, O., Merikangas, K. R., & Walters, E. E. (2005). Prevalence, severity, and comorbidity of 12-month DSM-IV disorders in the National Comorbidity Survey Replication. *Archives of General Psychiatry, 62*(6), 617–627.

Kessler, R. C., Sonnega, A., Bromet, E., Hughes, M., & Nelson, C. B. (1995). Posttraumatic stress disorder in the National Comorbidity Survey. *Archives of General Psychiatry, 52*, 1048–1060.

Labbate, L. A., Sonne, S. C., Randall, C. L., Anton, R. F., & Brady, K. T. (2004). Does comorbid anxiety or depression affect clinical outcomes in patients with posttraumatic stress disorder and alcohol use disorders? *Comprehensive Psychiatry, 45*(4), 304–310.

Levis, D. J. (1985). Implosive theory: A comprehensive extension of conditioning theory of fear/anxiety to psychopathology. In S. Reiss & R. R. Bootzin (Eds.), *Theoretical issues in behavior therapy* (pp. 49–82). New York: Academic Press.

Mcnelis-Domingos, A. (2004, May). *Cognitve behavioral skills training for persons with co-occurring posttraumatic stress disorder and substance abuse.* Master's thesis, Southern Connecticut State University, New Haven.

Meyer, R. E. (1986). How to understand the relationship between psychopathology and addictive disorders: Another example of the chicken and the egg. In R. E. Meyer (Ed.), *Psychopathology and addictive disorders* (pp. 3–16). New York: Guilford Press.

Monnelly, E. P., Ciraulo, D. A., Knapp, C., & Keane, T. (2003). Low-dose risperidone as adjunctive therapy for irritable aggression in posttraumatic stress disorder. *Journal of Clinical Psychopharmacology, 23*(2), 193–196.

Monti, P. M., Kadden, R. M., Rohsenow, D. J., Cooney, N. L., & Abrams, D. B. (2002). *Treating alcohol dependence: A coping skills training guide* (2nd ed.). New York: Guilford Press.

Morrissey, J. P., Jackson, E. W., Ellis, A. R., Amaro, H., Brown, V. B., & Najavits, L. M. (2005). Twelve-month outcomes of trauma-informed interventions for women with co-occurring disorders. *Psychiatric Services, 56*, 1213–1222.

Mueser, K. T., Bolton, E. E., Carty, P. C., Bradley, M. J., Ahlgren, K. F., DiStaso, D. R., et al. (2007). The trauma recovery group: A cognitive-behavioral program for PTSD in persons with severe mental illness. *Community Mental Health Journal, 43*, 281–304.

Mueser, K. T., Goodman, L. A., Trumbetta, S. L., Rosenberg, S. D., Osher, F. C., Vidaver, R., et al. (1998). Trauma and posttraumatic stress disorder in severe mental illness. *Journal of Consulting and Clinical Psychology, 66*, 493–499.

Mueser, K. T., Rosenberg, S. D., Goodman, L. A., & Trumbetta, S. L. (2002). Trauma, PTSD, and the course of schizophrenia: An interactive model. *Schizophrenia Research, 53*, 123–143.

Mueser, K. T., Rosenberg, S. D., Jankowski, M. K., Hamblen, J., & Descamps, M. (2004). A cognitive-behavioral treatment program for posttraumatic stress disorder in severe mental illness. *American Journal of Psychiatric Rehabilitation, 7,* 107–146.

Mueser, K. T., Salyers, M. P., Rosenberg, S. D., Ford, J. D., Fox, L., & Cardy, P. (2001). A psychometric evaluation of trauma and PTSD assessments in persons with severe mental illness. *Psychological Assessment, 13,* 110–117.

Najavits, L. M. (2002). *Seeking safety: A treatment manual for PTSD and substance abuse.* New York: Guilford Press.

Najavits, L. M., Gallop, R. J., & Weiss, R. D. (2006). Seeking Safety therapy for adolescent girls with PTSD and substance use disorder: A randomized controlled trial. *Journal of Behavioral Health Services and Research, 33,* 453–463.

Najavits, L. M., Schmitz, M., Gotthardt, S., & Weiss, R. D. (2005). Seeking Safety plus Exposure Therapy: An outcome study on dual diagnosis men. *Journal of Psychoactive Drugs, 37,* 425–435.

Najavits, L. M., Weiss, R. D., Shaw, S. R., & Muenz, L. R. (1998). "Seeking safety": Outcome of a new cognitive-behavioral psychotherapy for women with posttraumatic stress disorder and substance dependence. *Journal of Traumatic Stress, 11,* 437–456.

Nowinski, J., Baker, S., & Carroll, K. (1995). *Twelve Step Facilitation Therapy manual: A clinical research guide for therapists treating individuals with alcohol abuse and dependence* (Vol. 1). Rockville, MD: National Institute on Alcohol Abuse and Alcoholism.

Petrakis, I. L., Poling, J., Levinson, C., Nich, C., Carroll, K., Ralevski, E., et al. (2005). Naltrexone and disulfiram in patients with alcohol dependence and comorbid psychiatric disorders. *Biological Psychiatry, 57,* 1128–1137.

Petrakis, I. L., Poling, J., Levinson, C., Nich, C., Carroll, K., Ralevski, E., et al. (2006). Naltrexone and disulfiram in patients with alcohol dependence and comorbid post-traumatic stress disorder. *Biological Psychiatry, 60,* 777–783.

Pratt, S. I., Rosenberg, S. D., Mueser, K. T., Brancato, J., Salyers, M. P., Jankowski, M. K., et al. (2005). Evaluation of a PTSD psychoeducational program for psychiatric inpatients. *Journal of Mental Health, 14,* 121–127.

Reddemann, L. (2004). *Psychodynamisch Imaginative Traumatherapie: PITT–das Manual.* Stuttgart: Pfeiffer bei Klett-Cotta.

Resick, P. A., & Schnicke, M. K. (1993). *Cognitive processing therapy for rape victims: A treatment manual.* Newbury Park, CA: Sage.

Rosenberg, S. D., Mueser, K. T., Jankowski, M. K., Salyers, M. P., & Acker, K. (2004). Cognitive-behavioral treatment of posttraumatic stress disorder in severe mental illness: Results of a pilot study. *American Journal of Psychiatric Rehabilitation, 7,* 171–186.

Rugs, D., Hills, H. A., & Peters, R. (2004). *Diffusion of research in practice in substance abuse treatment: A knowledge adoption study of gender-sensitive treatment.* Paper presented at the Complexities of Co-Occurring Conditions: Harnessing Services Research to Improve Care for Mental, Substance Use and Medical/Physical Disorders conference, Washington, DC.

Sachsse, U., Vogel, C., & Leichsenring, F. (2006). Results of psychodynamically oriented trauma-focused inpatient treatment for women with complex posttraumatic stress disorder (PTSD) and borderline personality disorder (BPD). *Bulletin of the Menninger Clinic, 70*(2), 125–144.

Saper, Z., & Brasfield, C. R. (1998). Two-phase treatment of panic disorder and post-traumatic stress disorder with associated personality features resulting from childhood abuse: Case study. *Journal of Behavior Therapy and Experimental Psychology, 29*(2), 171–178.

Schnurr, P. P., Friedman, M. J., Engel, C. C. J., Foa, E. B., Shea, M. T., Chow, B. K., et al. (2007). Cognitive behavioral therapy for posttraumatic stress disorder in women: A randomized controlled trial. *Journal of the American Medical Association, 297*, 820–830.

Schnurr, P. P., Friedman, M. J., Foy, D. W., Shea, M. T., Hsieh, F. Y., Lavori, P. W., et al. (2003). Randomized trial of trauma-focused group therapy for posttraumatic stress disorder: Results from a department of veterans affairs cooperative study. *Archives of General Psychiatry, 60*, 481–489.

Toussaint, D. W., VanDeMark, N. R., Bornemann, A., & Graeber, C. J. (2007). Modifications to the trauma recovery and empowerment model (TREM) for substance-abusing women with histories of violence: Outcomes and lessons learned at a Colorado Substance Abuse Treatment Center. *Journal of Community Psychology, 35*(7), 879–894.

Triffleman, E. (2000). Gender differences in a controlled pilot study of psychosocial treatments in substance dependent patients with post-traumatic stress disorder: Design considerations and outcomes. *Alcoholism Treatment Quarterly, 18*(3), 113–126.

Triffleman, E., Carroll, K., & Kellogg, S. (1999). Substance dependence posttraumatic stress disorder therapy. An integrated cognitive-behavioral approach. *Journal of Substance Abuse Treatment, 17*(1–2), 3–14.

Tsao, J. C. I., Lewin, M. R., & Craske, M. G. (1998). The effects of cognitive-behavior therapy for panic disorder on comorbid conditions. *Journal of Anxiety Disorders, 12*(4), 357–371.

Weiss, R. D., Najavits, L. M., Greenfield, S. F., Soto, J. A., Shaw, S. R., & Wyner, D. (1998). Reliability of substance use self-reports in dually diagnosed outpatients. *American Journal of Psychiatry, 155*, 127–128.

Weller, L. A. (2005). Group therapy to treat substance use and traumatic symptoms in female veterans. *Federal Practitioner, 22*, 27–38.

Zatzick, D., Roy-Byrne, P., Russo, J., Rivara, F., Droesch, R., Wagner, A., et al. (2004). A randomized effectiveness trial of stepped collaborative care for acutely injured trauma survivors. *Archives of General Psychiatry, 61*(5), 498–506.

Zlotnick, C., Najavits, L. M., & Rohsenow, D. J. (2003). A cognitive-behavioral treatment for incarcerated women with substance use disorder and posttraumatic stress disorder: Findings from a pilot study. *Journal of Substance Abuse Treatment, 25*, 99–105.

第四篇
治疗指南

指南 1　心理报告操作指南

一、概述

20 世纪 80 年代至 90 年代,研究者普遍提倡将心理报告(Psychological Debriefing,以下简称 PD)作为一种常规方法应用在重大创伤事件后的心理干预之中。前文中,已经描述了 PD 的多种方法,包括严重事件应激报告和多重事件应激报告。大多数研究者认为 PD 是一种单次的、半结构化的危机干预方式,通过宣泄、正常化和对将来可能的经历做好准备来提升对情绪的处理,进而降低和预防创伤性事件后的不良心理后遗症。PD 最初是以小组干预的形式进行的,是全面的、系统性和多元化的创伤应激处理方法的一部分,同时,它也被应用于个体的或单次的心理干预中。它的目的是让患者回顾自己在创伤事件发生后短时间内的印象与反应。PD 关注的焦点是患者目前的反应。在运用的过程中,要避免给患者贴上"精神疾病"的标签,应该强调患者的表现是一种正常的反应。要让参与者确信:他们都是正常的人,只是经历了不平常的事件。

二、循证医学证据

已经认定的各项研究在质量上有很大差异。总的来说,包括随机对照试验在内的研究水平都较低。自第一版《指南》出版以来的各类研究,都支持并强调原先的结论,即并没有证据表明单个的个人 PD 在创伤事件之后的短期内对预防创伤后应激障碍(PTSD)有效,或是对预防长期的心理后遗症有效(AHCPR 等级 A)。至于小组 PD,目前仍然缺少相关的研究证据。小组 PD 的单个研究表明介入的影响为中性,小组 PD 不太可能有显著的有益效果。在单个 PD 介入后,曾发现一些负面的结果,但是,总体来说,当考虑整体的研究情况时,早期个人 PD 的影响是中性的(AHCPR 等级 A)。

三、治疗过程

PD 通常被描述为在创伤事件发生之后(通常是几天内)进行的持续数小时的一种小组干预,被视为重大事故应激处置(CISM)方案的一部分。同时,PD 也可以针对个人进行单次干预,或者作为对慢性 PTSD 治疗方案的一部分。

四、建议

就目前的情况来看,创伤事件之后个人的 PD 并不适用(AHCPR 等级 A),而小组的 PD 要取得明显有益效果的可能性也不大,因此,PD 并不被提倡使用(AHCPR 等级 A)。小组 PD 是一个增强同质群体凝聚力、提升群体表现的支持过程,也是一系列照顾服务流程［如,重大事故应激处置(CISM)］的组成部分,但是其有效性还有待考证。笔者就目前所知的情况,给出以下步骤。

(1) 创伤事件发生后不久,最为重要的就是需要提供以下服务:以同感的方式提供实用的、务实的心理支持;告知可能出现的反应;告知他们如何帮助自己;如何从周围获得支持;如果有需要,应在何时何地获得进一步的帮助(AHCPR 等级 C)。

(2) 在干预介入之前,任何早期的干预方法都应该基于一个准确的需求现状评估。所有受到创伤的人都不应该被强制接受某种正式的干预。创伤支持的使用应该是自愿的,除非相关事件的伤害已经给患者自己或其周围人的安全带来了威胁(AHCPR 等级 C)。

(3) 干预应该具有文化敏感性且进度要适宜,同时也应结合当地处理问题的方式因地制宜地开展(AHCPR 等级 C)。

五、总结

创伤应激研究国际学会(ISTSS)第一版《指南》的出版,更进一步证实了 PD 中性的整体效果。现有的情况显示,投入目前有限的资源对单次的个人或小组 PD 介入开展进一步的评估,似乎有一点优势。但这也不表示 PD 是一种心理治疗或心理治疗的替代品。在未来的研究中,应该去拓展新的方法,而不是仅仅把 PD 作为一个单独的干预来研究。虽然 PD 作为一种干预方法被认为具有较好的表面效度并适用于随机对照试验,但这并不表明 PD 能显著有效的减轻压力和预防长期精神疾病。在 PD 时代,不应该仅仅去发展新的干预措施,而且应当将此作为一个强烈的提醒:心理干预是非常有用的,它能导致消极或积极的效果。因此,将来研究的努力方向可以放在对高危人群的特定、多层系统服务的评估。如,针对紧急服务人员定制的、多层次的护理系统的评估等。同样,PD 的研究也可以聚焦于如何在其他的创伤后治疗方法中有所创新应用,并被证明是有效的,例如,在认知行为干预中。

六、推荐阅读[①]

Everly, G. S., Jr., & Mitchell, J. T. (1999). *Critical incident stress management (CISM): A new era and standard of care in crisis intervention.* Ellicott City, MD: Chevron.

National Collaborating Centre for Mental Health. (2005). *Post-traumatic stress disorder: The management of PTSD in adults and children in primary and secondary care.* London: Gaskell/BPS.

Watson, P. J., Friedman, M. J., Ruzek, J. I., & Norris, F. H. (2002). Managing acute stress response to major trauma. *Current Psychiatry Reports, 4,* 247–253.

Wessely, S., Rose, S., & Bisson, J. (2005). *A systematic review of brief psychological interventions ("debriefing") for the treatment of immediate trauma related symptoms and the prevention of posttraumatic stress disorder* [CD-ROM]. Oxford, UK: Update Software.

---

① 为方便读者查阅,"推荐阅读"部分扫描原书,不做修改,其后同此处理。

指南 2　青少年和儿童的急性治疗

一、概述

在过去的几十年里,已经产生了各种各样的针对经历创伤的儿童和青少年的急性治疗。急性治疗一般是在创伤后 6 个月之内提供的。方法包括:心理教育;丧亲辅导;各种形式的心理减压法;眼动脱敏和重建治疗及对认知扭曲的澄清;讨论想法和感受;增强适应性的处理和安全行为,使用支持系统;结构化和非结构化的艺术和娱乐活动;按摩治疗。治疗有各种各样的形式,包括个体、小组和教室的课程;以社区为基础的项目;危机干预组;心理教育;危机热线等。

二、循证医学证据

关于儿童和青少年创伤后急性治疗有效性的证据十分缺乏。大部分相关文章没有发表在主流心理学和精神学期刊上,而是发表在那些对方法论没有严格要求的其他学科的期刊上。此外,大多数报告只阐述了有趣的发现,很少使用有足够控制组的随机设计。迄今为止,大多数研究仍然存在样本规模小、缺乏足够的控制或比较组及缺乏长期追踪等问题。然而,一些研究已经探索出对具体治疗目标的评价指标,其他的研究使用了适合儿童或青少年的方法。这些标准化工具在检测干预的益处时可能不够敏感,特别是当这些领域不是治疗目标的时候。另一个问题是创伤后治疗时间的变化使交叉研究变得比较困难。

1. 系统性的方法

系统性的方法包括心理教育;与学校人员、媒体和家长咨询讨论;危机热线及以社区为基础的项目。有关这些类型治疗益处的证据属于卫生保健政策和研究机构(Agency for Health Care Policy and Research,以下简称

AHCPR)C 级别。其中最全面的研究记录了社区服务在 4 个领域的益处，包括程序响应能力、可见性、种族差异的反应及过程的整体质量。这种类型的社区方法拥有很大的潜力，但需要更严格的定量研究和适当的控制。

2. 艺术和按摩治疗

一个艺术治疗的研究（AHCPR）A 级别，显示实验组和对照组并无显著数据差异。由于缺乏暴露治疗的方法论，很难确定对不同程度的创伤开展的治疗是否存在潜在益处。未来的研究需要使用暴露组的分析结果。关于按摩疗法，一个符合（AHCPR）A 级别标准的按摩疗法研究，证明了按摩疗法在许多领域的潜在益处，但是该研究没有对 PTSD 的治疗进行评估。该领域的未来研究应该去验证这一类型的疗法对缓解 PTSD 的益处。

3. 眼动脱敏和重建治疗

很多眼动脱敏和重建治疗的拟订方案或适应方案在创伤的急性灾难后被研究。眼动脱敏和重建治疗包括八个阶段：回溯历史、准备、评估创伤性记忆、脱敏、加强对创伤记忆和提醒的积极应对、身体扫描躯体症状、结束和重新评估。关于创伤后重建治疗的治疗方案的可变性包括在急性期间已经提供的治疗措施和针对那些已经持续了 1 年的创伤（AHCPR）B 级别的治疗方案。此种疗法重叠和整合了许多其他方法，未来的研究需要验证这个有前景的治疗方法的有效因素。

4. 心理汇报或心理疏泄疗法

有三项研究验证了心理汇报或心理疏泄治疗对儿童和青少年不同类型创伤的有效性。目前证据表明，心理汇报或心理疏泄治疗不能有效预防受创青少年和儿童的 PTSD 及其他焦虑障碍的发展。尽管这些研究已经将心理汇报或心理疏泄治疗与其他急性干预相结合，并且在不同的时间开展，但是心理汇报或心理疏泄治疗在此时仍然是不被推荐的。

5. 认知行为方法

许多临床工作者熟知认知行为治疗，并将其应用于急性治疗中。虽然这种方法在受创儿童和青少年的长期治疗中的有效性已经得到证实，但是在急性创伤研究中的效果还未进行正式评估。虽然认知行为治疗有很大的前景，但是需要更多的研究来验证其有效性及最佳的使用时机。

6. 心理急救（Psychological First Aid，以下简称 PFA）

心理急救（PFA）纳入了许多干预方法，包括为儿童和青少年提供的其他急性干预方案。PFA 允许改变这些治疗措施，以满足特定需求的儿童和家庭。许多关于 PFA 的建议得到了大量文献的支持及经验丰富的临床工作者的肯定,这些建议包括增强应对能力、促进社会支持、提升解决问题的能力等。虽然 PFA 尚未被系统地研究,但是一份基于为受创儿童及家庭提供急性援助的多年经验而开发的 PFA 实地行动指南,已经被证明是可以被患者接受的,并且得到了使用者的好评。建立 PFA 方法的证据基础需要标准化的协议和培训、文档的保密、严格的评估结果及关于文档复原的纵向研究。

三、治疗过程

目前还没有关于受创儿童和青少年急性治疗的最佳长度或时间的明确数据。治疗的最佳长度要根据暴露和损失程度及创后逆境与痛苦的严重性来决定。治疗要适合个体差异,上述因素增加了确定治疗最佳长度的困难。为了应对这些问题,研究者最近已经开始对急性治疗进行灵活的调整,以满足儿童和青少年的特定需求。

四、建议

鉴于当前的知识水平,需要更多的研究来检验关于受创儿童和青少年急性治疗的有效性,而这些研究也影响了有关干预选择与时间的建议。五大类别的急性治疗已经被使用。

五、总结

为急性创伤后儿童和青少年提供最佳援助的知识有很多断层。我们迫切需要项目评估和随机对照试验,以检验急性干预在不同创伤类型、年龄范围、文化群体及实施环境中的有效性。在笔者的文献回顾中,很多研究明显没有利用严格的协议或治疗指南的引导。未来的研究需要探索急性治疗的最佳时机和针对受不同影响的亚人群的治疗策略的有效性差异。

六、推荐阅读

Bisson, J. I., & Cohen, J. A. (2006). Disseminating early interventions following trauma. *Journal of Traumatic Stress, 19*, 583–595.

Brymer, M., Jacobs, A., Layne, C., Pynoos, R., Ruzek J., Steinberg, S., et al. (2006). *Psychological first aid: Field operations guide, second edition.* Washington, DC: National Child Traumatic Stress Network and National Center for PTSD. Available at *www.nctsn.org* and *www.ncptsd.va.gov*

McNally, R. J., Bryant, R. A., & Ehlers, A. (2003). Does early psychological intervention promote recovery from posttraumatic stress? *Psychological Science in the Public Interest, 4,* 45–79.

Stallard, P., Velleman, R., Salter, E., Howse, I., Yule, W., & Taylor, G. (2006). A randomised controlled trial to determine the effectiveness of an early psychological intervention with children involved in road traffic accidents. *Journal of Child Psychology and Psychiatry, and Applied Disciplines, 47,* 127–134.

指南3 成人早期认知—行为干预

一、概述

在过去的十年中,大量的随机对照试验(RCTs)已经证明了在创伤事件发生后的几周到几个月内,认知行为治疗(CBT)可以有效地预防 PTSD 的发生。在早期干预中针对性地使用 CBT,对慢性 PTSD 的功效是现有的三级医疗技术的真实写照。一些公开试验雇用一整个家庭实施 CBT 策略,其中包括心理教育、压力管理技能训练、认知治疗和暴露治疗。此干预是合作性的,也是经验性的,需要利用家庭作业及在面对面疗法中的内在策略。

二、循证医学证据

相比 RCTs,开放试验和非控制试验在利用自然恢复轨迹的效率上显示出较低的相关性。在只考虑具有 A 级 RCTs 结果的研究中,除了效应值目录,这些试验在研究对象的性别、针对创伤指标的性质、实践中的变化(例如,课程的数量、不同的评估方式等)及具体的 CBT 应用科技上都有一定的差异,因此并不能只是简单地将两者进行对比。然而,由于创伤种类和内容的多样性,工作人员需要判别对病人所面临的困难而言,CBT 是否能作为一个早期干预的有效方式。因此,以下 CBT 试验评估根据创伤幸存者(和试验对象性别)分类讨论。

1. 混合性别下的车祸与工伤事故

本文评估了 4 个针对车祸与工伤事故幸存者的 A 级 RCTs。相对于支持性咨询、重复评估和自助手册,CBT 在减轻 PTSD 症状和预防慢性 PTSD 上更加有效。

2. 混合性别下普通事故与非性侵攻击

对经历过一般事故和非性侵攻击的男性和女性,有 5 个 A 级 RCTs 显示出了十分显著的治疗结果。在一些研究中，即使 CBT 治疗的人员流失率较高，但是，CBT 还是在减轻 PTSD 症状及预防 PTSD 方面优于支持性咨询。在一些研究中，CBT 有力地减少了逃避行为，但是对其他 PTSD 症状作用很小。在一个对有心理创伤的个体研究中，相对于标准的医院护理，CBT 没有优势。

3. 针对女性的性侵与非性侵攻击

与支持性护理相比，CBT 加快了女性袭击幸存者的恢复，但随着时间的推移，支持性护理也能产生显著的改善。相对于只进行前期的预估，CBT 并没有表现出长久的优势。由于对个人暴力（尤其是性暴力）的适应，有关攻击幸存者的试验都显示出较少的积极结果，这让情况变得更加复杂和多样。

三、治疗过程

CBT 的早期干预是每周开展 5—12 节治疗，每节 60—90 分钟。

四、建议

作为早期干预，CBT 被推荐用于离散事故幸存者的治疗，这些幸存者往往在创伤后经历了重大的痛苦。很难从关于身体和性攻击事件的幸存者的研究中得出明确的建议，其原因归根于在这些时间段里，有效数据并没有那么引人注目。在创伤后的早期时段（几天或几周），CBT 治疗需要一段持续的监督与支持，之后仅仅为受性侵与非性侵攻击的幸存者提供。对一些其他事件和攻击的幸存者，政策也可以轻易地被囊括到治疗计划之中。前几周的日常监督有额外的优点，就是如果病人的症状和损失十分严峻，可以引发自我转介至正式的 CBT。在监控阶段，攻击幸存者可能会对 CBT 的治疗有一些作用，这样可以提高他们接受治疗的意愿和动力。

五、总结

在离散灾难（如，机动车和工伤事故）幸存者的治疗中，CBT 能够有效预防慢性 PTSD；而在人际暴力（如，性侵或非性侵攻击）幸存者的治疗中，CBT 的有效性不大。该领域需要更多关于标准化 CBT 作为创伤暴露后早期干预的有效性、治疗的标准数量、比较流程和结果评估的研究。针对高危人群(如,紧急服务人员、急救人员、军事战斗人员)的临床试验也更加受欢迎。

六、推荐阅读

Bryant, R. A., & Harvey, A. G. (2000). *Acute stress disorder: A handbook of theory, assessment, and treatment.* Washington, DC: American Psychological Association.

Litz, B. T. (Ed.). (2004). *Early intervention for trauma and traumatic loss.* New York: Guilford Press.

指南4 认知—行为治疗操作指南

一、概述

认知行为治疗(CBT)的多种方式已经被研究者作为由一系列创伤性事件引起的成人慢性创伤后应激障碍(PTSD)的治疗方法。然而,不同的CBT项目的支持证据在质量和数量上存在很大差异。暴露疗法是指一系列旨在帮助个人面对某些想法和低风险刺激的过程,这些想法、刺激是他们自己害怕或希望逃避的。在PTSD治疗的应用方面,尽管有些CBT方案被限制使用一种类型的暴露方法,但大部分的暴露疗法方案包括对创伤记忆的想象暴露法和提醒创伤事件或引发与创伤事件相关的恐惧与逃避的体内暴露法。系统脱敏法在程序上与其他的暴露疗法有区别,它明确要求那些与创伤相关的记忆、提醒要和肌肉放松相配合以抑制恐惧感,然而,其他的暴露疗法方案在暴露练习中不经常积极地去寻求抑制恐惧。

应激接种训练(Stress Inoculation Training,以下简称SIT)是一种多重焦虑处理治疗方案,包括教育、肌肉放松训练、呼吸再训练、角色扮演、转换造型、治疗者指导下的自我对话、思维停止等。SIT还包括过分自信训练和部分暴露疗法,由于这两个部分会在调查研究中作为比较条件,因此SIT应用于慢性PTSD的研究通常会忽略其中之一或这两个都被忽略。循序渐进的肌肉放松训练既是SIT的一部分,也是一种独立的比较治疗方法。生物反馈训练是另一种用来促进放松的方法,使用电生理仪器来提供生理状态的反馈,由此来促进患者更深层次的放松。认知治疗(Cognitive Therapy,CT)基于这样一种想法:决定情绪反应的不是事件本身,而是个人对事件的解释,包括识别错误或者无效认知,研究者对支持或反对这些认知的证据进行评估,考虑这些认知是不是认知偏差或认知错误的结果,在服务中发展更现实和有用的认知。在PTSD的治疗过程中,大部分CT都会聚焦于和安全、信任、对自己的看法相关的认知。

有的 CBT 方案是由一个或多个之前的治疗方案联合而成的,大部分方案是将暴露疗法中的某些方法与 SIT 或 CT 中的部分方法联合,或者是与两者完全联合起来。例如,认知处理疗法(Cognitive Processing Therapy,以下简称 CPT)通过让患者写下创伤事件并反复阅读的方法来使创伤记忆重现,进而得以实施暴露,同时还联合 CT 聚焦于安全、信任、力量、尊重、亲近等主题。还有一些其他的联合治疗方案已经改进了联合的具体内容及实施方式。辩证行为疗法(Dialectical Behavior Therapy,以下简称 DBT)是为了治疗边缘型人格障碍而开发的一种综合治疗方法。DBT 的一个重要治疗领域就是对情感和人际关系调节的技能训练。一些创伤幸存者可能在这些技能上有所欠缺,这让他们很难容忍并受益于像暴露疗法这样的创伤干预。因此,这种技巧训练被建议不要作为 PTSD 治疗方法的本身,而是作为一种干预的初始阶段,帮助提高某些患者(例如,儿童虐待的受害者)的某些能力以便其在随后的像暴露疗法这样的创伤治疗中获得益处。大部分常见的治疗 PTSD 的 CBT 方案被描述为按照明确的技术要求来减少痛苦。相比之下,接纳与承诺疗法(Acceptance and Commitment Therapy,以下简称ACT)假定大部分人遭遇的痛苦是企图控制内在经验的结果,被称为"经验性回避"。从这种方法出发提出的解决方案,是让人接受自己的经历并承诺按照自己的价值观来生活,而不是去追求经验性回避。

近期治疗方法的创新主要聚焦于实证研究,包括特别针对噩梦的 CBT联合治疗方案和运用技术手段来协助治疗者治疗方案的实施。治疗中的技术创新包括虚拟现实技术的使用和互联网的使用。

二、循证医学证据

证据的数量和质量因 CBT 方案的不同而产生变化,我们将对之前提到的每个 CBT 方案的证据强度分别进行总结,并以证据强度的递减顺序加以介绍。

1. 暴露疗法

22 项美国卫生决策与研究管理局(AHCPR)等级 A 的随机试验研究和8 项等级 B 的非随机试验研究为暴露疗法的个案疗效提供了非常有力的证据支持,这些报告涉及各类受创伤的人群(战争创伤事件中幸存的男性和女性;受身体和性侵犯的群体;受性虐待的儿童、遭遇车祸或政治暴力的人)。当想象暴露和体内暴露联合在一起的时候,证据尤其被强化(11 项 AHCPR

等级 A 研究和 4 项 AHCPR 等级 B 研究)。这些研究不断取得积极的结果,参与暴露疗法的患者表现出显著的改善,在随机试验中,暴露疗法的效果也优于其他各种控制条件(等待序列、放松、支持性咨询)。

暴露疗法的演变包括想象暴露(9 项 AHCPR 等级 A 研究、2 项 AHCPR 等级 B 研究)和体内暴露(2 项 AHCPR 等级 A 研究、1 项 AHCPR 等级 B 研究)。1 项 AHCPR 等级 A 的研究采用了交叉设计的方法,发现虽然体内暴露疗法在降低逃避行为方面要优于想象暴露疗法,但想象暴露疗法和体内暴露疗法会产生相似的结果。但有一个例外,1 项早期的关于男性越南老兵的想象暴露疗法随机研究并没有直接评估 PTSD 的症状,从前期到后期的治疗,这项研究显示都获得了显著的效果。此外,随机的研究要比等待序列、支持性咨询对照组的改善情况好很多。3 项 AHCPR 等级 A 的想象暴露研究利用叙事暴露疗法(将经历者的创伤经历以传记的形式重建)的方案,已经成功地在政治暴力受害者身上实施治疗。例如,有 1 项关于生活在乌干达难民区的苏丹难民的研究,另外两项关于男性退伍军人的研究(1 项 AHCPR 等级 A、1 项 AHCPR 等级 B)将暴露疗法应用于小组工作中。AHCPR 等级 A 的报告发现类似的、差别小但统计学上显著的情况,暴露疗法和现有的小组治疗都能较好地减轻 PTSD 症状的严重性。AHCPR 等级 B 的研究发现,不管是用暴露疗法还是利用 SIT 中针对焦虑、紧张和愤怒的技能训练疗法,在 PTSD 症状的严重程度上都没有任何显著的改变。

总之,大量来自不同类型的创伤经历者的对照研究的证据十分引人注目。治疗者针对个人的暴露疗法是有疗效的。实际上,没有其他特别的 CBT 方案有如此明显的证据来证明它们的疗效。证据最强的是想象暴露疗法与体内暴露疗法的联合治疗,尽管想象暴露单独使用的话也同样能在大量的研究中得到有效证明。因此,个案暴露疗法能达到 AHCPR 等级 A 的水平。相反,暴露疗法用于小组工作的证据支持则非常少。

2. 认知处理疗法

有 5 项一贯支持认知处理疗法的研究(3 项 AHCPR 等级 A、1 项 AHCPR 等级 B、1 项 AHCPR 等级 C)。其中,2 项研究发现,针对女性性侵犯受害者,认知处理疗法的效果要比等待序列好得多,其中的 1 项研究更是达到了 AHCPR 等级 A 的水平。另外的 2 项 AHCPR 等级 A 的研究显示,针对儿童时期受到性虐待的女性受害者及(主要是)男性退伍军人的治疗,认知处理疗法也要比等待序列更有效果。这项研究的案例中有 78% 的退伍军人有过战争创伤,其他的则没有身体创伤或有过被性侵犯的经历。AHCPR等级C的研究利用了一家服务型组织的档案数据,来检验CPT针对美国人口中难民的适用性,这些难民主要是指从阿富汗和波斯尼亚—黑塞哥维那来的难民。虽然学者基于CPT的研究结果要明显少于暴露疗法,但CPT达到了AHCPR等级A。

3. 应激接种训练

应激接种训练疗效的证据支持来自各个方面,但普遍的支持证据来自女性性侵犯的受害者案例。4项(2项AHCPR等级A、2项ANCPR等级B)运用SIT针对女性性侵犯的受害者的PTSD个案研究表明,在前期和后期治疗的过程中,PTSD的症状能显著减轻,另外两个随机的研究发现SIT要比等待序列和支持性咨询更有效。在针对退伍军人的研究中,研究人员在1个AHCPR等级A的报告中用脚注标出:除了暴露疗法和等待序列控制条件,研究的最初设计包含了应激接种小组训练,但因为只有5个受试者完成了治疗,相关数据并没有被报告。另外一项将SIT应用于退伍军人小组的研究(AHCPR等级B)没有发现PTSD症状有任何显著的改善。第3项关于退伍军人的研究,将SIT应用于愤怒治疗。该研究发现,与常规的临床护理相比,患者的愤怒和再体验症状有更大的改善。2项针对女性性侵犯的受害者的PTSD的对照研究,为SIT应用于该类人群获得了AHCPR等级A的评级。在针对退伍军人的研究中,SIT的疗效证据是有限的和不清晰的。

4. 认知治疗

CT被证明在减轻创伤后症状方面是有疗效的,我们得到了2项关于平民创伤的对照研究支持,这2项研究都达到了AHCPR等级A。

5. 系统脱敏法

目前,有6项研究验证了系统脱敏法对PTSD治疗的有效性(2项AHCPR等级A、3项AHCPR等级B、1项AHCPR等级C)。但是除了一项研究之外,其他的研究都存在方法论上的问题。仅有的1项较好的对照研究(AHCPR等级A)表明,系统脱敏法要优于等待序列,但是没有其他的随机对照研究可以为以上两个结论提供强有力的证据支持。因此,系统脱敏法并没有足够的证据支持,大部分的研究只能达到AHCPR等级B⁻或等级C⁺的程度。

6. 自信训练

仅有1项AHCPR等级B的研究验证了自信训练对PTSD治疗的有效

性。研究发现,自信训练与其他对照条件相比并没有什么区别。因此,自信训练在 PTSD 的治疗中没有获得很好的医学循证支持。

7. 放松训练和生物反馈

目前还没有通过与等待序列的比较来直接验证放松训练疗效的研究。然而,在与其他治疗方案进行比较研究时,放松训练被作为对照组。3 项关于 CBT 的 AHCPR 等级 A 的研究发现,放松训练的疗效要低于暴露疗法、CT 及 ET 或 CT 联合疗法。仅有 1 项关于生物反馈应用 PTSD 治疗的 AHCPR 等级 A 的研究,研究中,生物反馈或者眼动脱敏和重建(EMDR)被加入了常规治疗(TAU)。研究发现,加入 EMDR 的疗效要优于 TAU(见本书第十一章关于 EMDR 的综述指南),但如果加入生物反馈,则疗效并不明显。因此,无论是放松训练还是生物反馈,都没有得到作为 PTSD 治疗方法的有效支持。

8. 辩证行为治疗和接受与承诺疗法

3 项研究(2 项 AHCPR 等级 A、1 项 AHCPR 等级 B)对创伤后治疗方案(2 项研究中使用了想象暴露疗法、1 项研究中使用了聚焦创伤写作的方法)的技能训练应用步骤进行了评估。3 项研究都观察到了患者从治疗前期到治疗后期的显著改善疗效,而 AHCPR 等级 A 的研究疗效要优于等待序列。仅有的 1 项针对 PTSD 的技能训练内容疗效的研究表明,微小的变化并不能显示出其与等待序列的区别。此外,该研究在设计时并没有允许治疗者去推断技能训练是否促进了后续的想象暴露治疗,因为研究没有将联合治疗与单独的想象暴露治疗的疗效进行比较。作为基础模型的支撑,初步的技能训练可以增强后续以创伤为重点的治疗疗效。1 项研究表明,联合治疗和作为治疗过程中技能训练部分的消极情绪调节技能,可以预测在治疗过程中想象暴露部分对 PTSD 效果的改善程度。迄今为止,没有已发表的研究评估 ACT 对 PTSD 治疗的有效性。因此,无论是 DBT 还是 ACT,都没有相关的证据支持其对 PTSD 的治疗有效果。

9. 联合治疗和比较治疗

在对一系列创伤人群的研究中,25 项 AHCPR 等级 A 和 13 项 AHCPR 等级 B 的关于各类创伤人群的研究指出,众多治疗 PTSD 的 CBT 独立项目已经融入了暴露疗法、SIT 和 CT 等方法。所有研究都在治疗后发现了患者症状的显著改善,同时随机研究也发现 CBT 要优于其他的比较条件(等待序列、支持性咨询、常规治疗)。意象预演治疗是一种独特的治疗方法,在这种方法中联合了想象暴露和 CT 的方法,还加入了卫生睡眠的特别指导,以用来治疗噩梦及其他睡眠问题。与传统的暴露疗法有很大的不同,想象暴露是针对噩梦的内容而不是创伤的记忆和重组,它要求患者以某种方式有意地去改变噩梦的内容。3 项研究(2 项 AHCPR 等级 A、1 项 AHCPR 等级 B)发现该方法能在治疗前后期明显减轻 PTSD 症状的严重程度,而 2 项随机对照研究发现其疗效要大大优于等待序列。与传统的暴露疗法不同的是,意象预演治疗在小组治疗中取得了成功。

在 9 项 AHCPR 等级 A 的研究中,直接将一个 CBT 方案与其他不同的方案(例如,暴露疗法与 SIT)进行比较,或者将一个联合治疗方案与一个或多个联合治疗方案进行比较(例如,单独的暴露疗法和 ET 或 CT 联合的方案)。另外 6 项 AHCPR 等级 A 的研究将某些形式的暴露疗法(单独的暴露疗法或者是 ET 或 SIT、ET 或 CT 方案)和 EMDR 进行比较。所有这些研究都发现 CBT 方案(包括 EMDR)有着显著的改善效果,但很少有证据证明其中一个方案比另一个方案更优越,同时,研究也发现联合治疗通常并不会比单独治疗有更显著的疗效。

总的来说,这些研究表明 CBT 方案(包括单独的暴露疗法、ET 或 SIT、ET 或 CT)取得了广泛的疗效。然而,除了增强的暴露疗法(想象暴露疗法加上体内暴露疗法),几乎没有明确的治疗方案在 3 项以上 AHCPR 等级 A 的研究中被评估,并且大部分的研究针对的受创伤人群的范围也有限(例如,CT 并没有对退伍军人展开研究)。

10. 药物治疗和 CBT

一个小型的、AHCPR 等级 A 的试点研究直接将暴露疗法加上 SIT 的方案与帕罗西汀的疗效了进行比较,帕罗西汀是美国食品药品监督管理局(FDA)指定的用于治疗 PTSD 的两种药物之一。虽然这项研究并不包含安慰剂条件,但两种方案都在治疗后获得了显著改善效果,而且两者之间并无明显差异。4 项 AHCPR 等级 A 的研究发现,在持续的用药治疗的过程中加入 CBT,从药物的局部反应结果来看,改善的疗效要好于单独地使用药物治疗。

11. CBT 实施的技术运用

1 项 AHCPR 等级 A 研究和 1 项 AHCPR 等级 B 研究已经对在暴露疗法的实施过程中使用虚拟现实的技术进行了调查。两项研究都发现患者 PTSD 症状的严重程度在治疗后有所缓解,而且随机对照实验也发现虚拟现实的暴露疗法要优于等待序列。目前,并没有研究将虚拟现实暴露疗法与其他传统的 CBT 传递技术进行比较。5 项研究(4 项 AHCPR 等级 A、1

项 AHCPR 等级 B)对通过互联网来实施联合 CBT 方案进行了评估,尽管其中的一项研究包含某些患者与治疗者的直接接触,但所有研究都发现了治疗后患者的显著改善。而且 AHCPR 等级 A 的研究发现通过互联网来实施的 CBT 的疗效同样要优于等待序列(3 项研究)和支持性咨询(1 项研究)。但目前还没有对通过互联网来实施 CBT 和通过人与人之间直接实施 CBT 的疗效进行比较的研究。

三、治疗过程

针对 PTSD 的 CBT 项目一般是短期的,平均大约有 8—12 节的个人治疗。一小部分研究显示,显著改善会出现在 1—4 节的 CBT 治疗之后。治疗每周开展一节或两节,每节 60—90 分钟,患者要在每节治疗之间完成家庭作业。研究与标准的临床实践有一个区别,即研究需要提前确定治疗的次数,治疗的次数并不是根据患者的需求而定的。有些患者可能需要更长时间的治疗以获得最佳的疗效,如患有严重并发症的患者或者临床表现因为慢性疼痛问题而复杂化的患者。在这种情况下,常见的临床实践会延长患者的治疗直到有好转的迹象。临床实践是基于患者对治疗的反应来确定是否延长治疗的,与此相一致,1 项暴露疗法(单独的暴露疗法与 ET 或 CT 方案)的研究发现,如果患者在第 8 次会面后还没有获得一个很好的效果,那么他将会在接下来的几节治疗中受益颇丰。

四、建议

根据上述对证据的总结,我们建议如下。

(1) CBT,包括暴露疗法(想象暴露和体内暴露)、CT、SIT 或者包含了 CT(例如,CPT)或 SIT 形式的某些暴露的众多联合治疗方案的一种,我们建议这些方案可以用于慢性 PTSD 的一线治疗。

(2) RLX、生物反馈及自信训练不建议作为 PTSD 的主要治疗方法,尽管它们作为辅助措施在治疗某些 PTSD 患者的特定问题时非常有用。

(3) 基于患者 DBT、情感和人际关系调节方面的技巧培训,应该在以创伤为重点的干预措施之前实施。例如,想象暴露,对那些很难接受以创伤为重点的干预措施的患者可能会很有用。然而由于证据不够充分,目前不建议在以创伤为焦点的治疗之前应用技能训练。

（4）由于目前缺乏 ACT 疗效的相关证据，我们不建议将其作为 PTSD 的一线治疗方案，尽管作为一种普遍接受的方案，会将 ACT 部分地纳入 DBT，因为在某些患者的辅助干预中可能会有用。

（5）除了针对噩梦的意象预演治疗之外，针对 PTSD 的 CBT 疗法也应在一对一的会谈中完成。然而，鉴于这种方法至今相对其他 CBT 方案来说证据有限，在 PTSD 一线治疗过程中不建议使用意象预演治疗。当然，如果在一个其他的 CBT 疗程结束之后依然有残余的睡眠问题，这可能是最为有用的一种辅助治疗方法。

（6）CBT 是一种短期治疗方案，总共 8—12 次会面，每次持续 60—120 分钟，每周 1—2 次。CBT 可以用来作为制订治疗持续时间的一般指南。然而，部分患者对较少的会面就会有迅即的感应，其他一些情况复杂的患者可能就会需要更长时间的疗程。因此，我们建议治疗的时间不要因为会面的次数而任意终止。当然，治疗的时间最好结合患者的进展和当前症状来决定：如果患者表现出有改善但依然明显的 PTSD 症状，继续接受治疗有可能会导致更好的效果。

（7）如何更方便地获得治疗？如何更容易地实施治疗方案？最近的技术进步让我们看到了希望。例如，虚拟现实技术可以使某些很难开展的体内暴露练习（如，曾经驾驶军用直升机的越战老兵）变得更容易实施，而且使用互联网技术能让那些缺医少药的社区也能接触到 CBT。然而，实际问题限制了这些治疗方法在目前的效用。虚拟现实技术目前来看还是相对昂贵的，只有少数的治疗者可以运用它们，该治疗方案也仅仅用于数量有限的创伤案例。此外，治疗者可以通过互联网治疗任何一个从未谋面的患者，而且患者可以是在不同的州甚至不同的国家。这就提出了一个道德和法律问题，必须在服务传递机制的常规使用之前制订相关的建议。

五、总结

目前，那些支持运用 CBT 方法来治疗 PTSD 有效性的证据备受瞩目。很多 CBT 方案已经被证明在控制比较好的对照研究中能满足较高的方法标准。同时考虑每种治疗方案的支持证据的数量与质量，支持暴露疗法的证据是最有说服力的，因为它有 22 个随机对照试验的数据并且研究对象也很广泛。在整个研究中，暴露疗法通过很多方式来实施，包括想象暴露、体内暴露及写下创伤经历。最常见的、也是最具有支持度的暴露疗法的实施方案是将想象暴露和体内暴露联合起来。想象暴露是针对创伤记忆的,体内暴露是针对那些患者害怕或躲避的但低风险的人、地点、场合和行为。事实上,没有其他形式的 CBT 获得和暴露疗法一样多的证据支持。

对 CBT 方案有证据支持的是 CPT,CPT 已经得到 3 个关于性侵幸存者(包括儿童性虐待)和军事创伤幸存者的随机对照试验的支持,其中有 2 个随机对照试验支持 SIT 和 CT。有大量的控制得很好的随机对照研究支持联合 CBT 方案,这些研究中的大部分都使用了某些形式的暴露疗法加上其他 CBT 方案中的一些内容,例如,SIT、CT 或者在 DBT 原理下的情感和人际关系调节的技巧训练。不同 CBT 方案之间的直接比较(例如,暴露疗法和认知治疗)普遍发现,不同的治疗方案能得到类似的治疗结果。相似地,研究表明,联合治疗方案与其中单独的一个治疗方案相比较(例如,ET 或 SIT 与单独的暴露疗法进行比较),两者的治疗结果也是类似的。

目前,没有证据支持 RLX、生物反馈、自信训练、DBT 和 ACT 可以作为单独的 PTSD 治疗方法。有限的研究表明,相较于其他的 CBT 疗法,RLX 和生物反馈的疗效更弱。而关于自信训练的一项研究也发现,自信训练的疗效远不及支持性咨询。目前,没有足够的数据来评估 ACT 对于 PTSD 或相关症状的治疗效果。

已经提出的是在以创伤为重心的干预实施之前,要先进行基于 DBT 的情绪和人际关系调节技巧训练,例如,想象暴露,可能会对那些接受创伤治疗有困难或是有 PTSD 相关症状如情绪控制受损、分离症状、人际关系问题及慢性创伤引起的人格改变(例如,童年时期经受过虐待和家庭暴力、战俘或难民)的患者是有用的。研究评估了以创伤为重心的 CBT 疗法之后紧跟的技巧训练的实施,该研究表明这种联合的治疗方式对 PTSD 的症状是有效的,同样,这种方法对情绪调节、分离的经历、人际功能障碍等问题也是有用的。基于目前的证据,我们还不知道一线治疗、基于 DBT 的干预或者 DBT 疗法的组合究竟能在多大程度上减轻慢性创伤人群的 PTSD 症状。

在一般情况下,CBT 方案治疗 PTSD 会采用一对一的治疗方式,而小组的暴露疗法并没有发现有特别的疗效。一个值得注意的例外是意象预演治疗对治疗噩梦很有用,这个治疗方案在小组治疗中获得了成功。有两项最近的技术革新得到了实证支持,一是通过虚拟现实技术来实施暴露疗法,二是通过互联网提供 CBT 服务。特别是通过互联网提供治疗服务,为那些原先无法采用 CBT 疗法的地区的患者提供了可能。

六、推荐阅读

Cloitre, M., Cohen, L. R., & Koenen, K. C. (2006). *Treating survivors of childhood abuse: Psychotherapy for the interrupted life.* New York: Guilford Press.

Foa, E. B., Hembree, E. A., & Rothbaum, B. O. (2007). *Prolonged exposure therapy for PTSD: Emotional processing of traumatic experiences: Therapist guide.* Oxford, UK: Oxford University Press.

Follette, V. M., & Ruzek, J. I. (2006). *Cognitive-behavioral therapies for trauma* (2nd ed.). New York: Guilford Press.

Resick, P. A., & Schnicke, M. K. (1993). *Cognitive processing therapy for rape victims: A treatment manual.* Newbury Park, CA: Sage.

Schauer, M., Neuner, F., & Elbert, T. (2005). *Narrative exposure therapy: A short-term intervention for traumatic stress disorder after war, terror or torture.* Göttingen, Germany: Hogrefe & Huber.

Taylor, S. (2006). *Clinician's guide to PTSD: A cognitive-behavioral approach.* New York: Guilford Press.

指南5　儿童与青少年的认知—行为治疗

一、概述

一些针对心理创伤的认知行为治疗(CBT)模型目前可供使用。这些模型下的治疗方法都类同,可将其缩写为"PRACTICE"(实践),组成如下:父母(P)疗法,包括育儿技能;正常儿童和家长应对创伤的心理教育;放松(R)和压力管理技能;情感表达(A)和调节技能;认知(C)应对技能;儿童创伤经历的创伤叙事(T)与认知处理;在引起创伤回忆的环境下体内脱敏(I);儿童—父母联合(C)治疗;以及加强安全(E)和关注未来发展。一些针对创伤儿童的CBT模型只包括其中的一些组成部分,或者有附加部分或包括辅助服务,例如,案例分析。这些附加治疗的原则有:(1)暴露治疗之前先进行能力培养(例如,情感调节和解决安全需求);(2)若条件允许,最好父母介入治疗;(3)认识到创伤影响儿童生活的多个方面。因此,要想对创伤儿童提供最佳治疗措施,学校、医疗机构、司法系统、儿童保护、儿童福利及其他保障系统间的互动就十分必要。

二、循证医学证据

在 A 级或 B 级研究中,几种针对儿童或青少年创伤后应激障碍(PTSD)导向的认知行为治疗模型被证为有效。

创伤聚焦型认知行为治疗(TF-CBT)是被认为最为彻底的模型,3个在美国和澳大利亚的独立研究小组对 3 岁至 17 岁儿童完成了 6 项 A 级研究。这些研究表明,对比其他能改善多种儿童创伤病症(包括 PTSD、抑郁症、内化症状、一般行为症状和羞耻感)的情况,TF-CBT 模型最优。此研究的对象都为遭受性虐待的儿童。规模最大的一项研究包括 200 多名儿童,他们中大部分都有除性虐待之外的多重创伤经历。在 3 项针对经历过恐怖主义和伤痛创伤儿童的 B 级研究中，TF‐CBT 模型也能很大程度地改善 PTSD 症状。目前 TF‐CBT 已经在拉丁裔儿童中进行了本土适应和评估，也正预备应用于荷兰、德国、挪威、非洲、巴基斯坦和一些其他国家和地区的儿童。

针对受单个创伤事件影响的英国儿童，基于认知的认知行为治疗模型在一系列定量 A 级试点研究中也体现出对 PTSD、焦虑和抑郁治疗的积极作用。

寻求安全（SS）是一项针对 PTSD 同病和物质使用障碍（SUD）的综合治疗模型。直接暴露法因不具典型性而不能被包含在内（但可以作为附加方法加以实施）。一个针对美国青少年的 A 级研究表明，在后期治疗的各个领域中 SS 的效果明显优于常规疗法（TAU），包括物质使用及其相关问题、创伤关联症状、对 PTSD 和 SUD 相关的认知、精神功能及在治疗中无特别针对性的其余病理学领域（如，厌食、躯体化、广泛性焦虑）。该研究在 3 个月的持续治疗中获得了一些进展。

儿童联结（KIDNET）最初由德国开发，属于儿童友好型的叙述暴露型疗法，用以治疗多重和严重的创伤后幸存者。该疗法包括心理教育、叙述和认知处理，关注儿童和人类权利，帮助其恢复人格尊严。在本书的操作指南出版前不久，一个 A 级 KIDNET 研究报告曾以德文在某书的一章中发表，并在同行评议会上被加以介绍。

创伤系统疗法（TST）结合个体治疗，例如，针对有复杂创伤经历或恶劣家庭环境的儿童，或需要药物治疗、家庭或住院安置及其他复杂的临床需要的儿童，TF‐CBT 也都配有系统的治疗方法。一个美国儿童和青少年的 B 级研究发现 TST 优于一般护理方式。

诸多治疗复杂创伤的模型目前正处于测试阶段。其中的两种模式——应对青少年长期心理压力的建构心理疗法和美国复杂创伤经历青少年的生活技能或生活故事模型——也正在家中和非住院环境下进行测试。

三、治疗过程

以上描述的针对儿童 PTSD 的认知行为治疗一般需要进行 8—24 个治疗单元，但实施起来也有很强的灵活性，以便每个部分都可以根据每一个儿童的个体需要进行调整。

四、建议

一些针对创伤聚焦型儿童和青少年的认知行为干预方法能有效减轻PTSD症状。此外,这些干预措施还能用以应对除PTSD症状外其他方面的问题,包括抑郁、焦虑、行为动作、羞耻、悲伤和适应性功能问题。在社区或非社区环境中工作的治疗专家常常会遇到遭遇多重创伤的儿童,例如,精神疾病合并症患者、家庭环境恶劣(包括领养、寄宿家庭、家庭暴力收容所或难民营及其他不安全的地方)的儿童、服用多种精神药品或那些有严重行为障碍的儿童。TF‐CBT、SS、TST 和 KIDNET 已经在其中一些儿童中使用和测试;SPARCS、生活故事疗法和 KIDNET 就是专为儿童和青少年而开发的。上文所述的一些干预措施已在国际上得到采用并适应了不同文化的儿童群体。

越来越多的社区治疗者学会了使用尤其是 TF‐CBT 等的干预措施,这都得益于药物滥用和精神健康服务管理局—国家儿童创伤压力网站和其他国家的努力,例如,免费的网络培训网站、协作学习的实践网站,以及对不同文化群体儿童进行有针对性的治疗方法。

五、总结

在 A 级或 B 级的研究中,几种非基于学校环境的 CBT 模式益于儿童或青少年 PTSD 的治疗。所有这些模型都符合先前"PRACTICE"(实践)所描述的原则。SS 增加了预防 SUD 的干预措施,TST 为复杂创伤管理增添了一些具体的处理方法的部分。其他用以治疗复杂创伤的一些有潜力的方案也正处于测试阶段。其中一些模式已经过调整,正在为不同文化背景的儿童进行评估。因此,临床医生可以使用几种有效形式的 CBT 治疗创伤儿童和青少年,初步收集的资料表明这些干预措施适用于不同文化背景的儿童。

六、推荐阅读

Cohen, J. A., Mannarino, A. P., & Deblinger, E. (2006). *Treating trauma and traumatic grief in children and adolescents.* New York: Guilford Press.

Najavits, L. M. (2002). *Seeking safety: A treatment manual for PTSD and substance abuse.*

New York: Guilford Press.

Saxe, G. N., Ellis, B. H., & Kaplow, J. B. (2006). *Collaborative treatment of traumatized children and teens: The trauma systems therapy approach.* New York: Guilford Press.

Schauer, E., Neuner, F., Elbert, T., Ertl, V., Onyut, P. L., Odnenwald, M., et al. (2004). Narrative exposure therapy in children: A case study in a Somali refugee. *Intervention, 2,* 18–32.

指南 6　药物治疗操作指南

一、概述

药物疗法是一种重要的 PTSD 治疗方法。一些关键的神经生物学机制的变化似乎与该疾病有关。这些包括肾上腺素、下丘脑—垂体—肾上腺皮质（HPA）、血清素、谷氨酸、γ-氨基丁酸（GABA）和多巴胺能系统。此外，PTSD 的症状与抑郁症、其他焦虑症的症状有很大程度的重叠。最后，这种极其常见的 PTSD 共病药理学反应性障碍（例如，重度抑郁症和极度焦虑）使药物治疗 PTSD 成为一种重要的治疗理念。药物治疗通常为大多数患者所接受，但是药物副作用、患者对按规定服药的依从性差、患者及家属对药物治疗产生顾虑、新治疗药物的高商业成本会降低药物治疗的影响。

针对 PTSD 的药物治疗主要是以实证证据为指导的，即特定的药物具有针对特定症状的疗效，事实上，目前关于所有的精神疾病的研究数据都是非常少的，包括 PTSD 及特定药物对精神疾病的具体的用药效果。在研究（以及临床实践）中，几乎每一类精神治疗的药物都可以用于 PTSD 患者。大多数研究都涉及抗抑郁药：选择性 5-羟色胺再摄取抑制剂（SSRIs）、5-羟色胺和去甲肾上腺素再摄取抑制剂（SNRIs）、单胺氧化酶抑制剂（MAOIs）、三环类抗抑郁药（TCAs）以及其他血清素剂（曲唑酮和奈法唑酮）。抗肾上腺素药测试包括 α-1 受体（哌唑嗪）、α-2 受体激动剂（可乐定和胍法辛）和 β 受体拮抗剂（普萘洛尔）。最近的研究进展包括稳定情绪的抗惊厥药的测试和如何增强 SSRI 中非典型性抗精神病药物的反应试验。

二、循证医学证据

在大部分药物治疗的随机临床试验（RCTs）中，不同种类的抗抑郁剂的测试结果对证据的证明力是最好的，还有来自非典型性抗精神病药的增强试验也是非常好的证据。最后,还有令人鼓舞的研究结果,抗肾上腺素剂有哌唑嗪,抗抑郁药有米氮平,还有老年抗抑郁药,如 MAOIs 和 TCAs。

1. SSRIs(舍曲林或帕罗西汀或氟西汀——AHCPR 等级 A)

SSRIs 药物可以推荐作为治疗 PTSD 的一线药物。它们不仅能减轻 PTSD 的症状、改善 PTSD 症状影响的总体功能,而且能有效地对抗 PTSD 共患疾病和相关的症状。与其他抗抑郁的药相比,虽然 SSRIs 可能会引起失眠、兴奋、胃肠道症状和性功能障碍,但其副作用更少、安全性更高。迄今为止对退伍军人群体的 PTSD 严重程度和病程研究长短不一,因此针对退伍军人的 SSRIs 疗效现在很难得出结论。

2. SNRI(文拉法辛——AHCPR 等级 A)

大量的多点试验表明,文拉法辛可以推荐为治疗 PTSD 的一线药物。它和 SSRIs 一样有疗效并对治疗共病抑郁很管用。但它最大的副作用就是可能会加重高血压的症状。

其他第二代抗抑郁药

● 米氮平——AHCPR 等级 A。在小型随机对照试验中,米氮平被证明是有效的。但它可能会造成嗜睡、食欲增加和体重增加。

● 安非他酮——AHCPR 等级 C。安非他酮在小型的开放式试验中被证明是有疗效的。

● 奈法唑酮——AHCPR 等级 A。美国的奈法唑酮不同于一般的奈法唑酮,由于其具有肝毒性的原因已经退出市场,尽管它显示出与 SSRIs 有一样的疗效。但不同的监管政策可能使其适用于其他国家。

● 曲唑酮——AHCPR 等级 C。曲唑酮只具有适中的疗效,但它是一个非常有用的能促进睡眠的 SSRIs 辅助药物,它可能会引起患者在白天过于镇静,同时也可能会引起阴茎异常勃起。

MAOIs(苯乙肼——AHCPR 等级 A)

MAOIs 已经被证明对 DSM－Ⅳ(《精神障碍诊断和统计手册》第 4 版)标准中的 B 类症状是有疗效的,而且能对 PTSD 症状影响的全体功能起改善作用,同时,对标准中 D 类症状也有一定的疗效,不过具体效果的强弱还未被进一步地测试。同时,它们也具有一定抗抑郁和抗焦虑的效果。遵守相关的饮食控制会造成依从性下降,进而会影响 MAOIs 的治疗效果。此外,对酗酒、使用违禁药物或者服用其他类药物的患者禁用 MAOIs。另外,在用药时,还要注意监控不同药物对心血管、肝脏和身体其他机能的副作用情况。

3. TCAs(丙咪嗪或阿米替林或地昔帕明——AHCPR 等级 A)

丙咪嗪和阿米替林已经被证明是比较有效的治疗药物,而地昔帕明在随机对照试验中并没有显示出疗效。作为一个整体,TCAs 通常能够适度地减轻 DSM-Ⅳ标准中 B 类症状的程度并能促进 PTSD 症状影响的全体功能的改善。它们可能在疗效这点上不如 MAOIs,但它们很少有严重的副作用。TCAs 的副作用包括低血压、心律失常、抗胆碱能,同时它还有镇静以及行为唤醒的正向作用。

4. 抗肾上腺素剂

抗肾上腺素剂可减轻唤醒、再体验和精神分裂症状。在临床试验中,它们的疗效还没有被充分验证。虽然血压和脉搏率必须要定期监测,但它们总体来说安全性较高。必须注意的是,当此类药物运用于低血压或者正在服用抗高压药物的患者时,一定要注意观察其服药后的状况。

● 哌唑嗪——AHCPR 等级 A。哌唑嗪有效地降低了患者创伤性的噩梦。在一项研究中,它也降低了 PTSD 的整体症状的严重程度。

● 普萘洛尔——AHCPR 等级 B。普萘洛尔被允许作为儿童用药,并同时作为预防药防止 PTSD 的后期发展。但它可能会加剧哮喘和抑郁的症状。

● 可乐定——AHCPR 等级 C。可乐定被允许用于开放性的 PTSD 治疗试验和分离症状。

● 胍法辛——AHCPR 等级 A 和 C。胍法辛在随机对照试验中并没有疗效,尽管它在开放性试验中的前景被治疗者们看好。

5. 抗惊厥药(拉莫三嗪——AHCPR 等级 A 和 B;噻加宾——AHCPR 等级 A;卡马西平或丙戊酸钠或托吡酯——AHCPR 等级 B;加巴喷丁/氨己烯酸——AHCPR 等级 F)

很多抗惊厥药的开放性试验看似前景较好但结果却不一致,这些药物有很多副作用。一个大规模的关于噻加宾的随机对照试验表明其对患者有负面结果,而一个小型的关于拉莫三嗪的试验显示其对患者有适度的疗效。抗惊厥药现在还不能推荐作为 PTSD 的治疗药物。

6. 苯二氮䓬(阿普唑仑——AHCPR 等级 A;氯硝西泮——AHCPR 等级 B)

虽然这些药物都是有效的抗焦虑药和抗恐慌药,但它们对 PTSD 的治疗来说是禁忌药。它们产生的典型的抗早醒的疗效并没有减轻再体验,回避或麻木的症状。此外,对过去或现在有酒精或药物滥用依赖的患者,不能开此药。最后,它们还可能会产生精神运动迟缓和加剧抑郁症状的副作用。苯二氮䓬与其他药物相比并没有任何优势,因此,现在它们并不推荐作为 PTSD 的单一药物治疗。

7. 其他血清素剂(赛庚啶——AHCPR 等级 A;丁螺环酮——AHCPR 等级 F)

一项关于赛庚啶的随机对照试验结果为阴性,而关于丁螺环酮的有利影响的报告一直有传闻。目前推荐使用这两种药物都是没有根据的。

8. 非典型抗精神病药物(利培酮或奥氮平——AHCPR 等级 A;喹硫平——AHCPR 等级 B)

几个小规模的随机对照试验表明非典型抗精神药物对 SSRI 类药物的部分反应的患者及其他药物治疗无效的患者有增强疗效的结果。这些药物也可用于 PTSD 患者表现出来的过度警觉或偏执、身体攻击、社会隔离或是与创伤相关的精神疾病症状。它们可能会导致体重的增加,使用奥氮平的药物治疗已经与 2 型糖尿病相关。传统的抗精神病药物被研究者禁用于 PTSD 的治疗。

三、治疗过程

目前的研究结果表明,PTSD 的对照药物试验至少需要持续 8—12 周,因为短期的试验通常来说是无效的。最近很多较大规模的研究(针对 SSRIs)表明,对某些患者来说,最明显的疗效要直到第 36 周才会出现。

四、建议

尽管有些药物的疗效能达到 AHCPR 等级 A 的水准,但其总体疗效不如某些认知行为治疗。此外,成功停药之后往往症状会复发。最后,大部分的药物都是有副作用的,如果副作用显著,尽管药物能减轻症状但也不能让患者继续使用药物治疗。除去这些方面的考虑,与心理治疗相比,很多患者宁愿选择药物治疗。如果患者所在的地区没有合格的 CBT 治疗者,药物治疗可能是唯一可行的选择,很多患者对忍受药物的副作用是没有问题的。一些患者通过药物治疗已经达到实现了缓解症状的目的,但他们只要有必要还是愿意继续服药。

五、总结

应用于 PTSD 一线治疗的药物是 SSRIs 和 SNRIs 最好的支持证据。有证据表明增强非典型抗精神病药物的药性是有疗效的。最近关于哌唑嗪和米氮平的研究结果也被看好。MAOIs 的疗效比较好,TCAs 的药效温和,虽然它们都可能产生不良的副作用。关于使用抗惊厥药的支持证据是薄弱的,不是因为试验的结果不理想,而是因为其他类别的药物没有进行随机试验。有充分的证据表明,苯二氮䓬对 PTSD 的治疗是没有疗效的。最后,我们有理由相信,通过不同的作用机制工作的还未经试验的新药物可能会被证明比现有的药物更有疗效。

六、推荐阅读

Davidson, J., Bernik, M., Connor, K. M., Friedman, M. J., Jobson, K. O., Kim, Y., et al. (2005). A new treatment algorithm for posttraumatic stress disorder. *Psychiatric Annals, 35*, 887–900.

Friedman, M. J., & Davidson, J. R. T. (2007). Pharmacotherapy for PTSD. In M. J. Friedman, T. M. Keane, & P. A. Resick (Eds.), *Handbook of PTSD: Science and practice* (pp. 376–405). New York: Guilford Press.

指南 7　儿童青少年的药物治疗

一、概述

指导实务工作者的对照试验及支持 PTSD 儿童药物使用的文献都非常少。该药物在治疗特定创伤后应激障碍（PTSD）的症状和相关疾病方面有一定疗效，并能够帮助改善患者的日常生活的功能。对高度症状的孩子，首选方法是使用一个广谱药物，如，选择性 5-羟色胺再摄取抑制剂（SSRI）来针对性治疗焦虑、情绪再次经历的症状。肾上腺素药物、注意缺陷多动症（ADHD）药物、心境稳定剂或非典型精神安定剂，单独或结合使用 SSRI，或许可以有效干预严重共病症状或并发症。通过药物治疗即使仅减少一个失能症状也可能对孩子的所有功能产生积极作用。

二、循证医学证据

在 PTSD 儿童药物治疗的试验里只有很少设计良好的控制试验。匮乏的文献也不足以严谨计算效用的大小，以下是针对特定药物的证据强度。

1. 肾上腺素能剂（可乐定，胍法辛，普萘洛尔—AHCPR 等级 B，C，E）

属"α2 受体激动剂"类的可乐定、胍法辛和 β 受体阻断药普萘洛尔能减少 PTSD 的交感神经张力和暴躁、冲动、激化、睡眠问题。在相对低的剂量下使用可乐定，已在开放标签试验中表明其能减少焦虑和觉醒并提高注意力、情绪、行为冲动。胍法辛对降低与 PTSD 相关的噩梦是有帮助的。在儿童性虐待的幸存者中，普萘洛尔可以减少兴奋症状。

在减少中枢神经系统（CNS）肾上腺素来治疗重新体验和过度反应症状方面，肾上腺素能受体激动剂是 PTSD 的合理治疗策略。此外，α-2 肾上腺素能剂药物可能是比在虐待或性虐待的 PTSD 儿童的 ADHD 症状更有效的兴奋剂。

2. 多巴胺能药物(税司哌酮,喹硫平—AHCPR 等级 E, F)

在非控制试验里,有 PTSD 和高比例精神并发症(例如,双相情感障碍)的儿童在使用税司哌酮治疗后有明显缓解。PTSD 儿童少年司法病例报告表明,喹硫平(50—200 毫克/天)在 6 周的治疗期里对疏离、焦虑、抑郁、愤怒的症状有明显改善。很少有证据证明其在 PTSD 症状本身的效用,非典型抗精神病药当前仍被保留用来治疗患者 PTSD 症状或那些有偏执的行为、幻觉现象或强烈闪回、自我毁灭、爆炸或压倒性愤怒、精神病性症状者。

3. 5-羟色胺能药物(氟西汀,舍曲林,西酞普兰—AHCPR 等级 A, B)

也许最好的证据是儿童创伤后应激障碍的药物。在儿童中,SSRIs 类药物被批准用于治疗抑郁症(氟西汀)和强迫症(OCD-;氟西汀、舍曲林和西酞普兰)。SSRIs 可能对患者 PTSD 的儿童有效,因为这些症状与血清素失调的变化相关,包括焦虑、抑郁、强迫思维、强迫性行为、情感冲动、愤怒和酒精或物质滥用。

由于它们的"广谱"活动,SSRI 类药物最受临床重视并有成为儿童第一线选择的可能。西酞普兰降低了 PTSD 症状低于报道的成人比例。在儿童文献唯一的随机试验里,舍曲林也被证明有助于降低 PTSD 症状。

SSRI 类药物是安全的并有良好的耐受性,虽然最近受到 FDA 的警告:在使用这些药物治疗抑郁症儿童时可能会使其自杀的意念和行为增加。

赛庚啶是一种抗 5-羟色胺(5-HT)受体拮抗剂,其不足之处是对创伤后噩梦的作用有限。由于其镇静作用和普遍安全的副作用,它可能是一个对治疗 PTSD 儿童入睡问题和噩梦问题的有效药剂。有证据表明,药物如镇静的 5-HT 拮抗剂抗抑郁药、赛庚啶单用或与 SSRIs 合用,可以有效治疗经常发生在 PTSD 患者身上的睡眠失调和与创伤相关的梦魇。

4. 肾上腺素能和 5-羟色胺能药物(三环类抗抑郁药,文拉法辛—AHCPR 等级 A, C)

低剂量丙咪嗪(1 毫克/千克)治疗急性应激障碍(ASD)和睡眠障碍被证明是一个有效的随机研究,使用之后 ASD 症状能够完全得到缓解。三环类抗抑郁药,如 SSRIs,由于心脏和抗胆碱能的副作用,应考虑患者的睡眠问题。

5. γ-氨基丁酸-苯二氮䓬类药物(劳拉西泮,地西泮,氯硝西泮—AHCPR 等级 E)

这些药物很少有治疗创伤后应激障碍的核心症状的有效数据支持。这些药物（例如，氯硝西泮、劳拉西泮）可以降低急性焦虑或兴奋症状，或作为一个短期的治疗，服务于在心理治疗中的辅助治疗。

6. 阿片拮抗药（环丙甲羟二羟吗啡酮——AHCPR 等级 E）

阿片受体拮抗剂已被用于 PTSD 成年人身上，效果各异。目前还没有关于这些药物在治疗儿童和青少年创伤后应激障碍方面已发表的临床试验。

7. 影响多种神经递质的药物

许多开放试验（C 级）成功使用卡马西平（300—1 200 毫克/天，血清 10—11.5 μ 克/毫升）显著改善所有 PTSD 症状，除了持续与虐待相关的梦魇。

以往的经验表明，创伤的儿童实际上在减少多动、冲动控制不良等方面有良好的反应。当有注意力障碍时，使用多动症药物如哌甲酯、地塞米松或托莫西汀是很有效的。同样，安非他酮经常被认为是治疗 ADHD 症状的二线药物，在影响失调或有抑郁情绪的 ADHD 症状者身上使用或许也是有效果的。

三、治疗过程

医生建议，治疗创伤后应激障碍的第一步是孩子的父母、教师和成人照顾者按"起点低，慢行"的原则来指导药物剂量滴定的时间表，因为孩子不是"小大人"。认知行为治疗（CBT）在学龄儿童和年龄较大的儿童和青少年群体中可能是治疗的首选。许多专家使用一种混合的认知、行为、动态和家庭为基础的干预措施，治疗儿童创伤后应激障碍。

四、建议

尽管缺乏数据，药物在儿童创伤后应激障碍的治疗中使用已经成为一个标准的措施。病人和家长对药物治疗的接受程度是开处方药物决策的标准之一。另一种是用于严重的共病精神状态的药物也用于治疗创伤后应激障碍。当创伤后应激障碍的强度干扰儿童接受心理治疗的能力时，药物治疗可能是第一选择。最后，当患者没有获得心理治疗时也会使用药物治疗。目前还没有药物完全用于治疗儿童创伤后应激障碍。

五、总结

目前学界对儿童和青少年药物治疗的认知状况明显落后于成年人。在儿童的日常生活中,药物可以起到减少舒缓创伤后应激障碍症状的作用,因为他们在治疗中会面临障碍。宽光谱类药物(如,SSRI 类药物)是一个很好的选择。治疗如多动症、攻击行为等并发症时应该使用有针对性的药物。即使是某个失能症状的减少,如失眠或过度反应,也可能对孩子们的整体运作产生积极的涟漪效应。

六、推荐阅读

Friedman, M. J., & Davidson, J. R. T. (2007). Pharmacotherapy for PTSD. In M. J. Friedman, T. M. Keane, & P. A. Resick (Eds.), *Handbook of PTSD: Science and practice* (pp. 376–405). New York: Guilford Press.

Friedman, M. J., Donnelly, C. L., & Mellman, T. A. (2003). Pharmacotherapy for PTSD. *Psychiatric Annals, 33*, 57–62.

指南 8　眼动脱敏和重建治疗

一、概述

眼动脱敏和重建治疗（EMDR）是一种针对创伤后应激障碍（PTSD）的综合性治疗。它包含八个阶段，即病史收集、治疗计划、病患准备、创伤相关对象的系统性评估、脱敏和重建、替代性积极认知的植入、持续性不适和问题点的身体观察，以及为治疗后病患将来而设计的用以称呼建设性应对需求的解脱感。自 1989 年初次问世以来，该治疗法在研究质量方面取得显著提高。

二、循证医学证据

支持 EMDR 有效性的证据从个案报告升级到良性控制的随机试验和多样化系统性全面分析的文献回顾。因此，这种对证据的批评性评论是基于一项针对 PTSD 的 EMDR 随机控制试验（RCTs）的回顾，该试验自本书第一版《指南》出版以来出现在很多同行的评审期刊中。研究人员经常将 EMDR 作为其它临床治疗方法（如针对 PTSD 的药物）的类比方案与其他针对 PTSD 的治疗方法相比，支持 EMDR 的证据特征稳定且高质，该治疗方法对成人的诊断被健康照顾政策研究所（AHCPR）评定为 A 级，对儿童的诊断被评为 B 级。

三、治疗过程

使用 EMDR 需要大量的评估以确定创伤事件对病患生命周期的影响范围。每个创伤事件的多重因素也需要评估：有效的生理反应因素、负面的自我表述、替代性且有意愿的积极自我表述。治疗的长度取决于识别出

的创伤事件数量和病患的回应与潜能。各部分的长度会根据病患的个性和
回应有所不同。

四、建议

EMDR 广泛适用于普通的 PTSD 个案,且对与战争相关的 PTSD 患者
也有成效。正如曾被 EMDR 执业医师所承认的那样,对战争群体需要研究
的是"与服务连接的"残疾特征对 EMDR 治疗结果的影响程度。此外,文献
也默默关注共性的生理伤害(常见于与战争相关的 PTSD 病患)对 EMDR
治疗的复杂化。最终,在 RCTs 中,EMDR 治疗症状的慢性影响没有被特别
控制,尽管一项延续五年的研究显示对慢性的与战争相关的 PTSD 缺乏长
期的耐受性。这些因素包含与战争相关的 PTSD 个体中存在的严重性来
源。因而,EMDR 在早期对战争老兵的成功治疗使得针对这一群体的应用
和研究得以持续。

尽管治疗的持续性不能被确定为先验的且必须被病患需求所影响,但
该治疗方法在使用的持续性方面相对短暂。该治疗方法对大多数病患而言
是易于忍受的,且可能并非是可供选择的心理治疗方法中有特殊作用的,但
这需要更进一步的系统性研究。儿童也被认为从适应过程中受益。现有的
证据证明了 EMDR 对儿童和青少年的用处,但是,与成人相比,用以评估针
对儿童和青少年 PTSD 患者的 EMDR 的 RCTs 仍显得很少。对儿童青少
年群体亟须更进一步的研究。当保持其有效性时,EMDR 面对过程中的某
些变化是稳健的(例如,眼动和其他平行刺激)。

1. 病患特征

目前研究者仍不清楚什么样的病患特征预示着改善,除了已经观察到
的单个创伤经历显示出对治疗的偏好。此外,近期一项药理对比特别显示,
在对成年期患者进行治疗时,那些在生育期产生的创伤比生命后期产生的
创伤更加顽固。正如在本书的前一版本中提到的那样,在对待病患的共同
障碍时基于经验主义的指引很少,更多是来自那些有良好效果的临床实践。

2. 过程研究

近期的研究认为,存在于 EMDR 中的药物暴露和暴露后的"谨慎意识"
特征会比创伤记忆的传统暴露更有优势。在某些方面,治疗急性焦虑症有
相似性,在对患者进行特定的激发诱导过程之后需要立即对困境的内感性
来源予以特别的关注(Barlow,2002)。

3. 与创伤聚焦药物的联合治疗

在实践中看到的某些病患要么已经使用了美国食品药品监督管理局(FDA)批准的 PTSD 药物,要么可能在治疗中接受了药物试验。与理解个案功效同样重要的是理解药物与心理介入联合功效的经验主义基础,因为它们共同的作用是在实践中存在可能的现实。在这些情况下,更多(药物加心理治疗)并非总是更好的,执业医师应当从关注此类联合疗法的经验性发现中了解这一点。

4. 耐受性和接受度

最后,在病患对治疗的接受度上需要收集更多信息以更进一步阐明该疗法所适宜的患者表现程度。重复发现的高辍学率和 PTSD 治疗需求都要求我们理解病患和治疗者的耐受性和接受度,因为它们会影响有效的介入。

五、总结

EMDR 针对成人的作用被评定为 A 级治疗。高质量的临床试验证实了它对 PTSD 患者的作用。EMDR 针对儿童和青少年的作用需要更多的研究来佐证。目前,针对这一群体的治疗被评定为 B 级。

六、推荐阅读

Barlow, D. (2002). *Anxiety and its disorders: The nature and treatment of anxiety and panic* (2nd ed.). New York: Guilford Press.

Shapiro, F. (2001). *Eye movement desensitization and reprocessing: Basic principles, protocols, and procedures* (2nd ed.). New York: Guilford Press.

Shapiro, F., & Maxfield, L. (2002). Eye movement desensitization and reprocessing (EMDR): Information processing in the treatment of trauma. *Journal of Clinical Psychology, 58*, 933–946.

Tinker, R. H., & Wilson, S. A. (1999). *Through the eyes of a child: EMDR with children.* New York: Norton.

指南 9　团 体 治 疗

一、概述

针对创伤后应激症(PTSD)患者的团体治疗在临床背景中得到广泛实践。团体的方式可能根据不同的特点而有所不同,特别是,理论角度(例如,认知行为的、人际的),长度(固定长度和无限长度),创伤聚焦(与创伤相关的材料是否被明确地讨论过)和群体的成员身份(例如,性别、创伤种类、开放性注册和支持者)。团体治疗有几个潜在的优势,包括提高有效治疗的机会、社会支持和社会联系的隐含内容,以及通过模型进行社会学习的有效性。特别是对患有 PTSD 的人,团体治疗尤其有利于提供发展信任关系和个人安全感的机会,从而改善患有 PTSD 人群的孤独感和疏离感。

二、循证医学证据

PTSD 团体治疗的研究证据显示,随着努力程度从小到大患者会发生积极的改变。相对而言,很少具有随机研究能够被设计得很好,且有足够的样本容量来提供关于特定形式团体治疗效果的最后结论。在随机研究中,有五个团体治疗被 AHCPR 评定为 A 级,其中有 3 个发现显著效果——两个是认知行为(CBT)团体治疗,一个是人际团体治疗。因此,大多数证据来源于 AHCPR 评级为 B 级或 C 级的研究。目前,没有证据显示任何特定的团体治疗种类比其他的更高级,也没有证据显示团体模式比个体治疗相对高级。

总结来说,团体治疗作为受经验主义支持的治疗 PTSD 的一种模式,其大量基于预处理的改变。来自一些 AHCPR 等级 A 的研究和几个等级 B 的研究的调查结果显示了与等候列表控制有关的特定团体的优势。目前,没有足够的证据来推荐某一特定类型的团体疗法,或比个体疗法更偏爱推荐团体疗法,或预测团体疗法对患者或多或少有效。

三、治疗过程

团体疗法实验报告研究了第十二章从第 6 节到第 52 节的文章,以一种模式化的、12 节的治疗长度,包括了 10—25 节的大多数实验报告。文献回顾的团体疗法倾向于封闭(一个团体的成员包含了一个单一的队列,而不是流动的团体成员资格),且每周见面约 1.5 小时到 2 小时。在每项研究中,团体疗法可以充分引起 PTSD 症状的显著减弱。

四、结论和建议

目前可用的数据表明,PTSD 的团体疗法与症状的改善有关,并且经过特定形式的认知行为和人际团体治疗的患者比没有经过治疗的患者状态要更好一些。团体疗法对很多病患而言是个体疗法的可接受、可替代的方式,但仍需要有研究来确定团体疗法相较于个体疗法的相对效力。团体疗法的大多数研究所包含的参与者,其 PTSD 症状是由儿童期性虐待或战争创伤所造成的。

(1)对由多种创伤体验导致的 PTSD,团体疗法被推荐为一种有效的治疗方式。

(2)没有证据证明任何一种团体疗法相对其他疗法更有优势,尽管认知行为团体疗法被研究得最为频繁且有大量的经验主义支持。

(3)相关研究较少涉及个体性格对团体治疗效果的影响。初步证据表明,具有个性障碍边界的参与者会对过程——人际团体疗法结果有着消极的影响。

五、推荐阅读

Baldwin, S. A., Murray, D. M., & Shadish, W. R. (2005). Empirically supported treatments or Type I errors?: Problems with the analysis of data from group-administered treatments. *Journal of Consulting and Clinical Psychology, 73*, 924–935.

Foy, D. W., Ruzek, J. I., Glynn, S. M., Riney, S. A., & Gusman, F. D. (1997). Trauma focused group therapy for combat-related PTSD. *Journal of Clinical Psychology, 3*, 59–73.

Krakow, B., Hollifield, M., Johnston, L., Koss, M., Schrader, R., Warner, T. D., et al. (2001). Imagery rehearsal therapy for chronic nightmares in sexual assault survivors with posttraumatic stress disorder. *Journal of the American Medical Association, 286*, 537–545.

Schnurr, P. P., Friedman, M. J., Foy, D. W., Shea, M. T., Hsieh, F. Y., Lavori, P. W., et al. (2003). Randomized trial of trauma-focused group therapy for posttraumatic stress disorder. *Archives of General Psychiatry, 60*, 481–488.

指南 10 儿童与青少年学校治疗方法

一、概述

社会经济地位处于弱势的儿童获取精神健康服务的难度最大,受创伤的个体和未受创伤的个体相比,前者寻求健康服务的可能性小很多。所以,最需要帮助的青年人就是那些获得传统临床精神健康护理可能性最低的群体。如果儿童在学校里能够获得高质量的精神健康服务,那么学校将在解决创伤带来的精神健康问题中发挥重要的作用。

学校干预治疗的种类可以分为:(1) 全校课程干预;(2) 针对"问题"学生的干预治疗;(3) 针对儿童创伤症状(创伤压力)的学校治疗。目前大部分学校项目只针对"问题"学生,包括筛查需要干预治疗的学生这一过程。针对创伤压力的学校干预治疗项目(包括 PTSD 及相关症状),都是以创伤为中心,以儿童发展为方向,并结合了许多创伤干预治疗的核心过程。一般治疗包括认知、行为、人际关系、情感管理及提升技能,而这些通常会被简化成认知行为技能(CBT)。本章总结了学校干预治疗的一些项目(并不是校园临床治疗),这些项目以创伤为中心,旨在干预治疗而不是预防症状的发生。

二、循证医学证据

目前这个新兴发展领域并未建立很多严格意义上的评估方法。在 30个研究项目中,只有 5 个采用随机或者准控制实验(2 个 A 级随机实验、3 个 B 级非控制型对比小组)来检测项目效果。专门适用于学校的项目有 3 个,主要研究一系列的创伤问题,比如,学校认知行为干预治疗(CBITS;A 级和 B 级研究都加以支持)、多模创伤治疗(MMTT),以及 UCLA 创伤项目(B级研究)。这 3 个项目都是创伤方面的实证研究,大部分是围绕认知行为技能的提升,在减少创伤症状方面也有实证数据的支持。国际上也有一些令人瞩目的研究,主要针对受灾难或者被恐怖主义威胁的地区。教师干预治疗的项目为满足受威胁或恐怖事件的儿童和青少年的需要提供了心理教育课程(B级研究)。"驱散恐怖主义威胁"的项目已在以色列得到应用和评估,主要针对持续性恐怖主义所带来的创伤症状(A级研究)。这些研究的有效影响力均在中等到大之间。Maile项目,是Iniki飓风事件后为期两年、分为四个阶段的社会心理干预治疗项目,经A级研究评估显示其在自我评估症状方面,小组间没有显示任何差异,但在一小部分样本的临床评级中显示出了积极作用。很多其他研究项目也综合CBT的多个方面或其他技能,但还未有控制组对其进行评估。

三、治疗过程

学校项目通常是有时间限制的,但很多项目在干预治疗结束阶段都会建议进行更详细或后续的跟进。

四、建议

学校研究项目越来越有必要,一些项目似乎在症状减少方面有效果,给创伤青少年带来希望,某些人工方法配合培训和咨询也可以加以使用。

成功的学校干预项目应配合学校情境,并且不与学校的教学任务相冲突,所以,临床CBT需要做出必要的调整,才能适用于学校。准确地说,学校项目应以小组的方式呈现,鼓励家长参与进来,这样创伤叙述也更容易进行。尽管这些限制可能需要一个精神健康方面的特殊治疗,但只有这样才能有更多家长参与进来,继续个体治疗或减少其他精神健康症状。学校提供了临床治疗所没有的机会,除了给那些不可能参与临床治疗的儿童提供更多的机会,学校还为教师提供服务,专注于提高儿童的能力,比如,学习成绩、教室活动表现和同辈群体互动。另外,干预治疗利用学校情境也使得校园环境在儿童发展过程中发挥了积极的作用。

五、总结

随着学校创伤治疗越来越受关注,处在学校场域的很多弱势青少年能够获得相应的服务,研究项目也随之不断发展。尽管研究项目有很多不同的形式,关注的问题不同及时间长度不一,但大部分项目都有时间限制并且主要针对有 PTSD 症状的学生。目前,这些项目的评估很少,只有 5 个经过实验或者准控制实验检测。这些项目同时又有前景,有助于减少参与治疗学生的创伤症状,提升自己的行为能力水平。

六、推荐阅读

Cole, S. F., O'Brien, J. G., Gadd, M. G., Ristuccia, J., Wallace, D., & Gregory, M. (2005). *Helping traumatized children learn: Supportive school environments for children traumatized by family violence.* Boston: Massachusetts Advocates for Children.

Jaycox, L. H., Morse, L., Tanielian, T., & Stein, B. D. (2006). *How schools can help students recover from traumatic experiences: A toolkit for supporting long-term recovery.* Santa Monica, CA: RAND Corporation.

Jaycox, L. H., Stein, B. D., Amaya-Jackson, L. M., & Morse, L. K. (in press). School-based interventions for traumatic stress. In S. W. Evans, M. Weist, & Z. Serpell (Eds.), *Advances in school-based mental health interventions* (Vol. 2). Kingston, NJ: Civic Research Institute.

U.S. Public Health Service. (2000). *Report of the Surgeon General's Conference on Children's Mental Health: A National Action Agenda.* Washington, DC: U.S. Department of Health and Human Services.

指南 11　成人精神动力学疗法

一、概述

精神动力学治疗旨在通过处理不敏感的部分，以可承受的剂量药物使患者变得敏感来重建其正常的机体适应性。创伤事件的心理学意义在幸存者独特的历史、组成和强烈愿望中被逐步理解。它包含通过愿望、幻想、恐惧和事件激起的防御进行的合作性筛选和分类。移情与反移情是常见的现象，应该被治疗者识别出来，但能否被妥善处理，则取决于治疗模式和治疗者的判断。精神动力学治疗需要自知力和勇气，且沿着强调安全和诚实的治疗关系进行。在病患的回应中，医患关系自身是一个关键的因素。关于创伤后回应的广义的公共卫生角度的内涵在精神动力学领域准则的适应性维度能被很好地理解和处理，而非象征着盛行的 PTSD 药物模式的描述性、分类的条款。精神动力学精神疗法通过抚慰心灵的方式着手处理 PTSD。这样，它就提供了一种独特、有用的临床工具。

二、循证医学证据

有一些经验主义调查被报告出来，它们都是随机设计、控制变量且证实了结果手段。个案报告和逻辑周密的学术性作品包含了精神动力学文献的大部分（D 级）。这些既不能为精神动力学的假设提供首要的检验，也不能指出精神病理学理论或方法的局限。但它们是旨在理解人类对心理创伤影响的科学努力的主要部分。随机的临床试验和其他有效的研究方法证实，一种治疗模式运行在一种可控的背景中，很难运用到涉及精神动力介入的复杂、交互、进步的过程中。有效的研究（在现实世界而非实验室里检验结果）能为精神动力学研究提供有力的新的透镜。

三、治疗过程

正式的精神分析包括了 2 年到 7 年(或更长)的课程,每周 4—5 次 45—50 分钟的治疗。精神动力心理治疗常常每周会见 1—2 次,且可能相对较短(几个月),也可能没有期限(持续好多年)。简短的精神动力心理治疗每周会见 1—2 次,一个治疗周期平均有 12—20 小节。支持性精神分析每周固定有 1 节,但小节之间是否频繁取决于患者的需求和耐受度。

四、建议

采用精神动力心理治疗的决定和对模式的选择取决于病患问题、其态度、不适应的心理防御表现、病患治疗目标的深度、复杂性和严重性等。更有表现力的治疗模式的象征包括:强烈的动机、明显的痛苦、自我服务能力的退化、完好的现实检验、有能力形成有意义并可忍受的人际关系、合理良性的冲动控制和适应工作的能力。研究者发现明显缺乏一个或更多此类特征的病患更可能受益于支持性强、洞察导向弱的治疗方法。所有的精神动力心理治疗都联合了表现型和支持型的元素。正式的心理分析主要是一种表现型心理治疗,致力于症状的减少、自我理解的增加、自我强度的提升及为病患心灵内部的平衡带来的基本改变(通过关注长期存在的冲突、人际关系问题和移情分析中的发展性事件)。精神动力心理治疗也主要是表现型的技术,但它与正式的精神分析不同,它并不致力于心灵内部结构的基础性改变且并不关注对移情的理解。简短的精神动力心理治疗(不管是表现型还是支持型)在情境相对精确、患者问题有焦点的时候可能具有指示性。表现型治疗的禁忌证包括:长期存在的自我弱化、精确的生活危机、较差的焦虑或沮丧承受力、较差的自我洞察力、较差的现实检验、对象关系的极度缺陷、有限的冲动控制、低智能或有机体认知功能障碍(包括明显的创伤性大脑损伤)、难以自我觉察、缺乏形成治疗盟友的能力。这些特征并不妨碍精神动力心理治疗,但技术的提升将会帮助病患提升参加治疗的积极性。

五、总结

精神动力心理治疗在精神健康领域拥有长期、丰富的传统。它的源头可以追溯到一百多年前。随着 PTSD 诊断术语的传播,作者贡献了许多实证研究使现存的治疗方式适应于精神病学临床医生的治疗,这一领域将会有更多系统化的研究。

六、推荐阅读

American Psychoanalytic Association. (2006). *Empirical studies of psychoanalytic treatments, process, and concepts.* Retrieved July 14, 2007, from *www.apsa.org/research/empiricalstudiesinpsychoanalysis/tabid/449/default.aspx*

Gabbard, G. O. (2005). *Psychodynamic psychiatry in clinical practice: Fourth edition.* Washington, DC: American Psychiatric Press.

Herman, J. (1992). *Trauma and recovery.* New York: Basic Books.

Horowitz, M. J. (2003). *Treatment of stress response syndromes.* Arlington, VA: American Psychiatric Publishing.

Kudler, H. (2007). The need for psychodynamic principles in outreach to new combat veterans and their families. *Journal of the American Academy of Psychoanalysis and Dynamic Psychiatry, 35*(1), 39–50.

指南 12　儿童创伤的精神动力学治疗

一、概述

在儿童创伤的精神动力学治疗中,治疗性干预的塑造基于治疗者对儿童在其周围世界、日常生活及历史情境下内心世界的理解。精神动力学的心理治疗者聚焦于儿童基于他或她的体制性、发展性及环境性情境和历史赋予创伤性事件的特定意义。父母或其他重要成人作为同伴参与到治疗中,以重新建立可靠的日常行为及恢复必不可少的心理安全感。精神动力学心理治疗的一个核心是,促进患者个性一致性和健康发展,而非仅仅减轻症状的严重性。

二、循证医学证据

5 项随机对照试验(RCTs 等级 A)支持精神动力学方法的效力。由 2 个独立研究团队操作的 3 项 RCTs,检测了儿童—父母心理治疗(以下简称 CPP)——一种组对的、基于关系的干预的效力。以上试验包含如下群体:(1) 遭受家庭暴力的学龄前儿童;(2) 遭受虐待的学龄前儿童;(3) 遭受虐待的婴儿。另有第 4 项研究,聚焦于情感依附及生物行为增进(ABC)——一种针对收养家庭中遭受虐待儿童的基于关系的干预。第 5 项 RCT 包含了一个基于心理分析的、针对遭受性虐待女孩的个体治疗。值得指出的是,在前 4 项试验中,参与者中的大多数为少数族裔。

研究共同呈现出,精神动力学治疗在降低儿童与监护人症候学,改变儿童对父母、他们自身及关系的归因,转变情感依附归类,降低儿童皮质醇含量方面均有积极作用。其中 1 项研究显示了可观的长期效果。CPP 6 个月后的跟踪调查显示,儿童及其父母症状的改善在治疗期后仍在持续。

除随机试验,20 个临床个案研究记录了精神动力学治疗的有效性,这些治疗针对的创伤经历包括被狗袭击、扩散性医疗流程、家庭暴力、性虐待、目睹父母一方被谋杀及复合型长期创伤。

三、治疗过程

治疗过程因模式不同而不同。CPP通常是为期50周的治疗,治疗活动在家中或诊所里进行。疗程通常包含家长一方(或双方)和儿童。如有需要,会补充单独的家长或儿童疗程。治疗的目标是支持和加强家长—儿童关系,并以此实现长期健康的儿童发展。干预的目标包括母亲和儿童对自身及彼此无法适应的表征,以及妨碍儿童精神健康的互动和行为。对经历创伤的样本,治疗纳入了对家长、儿童或两者共同经历的创伤的重点关注。在治疗过程中,家长和儿童接受指导,塑造创伤性事件的共同叙述,指出并应对产生失调行为的创伤触发源,强化父母与儿童间相互的创伤性期望,恰当地处置创伤性经历。

ABC包含了10次基于家庭的治疗。领养父母学习重新解读儿童疏远性行为,应对那些妨碍他们提供养育关怀能力的问题,以及创造一个培养孩子调节能力的环境。特罗韦尔及其同事(2002)的干预涉及30个简短的、焦点明确的心理分析治疗,它包括三个阶段:(1)介入;(2)聚焦与参与者相关的问题;(3)分离、结束及重新处理关键问题。

四、建议

支持基于关系治疗的效力研究是非常有说服力的,他们强调在治疗经历创伤的幼童时监护人参与的重要性。他们推荐将聚焦点不仅放在症候学上,并且置于经常被创伤中断的儿童早期关键发展性任务。这些任务包括:发展一个主要的情感依附关系;形成自我、他人和世界的内在运转模式;学习调节情感。然而,研究发现,完成这些任务需要时间;试验中的大多数都涉及一年的治疗期。介于临床和经费的需求要求治疗者提供更短的协议,我们还需要两样东西:(1)额外的研究,包括个案研究,检测一个简短版本的协议是否在何种情况下会有效果;(2)政策上的改变,使其允许时间更长、强度更高的治疗,这类治疗能够反映出,在发展关键期确立有意义的改变的重要性。

针对更年长的儿童的精神动力学导向的干预,我们只找到一项研究,它涉及 6 岁以上的儿童。鉴于证据表明了针对成年人的精神动力学治疗的有效性,年长儿童的另外研究便显得合理。当这类治疗被开发和研究的时候,临床医师必须权衡该选项及与其相对的其他方法,这些方法也有证据基础。对证据的掌握及合理的临床逻辑依据应该指导这一决定。

五、总结

越来越多的证据支持在受创伤儿童的治疗中使用精神动力学方法。数据在幼儿方面格外有说服力并值得注意,因为它们显示,精神动力学方法对不同文化族群及多次遭受长期创伤的儿童和母亲均有生态学上的效力。另外,有研究显示出,与精神动力学治疗的目标一致,治疗不仅导致症状的减轻,而且导致关系的改变,使其朝着一个更健康的发展轨道推进。

六、推荐阅读

Lieberman, A. F., Compton, N. C., van Horn, P., & Ghosh Ippen, C. (2003). *Losing a parent to death in the early years: Guidelines for the treatment of traumatic bereavement in infancy and early childhood*. Washington, DC: Zero-to-Three Press.

Lieberman, A. F., & van Horn, P. (2005). *Don't hit my mommy: A manual for child–parent psychotherapy with young witnesses of family violence*. Washington, DC: Zero-to-Three Press.

指南 13　心理社会康复

一、概述

传统的创伤后应激障碍(PTSD)治疗针对的是个体的内在生命,心理社会康复在人和较大社区的关系中起着重要作用。许多具有创伤史的人在多个生活功能领域显示出显著的损伤,比如,亲属关系、恋爱关系、就业、友谊等,而社会心理康复技术可以解决这些困境。本文综述了 8 种心理社会康复技术:(1) 健康与心理教育技术;(2) 支持教育;(3) 自我照料及独立生活技能训练;(4) 支持住房;(5) 家庭技能训练;(6) 社会技能训练;(7) 职业康复;(8) 病例管理。这些干预措施以学习理论为基础并利用来自该框架的技术(模拟训练、塑造、激励、程序化等)。社会心理康复技术被推荐用于治疗社区功能缺陷的成人创伤后应激障碍。这些技巧与备受心理创伤或有慢性创伤后应激障碍病程的人特别相关。

二、循证医学证据

除了极少数人例外,心理社会康复技术主要针对患有严重精神疾病的患者。虽然可以公平地假设现有研究中的许多参与者同时发生(并且经常未确诊)创伤后应激障碍,但是针对创伤后应激障碍患者的随机试验的结果非常缺乏。一些受控数据表明创伤后应激障碍的教育干预可能会改善结果,而一项针对创伤后应激障碍的家庭干预的随机试验发现,与单独使用暴露疗法相比,家庭治疗并未带来统计学上显著的益处。简而言之,关于创伤后应激障碍的教育符合卫生保健政策和研究机构(AHCPR)的 A 级证据。其他所有社会心理康复领域仍处于 C 级病例报告、自然观察、临床观察和推荐等。这里的主要障碍是缺乏对这些干预措施进行测试的研究,这些干预措施的样本主要是面临创伤后应激障碍的人。

三、治疗过程

与提供基于学习的干预措施的基本原则一致,提供心理社会康复干预措施的基础是对创伤后应激障碍患者的全面评估。创伤后应激障碍患者的需求差异很大。一个最近在工作中受到侵犯的人可能会决定寻找其他工作地点,这样,一个受支持性的就业计划可能会有所帮助。而一位无家可归的退伍军人一直挣扎在慢性创伤后应激障碍和共同出现的物质使用问题,其可能需要住房援助。严重精神疾病康复模型的一个关键原则是消费者导向治疗,其中临床医生担任患有该疾病的人的顾问,帮助他澄清治疗目标并选择有效的干预措施来实现这些目标。此外,治疗目标的相对重要性可能会随着时间的推移而变化。例如,患有创伤后应激障碍的人最初可能想要回到学校,在这种情况下,参与支持性的教育计划可能是秩序井然的。但是,上学可能会使他的婚姻关系紧张及加剧创伤后应激障碍的症状,在这种情况下,参加家庭计划以加强关系可能是一个后续的重要目标。虽然心理社会干预的治疗期限可能不同,往往需要数月甚至数年的治疗,但技能的发展和实践都是这些计划的关键组成部分。例如,严重精神疾病的家庭心理教育计划通常必须提供至少九个月的治疗服务才能获得最佳成效,而证据为本的支持性就业计划就被视为"持续性支持"。

四、建议

创伤后应激障碍的心理社会康复的文献中有两组建议。在临床领域,日趋明显的是,创伤后应激障碍可能与多种残疾有关,这些残疾可能无法通过专注于改善创伤后应激障碍核心症状的治疗而得到改善。治疗者可能需要根据此处概述的心理社会干预措施进行更加全面的干预措施的制订。与创伤后应激障碍患者一起工作的临床医生必须进行全面评估,以确定角色功能的缺陷,并确定患有该疾病的人是否希望参与干预以修复这些问题。在考虑是否开始心理社会康复计划时,应鼓励患有该疾病的个体考虑适当的干预阶段和时期,以使他不会被多项并发治疗活动的要求所压垮。如果患有该疾病的个体认为对特定目标的努力是有保证的和及时的,临床医生应该帮助个体获得治疗,甚至是直接提供治疗(例如,进行社交技能培训或家庭心理教育)或通过链接可提供干预的资源设施来帮助其获得治疗(例如,退伍军人管理局—支持性就业计划、社区学院—支持性教育计划)。

很明显,在研究领域学者们还有很多工作要做,以评估现有心理社会康复技术对创伤后应激障碍的疗效并对其进行系统的修改和测试。虽然这些干预措施的对照研究最终基于的主要问题是创伤后应激障碍的样本,但这项研究的状态还处于起步阶段。随着创伤后应激障碍诊断的普及以及合并症和残疾的高发率,迫切需要我们做更多的工作。

五、总结

许多患有创伤后应激障碍的人难以履行其作为劳动者、学生、伴侣、父母、朋友或家庭成员的社会角色。人们越来越重视改善患有严重精神疾病的人的社区功能,并且作为这项努力的一部分而开发的许多技术可能对患有创伤后应激障碍的人有效。该领域需要进行研究,同时,求诊者和临床医生应协作调整已证实有效的心理社会康复服务,以解决消费者发现的问题并对创伤后应激障碍的相对效果进行系统比较。

六、推荐阅读

Bond, G. R. (2004). Supported employment: Evidence for an evidence-based practice. *Psychiatric Rehabilitation Journal, 27*, 345–359.

Glynn, S. M., Cohen, A. N., Dixon, L. B., & Niv, N. (2006). The potential impact of the recovery movement on family interventions for schizophrenia: Opportunities and obstacles. *Schizophrenia Bulletin, 32*(3), 451–463.

指南 14 催 眠

一、概述

催眠通常指在引导基础上建立起来的一套过程,在此过程中提供行为和心理上发生改变的暗示,包括感觉、感知、情感和思想。引导过程通常包括一些指示,如忽略无关的问题,仅关注治疗者暗示的或可能是自发产生的经历和行为。尽管部分引导使用某些放松指令,但其他引导则强调精神的警觉性和生理活动。催眠可以让人集中注意力并加强暗示性和意识改变(例如,在时间感知、身体形象中)。个体对催眠暗示的反应程度是不同的,这与治疗效果呈正相关。催眠本质上不是一种治疗,而是精神动力学、认知行为治疗或其他疗法的辅助疗法,它已被证明能在各种临床条件下显著提高治疗效果。在临床实践中使用催眠需要适当的专业培训和认证证书。健康照顾专业人员应在其专业知识领域内使用其技术。

二、循证医学证据

文献包括两个随机的、受控的催眠临床试验,用于各种类型的创伤后症候群。早期的研究表明,催眠可以显著减少入侵和回避症状,而且似乎比对比疗法的治疗次数要少。最新的研究发现,尽管在长达三年的后续研究中,CBT 疗法和 CBT 加催眠疗法的效果是相当的,催眠加上认知行为治疗(CBT)比单独接受 CBT 治疗有更显著的治疗效果。因此,包括催眠在内的早期治疗,会产生更大的症状减少效果。此外,还有一系列系统的单一案例设计,支持对成人和儿童的创伤后症状使用催眠术治疗,并且还有大量支持催眠对创伤后症状治疗效果的文献,其中大部分是基于服务和案例研究,可以追溯到 19 世纪(C 级和 D 级)。

三、治疗过程

催眠技术能轻易的与各种治疗创伤性应激综合征的方法相结合,包括:接触与创伤相关的刺激,帮助患者管理他们对这些刺激的反应,对创伤经历的意义进行认知重组,以及利用催眠帮助管理创伤相关的过度兴奋的应对技能训练。在一个三阶段的治疗模式中,催眠技术可以用以下方法。

(1) 在初始阶段,催眠可以通过技术加强放松,并在治疗情境之外建立线索来引导出一个平静的状态,以此来稳定患者。特定的暗示也可以用来增强自我力量和安全感,以抑制创伤记忆,减少或至少更好地控制焦虑或噩梦等症状。最后,催眠被广泛认为会加强治疗者和病人之间的关系,从而提高治疗效果。

(2) 在第二阶段的工作和解决创伤记忆中,各种催眠技术可以协助调整和控制创伤记忆的调查、整合和解决。在这种情况下,患者可以学会调整其与创伤素材间的情感和认知距离,也能更好地整合创伤记忆。投射和重建技术(例如,用一个想象的分裂屏幕来代表不同层次的创伤经历)在这一阶段可能特别有用。

(3) 最后,第三阶段的目标包括将创伤经历更适应性地融入患者的生活,保持更具适应性的应对反应,以及促进个人发展。催眠技巧可能有助于提供有意识地集中注意力和在必要时转移注意力的策略;它们也可能有助于自我整合,例如,通过幻想更具适应性的自我形象、新的活动等。

贯穿这三个基本阶段,催眠可能被用来帮助有创伤后心理压力紧张综合征(PTSD)的患者促成 7 项重要任务(此处原文和第一版译文均不准确,有重复之嫌,实为 7 项),包括:① 面对创伤素材;② 促进患者有意识地体验那些可能解离性的创伤;③ 承认令人尴尬或痛苦的行为或情绪;④ 为痛苦经历提供适当的安慰和同情;⑤ 将创伤的各个方面凝聚成具有代表性和更易于处理的图像;⑥ 提高注意力和精神控制力,而不是受困于不安和痛苦的精神疾病的发作;⑦ 促进患者个人和社会生活各个领域的适应性一致。如果患者有最近的创伤性事件,但没有慢性病史,我们观察到催眠技术可以在少数几个疗程就促进患者康复。而慢性和更复杂的临床情境则通常需要更长时间的治疗。

四、总结

(一) 适应证

(1) 催眠技术对经常与创伤后状态有关的症状尤其有用,例如,它已成功地运用于分离和噩梦(C级)。

(2) PTSD患者如果表现出至少相当程度的催眠能力,可能会从其治疗附加的催眠技术中受益(D级)。

(3) 催眠技术可以很容易地同各种方法结合,包括精神动力疗法或认知行为治疗,以及药物治疗。不过临床观察表明,对这种PTSD的整合,我们需要更多的数据来直接评估这种附加的催眠技术能否提高治疗效果。

(4) 由于面对创伤记忆对一些PTSD患者来说可能非常困难,所以当患者通过这些记忆进行治疗时,催眠技术能提供一种手段去调节他们与这些记忆之间的情感和认知距离(D级)。

(5) 对PTSD患者在创伤事件发生时可能有分离的现象,在催眠状态下产生的类似状态可能会增强对这些事件更全面的回忆,特别是如果没有其他强烈的对此事件的暗示(F级)。

(二) 禁忌

(1) 在极少数情况下,如果个体对催眠暗示反应不足或反应较小,催眠技术可能没有好处,因为有证据表明催眠与治疗结果有关。

(2) 一些PTSD患者可能会因为错误的先入之见或其他原因而拒绝使用催眠技术。如果在催眠的错误观念被澄清后,这种抗拒仍不会减轻,那么可以采用其他不涉及催眠或引导程序的暗示性技术,如,情绪自我调节疗法(F级)。

(3) 对低血压或容易睡着的病人来说,入睡是一个强调警觉而不是放松的催眠过程(F级)。

使用催眠治疗PTSD的潜在并发症,包括对催眠过程中产生记忆的真实性的过度自信,以及可能产生"假记忆"或者"错误记忆",特别是在把误导信息传递给具有高度暗示性的人时。许多研究表明催眠有助于同时提高对真实和虚构材料的回忆,整体准确性没有变化。提供关于催眠和记忆本质的准确信息,并警告患者对通过催眠或其他技术获得的记忆的潜在不必要的信心,可能会减少这种担忧。临床医生应该特别小心那些可能想要使用催眠技术去获得"未被记住的"以前有被虐待的片段的病人。

使用催眠技术获取创伤事件的记忆也可能会产生法律后果,例如,在犯罪目击中,如果受害者曾被催眠过,那么他们在法庭上作证的能力将会被质疑。在这种情况下,最好事先与参与该案的律师和警察及官员讨论这些问题并以电子的方式记录下与病人的所有接触过程。

五、推荐阅读

Degun-Mather, M. (2006). *Hypnosis, dissociation and survivors of child abuse.* Chichester, UK: Wiley.

Kirsch, I., Capafons, A., Cardeña, E., & Amigó, S. (Eds.). (1998). *Clinical hypnosis and self-regulation therapy: A cognitive-behavioral perspective.* Washington, DC: American Psychological Association.

Lynn, S. J., & Cardeña, E. (2007). Hypnosis and the treatment of posttraumatic conditions: An evidence-based approach. *International Journal of Clinical and Experimental Hypnosis, 55,* 167–188.

Spiegel, H., & Spiegel, D. (2004). *Trance and treatment: Clinical uses of hypnosis* (2nd ed.). Washington, DC: American Psychiatric Press.

指南 15　婚姻与家庭治疗

一、概述

专家建议,在处理创伤后应激障碍(PTSD)及其他创伤的心理后遗症时,考虑包括家庭或者婚姻在内的治疗是重要的。婚姻或家庭的治疗方法是两个理论系统的产物。一些研究包括婚姻或家庭的治疗,用以解决创伤的影响及其对家庭和受创个人的关系。这些项目更倾向于关注缓解家庭的痛苦,而非减少特定个体的 PTSD 症状。其他的项目侧重于伴侣和家庭成员在帮助创伤生还者从创伤症状中恢复的作用。这种提法中,干预举措的重点是提高所提供支持的有效性。这两种方法并不是互斥的,在技术及评估方面有明显的重叠。最近开发的研究甚至更倾向于模糊这两种方法的区别。

二、循证医学证据

关于婚姻或家庭疗法与创伤生还者的文献非常有限。少量实证研究具有明显的局限性。最常用的是小样本,不包括控制组或对照组。事实上,只有一篇发表的文章和一篇未发表的博士论文报告了家庭或婚姻治疗的随机对照试验的结果。现有的研究由于侧重退伍军人及其伴侣而进一步受到限制。在更大的样本和其他类型的创伤幸存者的实验结果被复制之前,推荐用于治疗创伤后应激障碍或创伤后应激障碍相关家庭痛苦的婚姻疗法为时尚早。

临床治疗中关于婚姻或家庭治疗创伤生还者的文献也同样有限。尽管对这类治疗方法进行了几次描述,但缺乏带有标准评估的仔细案例研究。

具体治疗方案的证据效力如下。

(1) 行为家庭治疗包括创伤后应激障碍和创伤后应激障碍服务的教

育、沟通训练、愤怒管理和提高夫妻解决问题的能力(A级)。

（2）行为婚姻治疗侧重于增加积极的互动,提高沟通和解决问题的能力,以及增进亲密度(A级)。

（3）认知行为伴侣治疗创伤后应激障碍(PTSD)包括15个疗程,其中临床医生教育夫妇关于创伤后应激障碍及其对关系的影响,引入了沟通技巧,帮助夫妻克服经验回避,并应用认知干预来改变与持续性创伤后应激障碍症状相关的核心信念(B级)。

（4）生活方式管理课程包括有关创伤后应激障碍的教育、管理压力、放松或冥想、自我照顾、饮食和营养、沟通、愤怒管理和解决问题、自尊、酗酒和抑郁的讨论(B级)。

（5）以情感为中心的婚姻治疗包括努力识别消极的互动模式并将其标记为问题,鼓励伴侣接受,适当的要求伴侣满足自己的需求,发展新的应对方式并整合新的互动模式(D级)。

（6）婚姻教育和支持项目通常包括教学、讨论和问答部分,针对的主题包括关于精神疾病和可用服务的教育、问题解决技能的培训、压力管理(D级)。

（7）基于家庭系统的治疗通常包括将创伤概念化为一个家庭问题,教育家庭关于创伤的知识,发展家庭成员支持和沟通技巧,澄清个体在家庭中的角色,以及解决情绪混乱(D级)。

（8）关键互动办法确定了创伤生还者家庭中常见的二元过程模式,使用了一系列干预措施来教授过程,指出与创伤的联系,鼓励伴侣提供支持,以促进更好地解决问题及家庭成员的相互沟通(F级)。

三、治疗过程

文献包括多个不同的婚姻或家庭治疗方法的描述,这些创伤治疗方法可用于创伤后治疗,但不是普遍同意的治疗方案。由于缺乏对创伤生还者使用婚姻或家庭治疗的强有力的经验证据,这使描述预期治疗过程的尝试进一步复杂化。考虑这些研究的局限性,下文概述了文献中描述各种治疗方法的一些共同特征。大多数项目将婚姻或家庭工作纳入一个更大的治疗方案中,以治疗创伤的心理后遗症。在通常情况下,这意味着直接经历创伤的个人(有时是其他家庭成员)在婚姻或家庭治疗之前或同时参与了个人治疗。尽管不同项目的治疗次数和频率不同,但通常婚姻或家庭的干预被认为是有时间限制的。早期的课程通常致力于教育参与者关于治疗计划、创伤和创伤后应激障碍。其余的课程往往侧重于教授特定的技能，其中包括改善沟通、解决问题、应对和相互支持。通常干预措施旨在让家庭或夫妻处理创伤对其生活的影响。教授的具体技能、教学的方式和顺序，以及对技能培训和处理的相对重视因治疗方案而异。

四、建议

由于婚姻或家庭破裂对患有创伤后应激障碍的个体是一个问题，在用婚姻或家庭疗法治疗创伤后应激障碍的幸存者时，我们建议临床医生进行评估。当夫妻或家庭治疗得到保证时，治疗的重点是改善沟通并减少家庭成员之间的冲突。这可能需要就目前存在的问题或与创伤及其后果相关的问题进行沟通。研究表明，在某些情况下，这些治疗可能有助于解决家庭破坏，增加对患者的支持。然而，包含此类治疗的实证支持很少。此外，何时使用这些治疗的决定标准及不包括这些治疗的后果在很大程度上是未知的。

在处理受创伤儿童的需求时，家庭或夫妻治疗很少被认为是创伤后症状的主要甚至是唯一的治疗方法。关于创伤后应激障碍的认知行为夫妻治疗的初步数据是有希望的，并且结合技能培训来改善针对创伤后应激障碍症状的沟通和具体干预的措施是可能的。然而，此治疗方法中治疗者提出明确建议的能力有待进一步研究。

婚姻或家庭疗法通常作为其他形式治疗的重要辅助手段，旨在更直接地减轻创伤后症状。即使在家庭治疗被确定为主要治疗形式的情况下，对创伤幸存者的个体化治疗也被推荐用于治疗创伤后应激障碍症状。因此，建议婚姻或家庭治疗应与注重缓解创伤后应激障碍症状的循证治疗同时或之后使用。

专家建议，当家庭系统在创伤之前运作良好时，婚姻或家庭治疗是最合适的；当系统在创伤之前功能失调时，在治疗针对家庭对创伤的反应之前可能需要选择替代治疗方法。同样，实证文献对这一决定似乎没有指导作用。最近关于婚姻或家庭治疗的研究使用了一些样本，这些样本的参与者对他们的关系总体上感到满意，因此目前还不清楚这种治疗对夫妻关系不和谐的伴侣的效果如何。所以，对存在明显破裂的夫妻关系的情况下将婚姻或家庭治疗纳入个体治疗计划可能更合适，但我们关于这些治疗对患者的影响知之甚少。

五、总结

专家为使用婚姻或家庭疗法提供了强有力的理论论据和理由,并建议该疗法与其他治疗创伤后症状的方法相结合。然而,缺乏经验数据使得研究者很难知道这些项目是否有助于减少家庭破裂或促进家庭的创伤恢复。研究者还不清楚何时应该使用婚姻或家庭干预措施,或者如何将它们与其他治疗方法相结合。

六、推荐阅读

Figley, C. R. (1989). *Helping traumatized families*. San Francisco: Jossey-Bass.

Glynn, S. M., Eth, S., Randolph, E. T., Foy, D. W., Urbatis, M., Boxer, L., et al. (1999). A test of behavioral family therapy to augment exposure for combat-related post-traumatic stress disorder. *Journal of Consulting and Clinical Psychology, 67*, 243–251.

Monson, C. M., Stevens, S. P., & Schnurr, P. P. (2005). Cognitive-behavioral couple's treatment for posttraumatic stress disorder. In T. A. Corales (Ed.), *Focus on post-traumatic stress disorder* (pp. 245–274). Hauppauge, NY: Nova Science.

指南 16 成人的创造性艺术治疗

一、概述

创造性艺术治疗是由训练有素的艺术、音乐、舞蹈、戏剧、诗歌、咨询、特殊教育、康复等方面的专业治疗者所使用的治疗方法。所有创造性艺术治疗使用的技术都与"想象暴露"有共同之处,也就是将创伤的场景重现在艺术作品、角色扮演、运动、诗歌或者音乐中。同样,许多创造性艺术治疗使用的技术也与"认知重建"有共同之处,如,角色扮演(及"转换造型")。展示场景、切换角色、再现有助于健康的选择,这些都是挑战或改变一个人观点的方法。通过使用日志、写作、讲故事和其他的叙事技巧可以对扭曲的认知进行辨认、识别和重构。压力或焦虑管理技巧,例如,渐进的肌肉放松和深呼吸是大多数创造性艺术疗法治疗创伤时的标准元素。创造性艺术疗法中的复原力提升技术隐含在创造性、幽默感、自发性、灵活性、主动性之中。最后,证词、公共教育、去污名化通过创伤幸存者的舞蹈和戏剧表演、作品展示、诗歌朗诵得以实现。

使用创造性艺术疗法的潜在优势主要是以非语言(行为)艺术为基础。第一,艺术的手段可以更加接近完整的内隐(而不是外显)记忆和视觉—动觉图式。通过提供更大范围的刺激(视觉、听觉、触觉、动觉),创造性艺术疗法可以提高想象暴露的生动性。通过具体的表现形式(视觉、书写、制定),创造性艺术疗法有助于减少逃避的发生。创造性艺术疗法的行为本质也支持或者增强了认知结构的重整。第二,"创造性艺术疗法对经历创伤的、无法表达的人特别有效"的主张得到了述情障碍这一概念的支持,这在创伤领域有过多次记载。对 PTSD 患者而言,无法用语言表达感情的现象很常见。无法用语言描述其经历的患者,也许会发现创造性艺术疗法的非语言或行为方式是更好的表达方法。

二、循证医学证据

具体的创造性艺术疗法治疗创伤的手段还没有被实证检验。关于创造性艺术疗法有效性的证据是基于大量的临床案例得来的,这些案例是在过去的几十年里由卫生保健政策和研究机构(AHCPR 等级 D)从业人员的实践得来的。记录最多的研究进展有:(1) PTSD 的主要症状;(2) 全球临床改善。较少记录到的是功能性行为的改进或临床服务的运用。创造性艺术疗法被认为对以下几方面有帮助:减少述情障碍、增强情绪控制、改善人际关系、减少分离和焦虑、减少噩梦和睡眠问题、改善身体形象和减少抑郁等。

三、治疗过程

创造性艺术疗法的不同治疗形式在时间长度、结构及与语言治疗的整合程度等方面都有所不同。最近开发的更多的治疗方式是限时的、结构化的,与认知行为治疗的形式类似。

四、建议

(1) 在心理创伤的治疗中,创造性艺术疗法的识别、论证和进一步发展将通过采用控制组和随机分配方法的实证研究得到充分推动。

(2) 创造性艺术疗法治疗 PTSD 的具体治疗方法可能增加非特异性创造性艺术疗法的治疗效果。我们建议将这样的治疗方法进行进一步的设计、开发和测试。

(3) 创造性艺术疗法在跨文化中的独特贡献,特别是在欠发达国家、跨越语言障碍和文化差异中的有效干预模式还有待进一步的研究。

五、总结

尽管创造性艺术疗法已经广泛地使用了相当长的一段时间,但其疗效还没有得到实证研究的证实,严格的实证研究在这个领域是非常关键的。创造性艺术疗法的专业人士认为,这些治疗方式无论是主要的手段还是辅助的干预都是有用的。以下是使用创造性艺术疗法作为辅助治疗 PTSD 时的条件：（1）艺术治疗是由在该领域经过专业教育和训练的人实施的；（2）患者允许使用艺术治疗方法；（3）此治疗是与其他的持续性治疗一起实施的。治疗 PTSD 的创造性艺术疗法的具体资源还没有被确认，但是很可能来自想象暴露、认知重构、压力管理、复原力增强、证据、生理过程、非语言的具体贡献和创造性元素。

六、推荐阅读

Adams, K. (1997). *The way of the journal.* Denver, CO: Sidran Press.

Cohen, B., Barnes, M., & Rankin, A. (1995). *Managing traumatic stress through art.* Lutherville, MD: Sidran Press.

Dayton, T. (1997). *Heartwounds: The impact of unresolved trauma and grief on relationships.* Deerfield Beach, FL: Health Communication.

Hudgins, K. (2002). *Experiential treatment for PTSD: The therapeutic spiral model.* New York: Springer.

Johnson, D. (1987). The role of the creative arts therapies in the diagnosis and treatment of psychological trauma. *Arts in Psychotherapy, 14,* 7–14.

Kluft, E. (Ed.). (1992). *Expressive and functional therapies in the treatment of multiple personality disorder.* Springfield, IL: Thomas.

van der Kolk, B. (1994). The body keeps the score. *Harvard Review of Psychiatry, 1,* 253–265.

Winn, L. (1994). *Posttraumatic stress disorder and dramatherapy: Treatment and risk reduction.* London: Jessica Kingsley.

指南 17　儿童的创造性艺术治疗

一、概述

创造性艺术治疗(以下简称 CATs)包括美术、舞蹈或动作、戏剧、音乐、诗歌和心理剧。他们都坚信创造性艺术治疗具有增强和改善身体功能、情感功能、认知功能和社会功能的价值(作为一种获得非语言性素材的方式，CATs 通常应用于儿童和青少年群体，他们习惯于艺术的形式而且尚不具备复杂的语言能力)。因此，CATs 特别适合有创伤经历的儿童们。

在过去的十年中，对大脑功能与创伤事件之间关系的不断理解造就了人们对 CATs 治疗创伤经历和创伤后压力综合征(PTSD)的兴趣激增(使人们对 CATs 疗效及创伤和 PTSD 治疗的兴趣迅速增长)。CATs 具有的潜在动觉和感官经历激活了大脑的右脑，打开了通向非语言记忆的通道。艺术创作和创造性活动的参与，允许内化的画面、想法和感觉得以外显，同时也能够滴定和遏制疾病对患者产生的影响。

二、循证医学证据

研究表明，CATs 的研究由评估和临床经验而来。尽管没有以经验为依据的证据支持 CATs 的疗效，但是，大量的 CATs 案例研究都描述了治疗的成功，且其中大部分研究都使用了艺术疗法并刊登在了 CATs 学术期刊上。迄今为止，仅有一个小型的 A 级随机控制艺术治疗的研究(Chapman et al.，2001)，其他研究正在尝试使用客观的方式来评估患者的改变。

三、治疗过程

个案治疗和小组治疗在住院部和门诊部得以实施。不同流派采取了不同的理论取向和实务方法。介入治疗也因不同的取向而产生变化。

（1）从治疗者主导治疗活动和主题，到更多由患者主导的非结构性治疗，这种治疗既不是有时间限性的也不是无限期开放的。

（2）从强调将创造的过程作为患者改变的媒介，到关注创作出的作品。

（3）从使用创造性输出的语言化过程来培养左右脑对创伤过往的集成，到让这个过程或者创造出的作品"不言自明"。

（4）从使用单一的 CATs 方式，到多种 CATs 的结合使用。

CATs 临床医师和研究人员对非 CATs 理论原则和实践的吸收和借鉴有所不同。最引人注目的是，许多 CATs 治疗者将认知行为治疗（CBT）融入他们的 CATs 治疗之中。同样地，许多创造性艺术活动也被整合进 CBT 治疗之中。

四、建议

当前，CATs 的治疗规范和研究范例正在不断发展，使得评估其在医学、心理学及教育等其他环境中的疗效变得有据可循。未来的工作应当聚焦于以下几个方面。

（1）探索神经系统的作用过程和创造性艺术活动过程间的关系。

（2）使用现有的标准化 PTSD 测量方法，同时也要发展出适应的以创造性艺术为本的评估工具。

（3）将监护人纳入治疗活动中去。

（4）发展出手册指导性质的治疗规范和流程，以更好地框定介入使用的模式和结构，且这些模式和结构可以在随后的不同环境和治疗中加以比较。

（5）对 PTSD 的 CATs 治疗结果进行对照研究。

此外，研究者建议那些对创伤儿童实施艺术治疗的人学习该领域的知识和经验，在创造性艺术方法、创造性过程、非语言交流、通过艺术来抑制和稳定状况等方面接受相应的专业训练。CATs 能够让治疗者深入了解患者的创伤经历，因此，治疗时应该格外小心，治疗者在不对患者造成二次创伤的情况下处理患者的问题。

与其他专业的合作也是值得肯定和推动的，患者参与交流和争论并学会利用 CATs 和其他专业增进自身的能力和知识，以此发展出更好的 PTSD 治疗实践。

五、总结

随着越来越多有效的 PTSD 治疗项目的实施,CATs 在非语言性交流,运动、感觉、触觉、听觉和视觉过程,及在治疗中的认知和变化的作用等方面蕴含了巨大的潜力。未来,对有效的、循证的治疗方法的发展而言,CATs 的研究及其与其他心理健康专业的合作至关重要。CATs 是通过非语言方式了解患者创伤经历的独一无二的方法,它为探索大脑和以经验为基础的创伤治疗的新领域提供了一条可行之路。

六、推荐阅读

Klorer, P. (2003). Sexually abused children: Group approaches. In C. A. Malchiodi (Ed.), *Handbook of art therapy* (pp. 339–350). New York: Guilford Press.
Webb, N. B. (Ed.). (2004). *Mass trauma and violence: Helping families and children cope.* New York: Guilford Press.

指南 18　PTSD 与共病的治疗

一、概述

接近 80%的 PTSD 患者会并发精神疾病,但是对这种共病治疗的研究是在最近才开始的。共病的治疗有以下几种方法:整合法(由同一个治疗者同时治疗多个病症,并且关注共病之间的关联);连续法(先治疗一种病症,然后再治疗另一种病症);平行法(也被称为并行法,通常是由不同的治疗者用不同的治疗方法治疗每个病症,有时候是在不同的系统内治疗,例如,精神健康抑或是物质滥用);单一诊断法(仅仅治疗一种病症)。

在研究共病及其治疗方法时,有助于学者们研究的做法是去探索共病症状之间可能存在的多种关联性(例如,它们随时间的发展变化情况、治疗期间的方案和相互之间所产生的影响)及治疗对共病产生何种作用,是产生同样的作用还是产生不同的作用。

二、循证医学证据

PTSD 共病的治疗模式具有非常广泛的特征,包括治疗模式是为何种类型的创伤所设计、治疗是小组模式还是个案模式,以及各种各样的治疗技术。有的治疗模式是为治疗某种共病而原创设计的,有的模式则是将现存的对每种症状具有疗效的治疗方法加以整合。有研究指出,只为一种诊断所设计的治疗模式对共病症状同样也具有疗效。

总而言之,这一研究领域在心理社会学和药物学疗法领域都处在初期的研究阶段。A 级别的研究比较少,而且仅有一种治疗模式被确认为具有疗效。大部分的研究都针对类别一的病症,对类别二病症的研究为数甚少。研究方法普遍存在一些限制性,有的研究是对现存数据集的二次分析,那些数据集是针对共病的事后分析而且仅针对患者中的一个子集(有的研究是对现存数据的二次分析,那些数据是针对共病的事后分析,而且仅涉及一小部分患者)。到目前为止还没有文献对整个类别一和类别二的病症进行研究。按照美国卫生保健政策研究所(AHCPR)给本卷的指引标准,在共病研究领域,一项研究在PTSD方面可能是一种级别,而在共病症状方面则可能是另外一种级别。

(一) 物质使用障碍

1. 寻求安全(A级别)

寻求安全(SS)是一种治疗PTSD和物质使用障碍(SUD)的聚焦当下应对技巧的整合治疗模式。它有25个主题,每个主题代表了一种安全应对技能(例如,寻求帮助)。该治疗模式具有非常高的灵活度,比如,治疗的时间长度和节奏、小组形式或个案形式、男性或女性患者、各种类型的创伤和物质使用障碍。在所有PTSD共病诊断中被研究得最多的是这种模式,共有12项已经发表的研究,涵盖了从A级别到C级别的研究(在所有的PTSD共病诊断中,这种模式被研究得最多,包含12项从A级到C级的已经发表的研究)。这些研究主要针对多种多样的样本对象,包括在社区中治疗的患者、青少年、无家可归者、退伍老兵、入狱者及其他类型的对象。寻求安全是唯一的并发PTSD治疗模式,从这一点上它被确立为是基于实证支持治疗的有效治疗方法(Chambless and Hollon,1998)。在多项测量上它显示出一贯积极的疗效,它比照常治疗(TAU)效果更佳,可以与"黄金标准"疗法(预防复发)相提并论,它也具有较高的可接受性。

2. 协同照护(B级别)

协同照护(CC)是一项整合性的、多学科的PTSD和物质使用障碍预防模式,其治疗对象是有发展成PTSD和酒精依赖风险的医疗事故创伤幸存者。该模式联合采用了多种治疗方法,包括动机式访谈法、认知行为治疗法、精神药物学疗法及个案管理法,根据患者的不同需求提供用药和治疗。研究者将协同照护疗法(CC)和照常疗法(TAU)进行了对比,一年之后,结果显示协同照护组的患者比照常治疗组的患者患有PTSD和物质使用障碍的可能性更小。研究没有提到独立评估者和服药遵从率,而且它不具有完全的随机性,但是该研究的预防治疗模式仍然具有希望和前景。

3. PTSD和可卡因依赖的并行治疗(C级别)

这一模式整合了分别对PTSD和物质使用障碍具有疗效的治疗方法,像预防复发法、应对技巧、实境暴露法和想象暴露法。它是一种持续16周的个案整合治疗法。一项单组试验研究显示，保持治疗的患者在 PTSD、抑郁症和物质使用障碍症状上有所减轻。该项研究为我们提供了令人印象深刻的试验证据，即 PTSD 和物质使用障碍患者能够经受暴露疗法而且能从治疗中获益。然而，治疗保持率和通过付费来使患者参加治疗这两方面让我们对该研究产生了一些担忧。

4. 超越疗法(C 级别)

超越疗法是运用认知行为治疗、建构主义、心理动力学和 12 阶段治疗模式的 12 周部分时间住院的整合治疗项目。46 名越南战争退伍老兵参加了一项非对照试验研究，实验结果表明，研究对象在 PTSD 症状上有所减缓；物质使用障碍的治疗情况则没有进行评估，因为所有患者在参加试验前进行了 30 天的戒欲。超越疗法是目前唯一一种特别的部分时间住院治疗项目；它在治疗退伍老兵的 PTSD 和物质使用障碍上具有前景。

5. 创伤充权复原模式(C 级别)

创伤充权复原模式(trauma empowerment recovery model，以下简称 TREM)一开始是为患有严重精神疾病的受虐妇女幸存者所设计的小组治疗模式，这种模式现在越来越广泛的被采用。此种治疗模式的治疗方法包括心理教育、认知重建、幸存者充权、能力建设和朋辈支持。在一项对照实验中，TREM 由 33 个疗程被改造成 24 个疗程，再加上创伤工作手册对患者进行初步定向。研究对物质使用障碍住院治疗的妇女进行评估，将 TREM 及创伤工作手册与照常治疗(TAU)进行对比研究。结果显示前者在创伤相关症状的治疗上效果更好，而在物质使用障碍症状上两种治疗模式都具有疗效，没有差异性。

6. 物质依赖与 PTSD 疗法(C 级别)

伴有物质依赖的 PTSD 治疗(subtance dependence-PTSD therapy，以下简称 SDPT)是一种有 40 个疗程的个案治疗方法，它通过不同阶段对 PTSD 和物质依赖进行治疗，采用的是分别针对 PTSD 和物质依赖的治疗方法，包括应对技巧训练和实境暴露法等。一项研究将 SDPT 与 12 步促进疗法(12-step facilitation，以下简称 TSF)进行了对比，研究对象是目前患有轻度 PTSD 或患有终生物质使用障碍的人。研究结果显示，在至少参加了三个疗程的患者中，SDPT 占有的疗程数比 TSF 更多。两组的治疗条件没有其他方面的差异，因此，研究者将研究数据加以整合。从表面价值上看，这种治疗模式具有潜力，但是，我们很难下结论说在治疗 PTSD 和物质依赖上 SDPT 比 TSF 更有优势，也没有单独的试验数据报告 SDPT 的疗效。

7. 接纳与承诺疗法(F 级别)

一项个案研究采用了接纳和承诺疗法(acceptance and commitment therapy,以下简称 ACT)作为一个 96 个疗程的个案治疗方法。研究者认为患者患有 PTSD 和物质使用障碍,但是没有对他们进行标准化评估。每三个月对各种指标进行评估,大部分患者是在 9 个月或者 9 个月以后出现了症状的改善。目前,研究者很难去弄清楚这项研究的研究方法是如何给出的。尽管如此,ACTs 仍是一项广为人知的治疗模式,它有助于我们去了解其对 PTSD 和物质使用障碍的治疗潜力。

(二) 广泛性焦虑症和重型抑郁症

PTSD 认知行为治疗(A 级别)

在患有阈下 PTSD 和共病症状的机动车辆事故幸存者(motor vehicle accident,以下简称 MVA)的治疗中,研究者评估了认知行为治疗的疗效。一项随机对照试验(RCT)将认知行为治疗与支持性心理疗法(SP)及等待组对 PTSD、广泛性焦虑症(GAD)、重型抑郁症(MDD)的治疗疗效进行了对比。但是这种模式不是为治疗 GAD 或 MDD 而设计。研究发现,在多项指标测量上,认知行为治疗的疗效优于 SP,SP 优于等待组。认知行为治疗也比其他疗法更能减轻 MDD 和 GAD 的症状。在认知行为治疗与等待控制组的对比研究上,该研究属于 A 级研究,但是 SP 不能归于 A 级研究,因为它任用了认知行为治疗的临床医生作为治疗者。其他方面的问题包括治疗时剂量的不同(治疗次数的差异)(8—12 疗程),以及不是所有患者都有共病症状。由于机动车辆事故发生的频率较高,这一研究领域极具重要性。

(三) 惊恐障碍

1. 多渠道暴露疗法(B 级别)

多渠道暴露疗法(multiple-channel exposure therapy,以下简称 M - CET)是一种为期 12 周的操作化小组治疗模式,它整合了 PTSD 的认知加工疗法(CPT)和惊恐障碍暴露疗法。研究者将 M - CET 与最小注意控制条件进行了对比,M - CET 治疗组在 PTSD 和惊恐障碍症状上有更大的减轻,两组治疗在抑郁症上都有改善。但是这一研究只呈现了完成样本的初级数据,而且研究不是完全随机化(比如,一些被试同时具有两种病症)。这一模式非常具有前景,但是仍需要对其进行更多的研究。

2. 感知再生疗法（B 级别）

感知再生疗法（SRT）是一项对东南亚患者的整合治疗法，它结合了 PTSD 的认知行为治疗和惊恐障碍、觉知及文化适应的暴露疗法。一项针对越南患者和柬埔寨患者的试验研究将 SRT 和等待控制组进行了对比，发现 SRT 能更大程度地减轻 PTSD 症状和其他焦虑症状。但是，仅有一位临床医师完成了所有疗程，此研究也缺乏完全的随机性（有的患者同时具备两种症状），还缺乏统一评估时序，也没有提及准则规范。研究者认为，从文化敏感性的角度考虑，SRT 是一种值得人们注意的治疗方法。

3. 惊恐障碍认知行为治疗与暴露疗法（D 级别）

一项使用连续法进行的个案研究，验证了 9 个疗程针对广场恐惧症型惊恐焦虑的 CBT 治疗及 9 个疗程针对 PTSD 的暴露疗法的成效。研究结果指出了诊断特异性的影响：在惊恐障碍治疗阶段之后，惊恐障碍症状得到缓解，但是 PTSD 没有；在惊恐障碍治疗阶段和 PTSD 治疗阶段之后，两种症状都有所减轻。

4. 认知行为治疗或暴露疗法（D 级别）

在一项对两组惊恐障碍的认知行为治疗的事后分析中，采用了两种治疗方法去评估其对 PTSD 的治疗成效。结果显示患者在惊恐障碍症状上情况有所好转，患有 PTSD 的患者在 PTSD 症状上也有所减轻。然而，仅有一部分患者患有 PTSD，而治疗采取了两种治疗方法并用的形式。

（四）强迫性神经官能症

强迫性神经官能症的门诊治疗（C 级别）

关于强迫性神经官能症（obsessive-compulsive disorder，以下简称 OCD）住院治疗项目的一项中立主义研究和几项个案研究测量了没有经过改良的行为治疗项目（暴露疗法和效应预防）对 PTSD 的治疗效果。研究发现，患有 PTSD 的患者在强迫症和抑郁症上的情况更加严重，有一些患者在 PTSD 症状上也加重了。研究者认为这种强迫症治疗对共病 PTSD 的治疗产生了医源性影响。

（五）边缘性人格障碍

1. 迁延暴露法与压力免疫训练（C 级别）

研究者对一项 PTSD 治疗试验的数据进行了再分析，该实验评估了对边缘性人格障碍（BPC）的治疗成效。该分析将针对 PTSD 而不是针对 BPC

的三种治疗模式进行了对比：迁延暴露法(prolonged exposure,以下简称PE)、压力免疫训练(stress inoculation training,以下简称SIT)、PE加上SIT以及一个等待空白组。由于BPC的样本量太小,研究的数据难以说明问题。在对包括PTSD等多项指标的测量中,所有患者在治疗结束时症状都得到了改善。尽管在治疗后缺失诊断的情况下各组别之间没有差异性,但患有BPC的患者在治疗结束时功能上很难达到一个好的效果。

2. 心理动力学想象创伤疗法和眼动脱敏再加工治疗(C级别)

一项中立主义研究对复杂PTSD和多重共病患者进行了心理动力学想象创伤疗法(psychodynamic imaginative trauma therapy,以下简称PITT)和眼动脱敏再加工治疗(EMDR)的测量。所有的患者接受了两个月的住院治疗之后出院,在8个月之后其中的部分患者再次入院接受PITT和EMDR治疗。那些参加了创伤治疗的患者比没有参加的患者在症状改善情况上要更好。

（六）精神失调症

创伤复原小组(C级别)

创伤复原小组是一种针对PTSD患者及严重精神疾病(serious mental illness,以下简称SMI)患者的认知行为治疗模式,它的治疗技术包括危机计划、呼吸再训练法、症状应对和个人复原计划。个案治疗有12个至16个疗程,而小组治疗有21个疗程。在一项非对照试验研究中,证据表明个案治疗模式有更高的治疗保持率,患者在PTSD和一些精神病症状上情况得到改善。小组治疗的治疗保持率更低,但是完成了治疗的患者在PTSD及其他症状上都有改善。SMI是一种重要的共病症状,研究者需要对该领域进行更进一步的研究。

（七）精神药理学

尽管PTSD伴发其他共病症状的情况非常普遍,但是针对这一复杂患者群体的药物疗法研究仍然为数不多。现存的相关研究前景光明,大部分研究指出患有PTSD和共病的患者与未患有共病的患者对标准药物疗法的反应度同样好。有几项研究为特定共病症状的药物疗法提供了一些有用数据。

A级别的研究进行了对舍曲林片和税司哌酮的疗效研究;B级别的研究进行了对双硫仑、环丙甲羟二羟吗啡酮及两种药物并用的疗效研究,以及抗抑郁剂(帕罗西汀或安非拉酮)对认知行为治疗和社区精神健康转介服务的疗效研究。

所有这些研究结果都有积极的发现。研究还存在以下有力证据:根据患有 PTSD 或共病症状的试验对象对治疗的不同反应,例如,对舍曲林片疗效的不同反应,所产生的子类型;根据慢性 PTSD 患者对治疗的不同反应,例如,对税司哌酮疗效的不同反应,所产生的子类型;关于单独使用一种药物比同时使用两种药物所产生的疗效更好的发现,即双硫仑和环丙甲羟二羟吗啡酮;关于酒精依赖 PTSD 患者症状得到改善的发现,即双硫仑或环丙甲羟二羟吗啡酮与无效对照剂的疗效对比;关于使用抗抑郁剂(帕罗西汀或安非拉酮)治疗时,PTSD 并发 MDD 患者的治疗疗效比 MDD 单一病症患者要有更差的发现。

三、总结与建议

事实上在过去的几年里涌现了各类关于 PTSD 和共病治疗方法的文献。研究者考虑 PTSD 并发共病的概率非常高,而且通常这一人群有较高的脆弱性,因此在这一领域有如此多的研究投入实在是令人鼓舞。除了早期所提到的一些症状,其他一些症状也频繁地与 PTSD 并发。到目前为止,在 PTSD 症状下对这些共病症状的临床试验研究仍然是不够的,例如,解离性障碍及类别二中的一些病症,如回避型人格和反社会人格障碍。

总体而言,只有四类治疗达到 A 级别的研究水平:寻求安全(SS)、机动车辆事故幸存者(MVA)PTSD 患者的认知行为治疗、舍曲林片和税司哌酮药物治疗。大部分心理社会学和药理学的治疗有 1 项研究,少部分的有 2 项研究。寻求安全是一种已发表 12 项研究的有效治疗方法。在这些研究中,研究方法普遍存在各种局限性,有的研究是对现存数据集的二次分析,这些现存数据是对共病的事后分析,且只研究了患者中的一小部分。大部分研究分析的是类别一中的共病症状,只有少部分的研究分析了类别二中的共病症状。未来的研究将得益于越来越高的科学严谨性、越来越扩大化的评估及对最佳治疗疗程和治疗技术的探求。在下一个十年,人们有望看到更多的随机对照试验,更多关于传播宣传和培训的实证研究工作,以及对共病本身的更深入研究(例如,概率、因果关系和预后)。对 PTSD 及其共病的研究相对来说属于一个比较新颖的研究领域,因此这类研究还有非常大的发展空间。

至此,我们提出了以下要点。

(1)建议在 PTSD 治疗中关注共病症状。

(2)共病的治疗有多种方式,但是一般来说最好的方法是整合治疗法;当然,需要有研究去证明整合治疗法是否确实优胜于其他治疗方法。

(3)单一诊断治疗法(目前对 PTSD 的主要治疗方法)对共病也有疗效,即使其本来不是为治疗共病所设计。

(4)不管是心理社会治疗还是药物治疗对 PTSD 及其共病患者都有疗效。

(5)目前大部分研究都是非对照试验研究;只有 4 项 A 级别的研究是对照试验研究:寻求安全(SS),机动车辆事故幸存者(MVA)PTSD 患者的认知行为治疗,舍曲林片和税司哌酮药物治疗;只有寻求安全达到了具有疗效的标准。

(6)列表二中的共病症状正在被研究和解决。

(7)几乎所有研究都倚重于认知行为理论模式,而不是其他的理论取向。

(8)仅有一种治疗模式被认为有消极的疗效,这种模式是强迫性神经官能症的行为治疗。

(9)关于这些共病症状及其他未提及的常发病症仍然需要进行更多的研究,特别是需要在研究方法上更加完备的研究。

四、推荐阅读

Mueser, K. T., Rosenberg, S. D., Goodman, L. A., & Trumbetta, S. L. (2002). Trauma, PTSD, and the course of schizophrenia: An interactive model. *Schizophrenia Research, 53,* 123–143.

Najavits, L. M. (2007). Psychosocial treatments for posttraumatic stress disorder. In P. E. Nathan & J. M. Gorman (Eds.), *A guide to treatments that work* (3rd ed., pp. 513–529). New York: Oxford University Press.

Weiss, R. D., Najavits, L. M., & Hennessy, G. (2004). Overview of treatment modalities for dual diagnosis patients: Pharmacotherapy, psychotherapy, and twelve-step programs. In H. R. Kranzler & B. J. Rounsaville (Eds.), *Dual diagnosis: Substance abuse and comorbid medical and psychiatric disorders* (2nd ed., pp. 103–128). New York: Marcel Dekker.

第五篇
结　论

第二十二章　整　合　与　总　结

马修・J. 弗里德曼(Matthew J. Friedman)、朱迪思・A. 科恩(Judith A. Cohen)、埃德娜・B. 福阿(Edna B. Foa)、特伦斯・M. 基恩(Terence M. Keane)

我们编写这本书的目的是希望本书可以为读者提供一个批判性的视角来重新审视已有的处理创伤后应激障碍的多种方法。本书每章介绍一种特定的方法,同时也遗留了一些临床上仍未解决的重要问题。比如,如何根据病人的需求选择不同的治疗方式、不同的治疗方式的时序及如何整合性地运用已有的治疗方式。

尽管学者们已经对不同的治疗模式做过一些系统性的比较(Brom,Kleber, and Defares, 1989; Foa et al.,1999; Foa et al., 1991; Marks et al., 1998; Resick et al., 2002; Rothbaum et al., 2006; Taylor et al., 2003),但我们仍然无法下定论说某种治疗方式对某种情境下的某位病人是最合适的。为解决这样的限制,我们在每章都提供了针对该章所介绍的治疗方式的所有随机临床实验的效应值,尽可能以此说明该治疗方式的功效,临床实务工作者从而可以更好地确定应该为他们的病人选择哪种治疗方式。

尽管每一种治疗方式所提供的治疗指南都强调它有适用于具体治疗的实证研究来支持,但PTSD的治疗需要整合心理治疗和药物治疗,通过依靠实证数据来证明成效还很难实现。目前,只有一项针对成年患者使用舍曲林药物治疗和迁延暴露疗法的随机临床实验研究(Rothbaum et al.,2006),以及一项关于儿童患者的认知行为治疗和舍曲林药物治疗相结合的小型随机临床实验研究(Cohen et al.,2007)。已有文献中有不少研究是比较认知行为治疗与其他的某种治疗方式相组合的治疗成效(Foa et al., 1999; Foa et al., 2005; Marks et al., 1998)。总的来说,这些研究结论趋向于认为组合性治疗并不比单独使用某种治疗模式来得更有效(Foa, Rothbaum, and Furr, 2003)。但也有少数小型研究发现非典型性抗精神类药物可以加强选择性血清素再提取抑制剂,从而更好地发挥治疗成效(见本书第九章)。

尽管目前有关整合性治疗成效的实证研究稀少,但在临床上的确有很多PTSD患者同时接受不止一种治疗方式,例如,药物治疗结合某些形式的心理治疗,或者整合认知行为治疗的某些过程。因此,我们认为不同治疗方式的整合性运用、运用的时序及其融合都是今后研究的重要课题。有关药物治疗和心理治疗组合成效的研究在 PTSD 领域是极少的,在其他焦虑性障碍的领域类似的研究也不多,比如,恐慌症(Barlow and Craske, 1994)、强迫症(Foa et al., 2005)、社交焦虑症(Davidson et al., 2004;Heimberg et al., 1998)。这可能是因为研究者们发现在针对 PTSD 的药物治疗和认知行为治疗组合的研究中,即便实验条件控制得很严格,也常常产生令人失望的结果:使用组合治疗的成效远不及使用单一治疗模式(Foa, Franklin, and Moser, 2002)。值得注意的是,未来研究中治疗模式的组合可能有无数种,一定有一些组合方式会比另外一些组合方式更加有前途。学者们虽然在研究中发现针对焦虑障碍的药物治疗和认知行为治疗组合的成效不如单独使用认知行为治疗或者单独使用药物治疗,但这有可能是因为这两种治疗模式是同时介入而不是有时序地介入患者的治疗。我们希望在本书的下一版中将有更多针对成人和儿童创伤后应激障碍整合性治疗方式的随机临床实验数据。

因此,到目前为止,对治疗技术的整合仍是临床医生的个人艺术。绝大部分的临床医生都认可运用这种"艺术"有很多的局限。而且,并非所有的医生都擅长提供不同的治疗技术:心理治疗者通常不能开药,只有少数精神科医生接受过扎实的认知行为训练。此外,也不是所有患者都有意愿或者有足够的资源接受不止一种形式的治疗。更为重要的是,来到诊所的PTSD患者(同其他精神障碍患者)所呈现的问题往往是独特而复杂的,需要医生或治疗者提供有弹性的诊断结果和处置方案,也包括修正、改变或调整治疗方案的过程。用一句话来概括这些临床难题:科学是通用的,但现实总是具体的。以此类推,当各位读者在临床实践中实施本书不同章节所讨论的治疗方法时,请注意你所面对的不是抽象意义上的"PTSD",而是一位"独特的"病人或者是一群"独特的"病人,他或她们在特殊的临床境遇下会呈现独特的生活情境。

一、本章提出的问题

(1) 如何在诸多治疗模式中进行选择?

（2）治疗中的期待是什么？如何制订符合实际的治疗目标？

（3）如何整合不同的治疗技术？

（4）如何处理复杂的临床症状和共病情况？

（5）治疗后的追踪需要多长时间？如何判定是强化会谈还是继续追踪？

（6）PTSD的某些特征是否需要运用跨模式的特殊治疗方法？

（7）我们如何理解临床困境？如何评估失败？

（8）哪些策略可以帮助我们预防个人创伤中出现的PTSD？

本章中，我们将对前面各章的内容进行概述，以此帮助临床工作者评估本书所提供的资讯。我们也希望可以帮助临床工作者了解如何最大程度地发挥治疗效用。为此，我们首先提出了以上问题。下面我们将对各章内容进行概括，看看还有哪些问题悬而未决。

二、一般性议题

从本书的第一版至今，我们已经了解了大量有关PTSD治疗的知识。这其中最初的共识性议题就是我们需要更多有关PTSD的研究。现今，本书的章节作者们提出的问题已经更加具体化、复杂化。例如，在认知行为治疗中，哪些内容可以作为实证研究的证据支持仍没有定论。大多数章节中，研究者仍然认为已有的实证证据不足以证明治疗方法的有效性。此外，在有关治疗方法的评论中作者们所提及的建议也仅仅是一种基于临床印象和专家意见的尝试。

缺少证据支持并不等同于有反面的证据（即那些没有成效的证据）；也有患者无法从那些有着最有力的实证支持的治疗方式中获益。尽管如此，对大多数病人来说，如果精神健康的专业人士有能力提供成效证明，我们还是赞成以证据为本的治疗胜于没有证据。

另一个共识性议题是：本书所介绍的大部分治疗方法都非专门针对PTSD患者，这些治疗方法基于的原则、理论或基础实验也同样适用于其他精神障碍。也就是说，当一位临床工作者需要在不同的治疗选择中做决定时，首先需要作为诊断者和治疗者来运用一般意义上的技巧和知识。因此，PTSD的治疗只能由技巧熟练的临床工作者提供。于是出现了一个非常重要的问题，就是可以实践认知行为治疗的临床工作者太少了，而认知行为治疗是最为有效的治疗方式（Rosen et al.，2004）。为了回应存在于以证据为本的实践和具有可用性的熟练实务工作者之间的这种供需不匹配,行业内出现了一系列重大举措来推广 CBT,从而增加有资质的治疗者的数量。据我们所知,其中最宏大的计划是由美国退伍军人事务部组织的,大约有数百名医生通过该计划接受治疗 PTSD 患者所需要的延长暴露疗法或认知加工疗法。其他重要的推广 CBT 的举措还包括目前正在澳大利亚和英国所进行的推广计划(该计划以为运用循证治疗的实务工作者报销治疗费用作为奖励)。同样,眼动脱敏再加工治疗也已经通过工作坊得到广泛传播。我们也建议在证据为本的治疗领域培养社会工作和临床心理学的本科生和研究生学习有效的 PTSD 治疗方法。

最后,正如我们的介绍,治疗者治疗前必须首先做出诊断和仔细的评估。在治疗 PTSD 的个案中,这个过程应该囊括以下内容。

(1) 对 PTSD 和共病障碍的正式诊断。

(2) 确定造成困扰的最主要问题,该问题不一定就是 PTSD 症状本身(例如,婚姻破裂、暴力、抑郁症、儿童的严重行为问题)。

(3) 评估患者的资源(例如,稳定的家庭、工作和住所,可以为孩子提供支持的父母)和劣势(例如,药物滥用、贫困、持续性创伤)。

(4) 评估患者(或者父母对儿童)对其所选择的治疗方法和该方法治疗过程的特殊要求(例如,完成 CBT 的家庭作业、持续药物治疗)做出承诺的动机和能力。的确,对治疗过程(或配合药物治疗)来说,PTSD 患者的参与是治疗中首要的也是关键的步骤。

三、章节概述

在这个部分中,我们不会再去评论针对某种具体治疗方法的研究成果或建议,这些内容读者们都可以在前面的章节或者关于这些具体治疗方法的临床指南中找到。相反,我们对面向目前所期待的发展方向去做一些观察,提出一些问题,也为未来发展提供意见。

(一) 急性介入:心理汇报治疗

许多早期干预被用来治疗近期遭遇创伤经历的个人。已经有强而有力的实证证据认为在早期提供认知行为治疗可以预防创伤幸存者出现的慢性PTSD,也有研究证据表明心理汇报治疗方法的一对一会谈对预防慢性PTSD 症状的发展是无效的。然而,有关 CBT 和 PD 两种治疗模式成效的研究是存在区别的：接受治疗的人通常都已经经过检查。CBT 所工作的对象往往属于 PTSD 的高风险人群（通常为急性应激障碍或严重的 PTSD 症状），而 PD 则被用来为任何一个创伤幸存者进行治疗以预防 PTSD 出现的风险。从公共卫生健康的角度来看，最佳的方法是首先确定 PTSD 高风险的创伤幸存者并对他们开展预防性治疗，而有关该治疗的成效则需要单独开展研究测试。

无论讨论哪种形式的早期干预，非常重要的一点是要考虑这些干预方法的预期成果。如果主要关注点是 PTSD 的预防（当然这也是本书的焦点）而不是创伤幸存者的正常化，例如，我们常常会通过提供安全和庇护、了解其基本需求、改善沟通、家人重聚等方式来帮助创伤幸存者正常化，那么我们就会得到截然不同的结论。尽管一些早期干预本身并不能预防 PTSD 的后期发展，但早期干预可以辅助其他的治疗服务，该重要功能在当前的研究成果中还没有得到充分证明。因此，应该为所有创伤幸存者提供预防性治疗还是只需要为那些有明确症状（或功能障碍）的人提供预防性治疗？这个问题尚未被系统地探索。此领域其他仍悬而未决的问题还包括：

（1）是否有一种治疗方式足以"立竿见影"地扭转导致 PTSD 的相互作用的复杂变量？

（2）预防性干预的最佳介入时间是什么时候？

（3）预防性干预应该是着重关注临床性治疗还是应该着手解决创伤发生后出现的情境和社会压力（例如，搬迁、不确定性、疼痛及社会歧视）？

由于 PD 的对照试验研究稀少，加之许多复杂性问题仍未得到系统地解决，我们现在就断言 PD 对所有急性创伤个体来说是一种无效的干预还言之过早。即便后续研究证实了这种早期研究发现，我们仍需要谨慎应对，避免误解研究结果的实践意义。同样的研究也表明绝大多数接受 PD 治疗的人都在报告中认为该干预方法协助他们从急性创伤痛苦中复原。正因为大部分创伤人群并没有发展 PTSD，那么就存在这样一种可能性：PD 对许多普通的创伤幸存者是有效的，而对那些 PTSD 高风险人群却无能为力。总之，关于 PD 治疗仍有许多问题有待讨论。它是否可以有效预防 PTSD？它是否可以改变 PTSD 的发展轨迹？哪些临床结果是可以被预期的？何时使用 PD 才能使得其效果最优化？哪些人应该接受 PD 治疗？它是否可以预防 PTSD 或其他相关心理疾病的发展？要回答这些问题，我们还需要在临床和研究领域开展大量的工作。

最后，我们希望可以在本书的下一版中收录心理急救。它是由美国

PTSD 中心和美国儿童创伤应激中心共同开发的早期干预循证研究,体现了灾后援助中的实务援助和一般性原则。与 PD 相似的是,它也适用于所有创伤幸存者,不同的是它并不关注情绪处理。尽管对这个正在发展的新生事物,我们怀有极大的热情,但仍然没有可以加以验证的实证数据,即便如此我们还是对这样的研究结果抱以期待。

(二) 认知行为治疗

在对成人 PTSD 的干预方法中,有关不同形式的行为、认知及认知行为治疗技术的研究是最多的。卡希尔等(Cahill et al.)的研究结论认为 CBT 技术有显著的成效,该结论出现在几乎所有 PTSD 的临床实务指南中。不过最近的美国医学研究所报告(2008)却认定暴露疗法(包括 PE 和 CPT)是在 PTSD 治疗中唯一一种以证据为本的方法。我们的总结回顾认为,暴露疗法作为一种双方自愿选择的治疗方式的确是当下针对 PTSD 最强而可靠的治疗方法。

并非所有接受 CBT 治疗的患者都能从中获益,导致治疗取得成功的因素究竟是哪些仍不清楚。第一,同其他治疗一样,治疗者必须接受属于 CBT 的所有治疗方法的训练,某些干预(如,认知治疗)还需要接受比其他治疗方法更多的训练(如,放松训练)。第二,该治疗对治疗者和患者都有要求,治疗者被严格训练且被要求只能专注使用特定的干预方法,不准参与同治疗目标无关的其他问题。第三,患者需要有动机并且可以遵从治疗的规定和要求,尤其是能够积极参与治疗会谈内和治疗会谈外(如,在家庭中)的治疗过程。大部分的研究都是在专科诊所里进行的,那里的治疗者训练有素且有着丰富的经验来激发患者的动机以配合治疗。福阿和同事(Foa et al.,2005)的研究将暴露疗法(PE)运用到为强奸事件中的女性幸存者服务的社区诊所。同样,施努尔和同事的研究(Schnurr et al.,2007)也表明新手治疗者可以通过高效的训练来使用暴露疗法(PE),这些治疗者们的水准可以达到良好甚至优秀,尽管他们在这之前并没有此类丰富的治疗经验。

CBT 的使用也同其他 PTSD 治疗方法的使用一样,遵循普适性的临床实务责任是非常重要的。就像我们需要谨慎评估自杀的可能性,这将决定治疗者是否需要为患者提供必要的预防性治疗(例如,使用药物治疗或短期住院治疗)。同样,对深陷某些个人问题的患者,治疗者需要先关注这些问题才能处理患者的 PTSD 症状。这意味着,某些患者可以直接参与 CBT 治疗方案,某些患者则需要一份广泛性的治疗计划,而 CBT 只是其中的一部分而已。

虽然已经有多个 CBT 研究针对特定的治疗方法（例如，认知治疗、暴露疗法）及其组合成效进行了比较，但其中只有一项研究（Rothbaum et al.，2006）是探讨 CBT 和其他治疗方法组合的治疗成效（例如，SSRI 药物治疗）。不过，一个非常振奋人心的进展是已有研究通过长期随访监测来证明 CBT 成功治疗的稳定性，其监测时间长达 9 个月（Resick et al.，2002）、1 年（Foa et al.，2005）甚至超过 5 年的时间（Tarrier and Summerfield，2004）。这些研究结果值得我们注意这样一个事实：成功的药物治疗需要持续性用药来维持治疗成效，而一个只有 10—12 次会谈的成功的 CBT 治疗过程可以维持患者的改变长达数年。

此外，由于 CBT 方案通常包括多个部分，而每个部分对整体方案成功的相对贡献如何仍是未知数，所以我们仍然不确定在治疗中对创伤事件的回顾（经验回顾或影像暴露）和事件呈现在当下的后果（例如，回避或消极的自我认知）两个部分究竟应该各占多少比重。基于 PE 和 CPT 的成功，我们普遍认为症状的缓解需要通过对创伤信息的能动性进行处理。然而，也有一些研究证据暗示对某些人群来说，可能聚焦病症的管理比聚焦创伤的处理更有效。还有一些随机对照试验的研究证明应激预防治疗或现在中心治疗可能对某些人群是有效的。卡希尔和同事的应激预防治疗（SIT）研究见本书第七章，尽管他们的研究数量不多，但其研究成果大有前途（需要注意 SIT 包括认知和暴露疗法的成分）。两篇关于 PCT（包括病症管理和问题解决技术）的研究也得出了正向积极的结果，聚焦创伤处理的治疗是更有效的（McDonagh-Coyle et al.，2005；Schnurr et al.，2007）。显然，我们需要针对不同的治疗方法开展更多的研究。研究者不仅需要确定治理成效，同时也要发现是否某些治疗方法（例如，聚焦创伤疗法）对某些人群更有效，以及是否某些治疗方法（例如，现在中心疗法）比其他疗法更好。鉴于现在支持中心疗法的证据太少，我们只能建议将 PE 和 CPT 作为针对 PTSD 患者的 CBT 治疗中的首要方法。

一些研究表明相较于受侵犯的女性，CBT 在 PTSD 的男性退伍军人身上的治疗效果不明显。也许这种治疗效果的差异是由于性别不同、创伤类型不同（例如，战争创伤和性创伤），这就表明慢性 PTSD、严重 PTSD 或出现共病 PTSD 之间也是存在差异的。由于此种治疗可预测到的治疗反馈信息缺乏，这些问题都无法得到回答。然而这些信息对在病患的临床管理和治疗实施中的决定都起着关键作用。最近，包括对以色列战争退伍军人的 PE 治疗（Cahill，Hembree，and Foa，2006）、越战退伍军人（Monson et al.，2006）和交通事故幸存者(Blanchard et al.，2004)的 CPT 治疗等研究项目都有积极的研究成果,这些研究成果表明男性本身并不是 CBT 治疗的禁忌。

此外,值得重视的是 CBT 治疗者习惯在治疗过程中定期测量和检测治疗进程(例如,在暴露疗法中重复评估患者的主观困扰,在认知治疗中检查家庭作业日记)。如果使用其他治疗方法的治疗者也能这样做,那么我们关于所有治疗方法的资讯将大大增加。

最后,我们将介绍一些近期取得的令人激动的进展:利用虚拟现实技术、网络传输系统和远程医疗方法提供 CBT 治疗。尽管已经有关于这些新方法的研究报告(Litz et al.，2007；Welch and Rothbaum，2007),但这些方法还处在进行严格测试的相对初级阶段。我们期待这些新领域的进一步发展,以便能够为那些无法从现有方案中获益的人提供更有效的 PTSD 治疗。

(三) 药物治疗

研究已经确定了数种能够明显减轻 PTSD 症状的药剂,主要是抗抑郁药物。需要注意的是,迄今为止仍然没有专门针对 PTSD 独特的病例生理学进行的药物测试。所有药剂测试最初都是用来开发和核准其他的精神病症、神经病症及内科疾病。药剂名单中包括抗抑郁药、抗肾上腺素药、抗痉挛药剂、新一代抗精神病药物和抗焦虑药。

重要的是,类似于大多数焦虑症,PTSD 的药物治疗似乎能控制症状但对疾病的过程并无明显影响。也就是说,目前的研究还无法支持人们希望通过药物治疗获得复原而不是缓解症状的想法,最主要的原因是作为药物反应者的 PTSD 患者要么处在持续服药期要么处于复发的显著高风险期(在这方面,PTSD 的药物治疗成果与抑郁症或其他焦虑障碍疾病的药物治疗成果没有差别)。那些拥有不同的药理学操作模式的药剂,且可以更有效治疗 PTSD 生物性异常的新药剂总有一天会通过它们自己的方式进入实践领域。已经有一些被看好的药物纳入治疗 PTSD 患者的候选范围,正在进行开发和测试。

目前,与 CBT 治疗效果相比药物治疗的缓解率是相当低的。由于这个原因,人们对将选择性血清素再吸收抑制剂类(SSRIs)作为 PTSD 的循证治疗方式是否合适这个问题仍没有达成共识。包括本书在内的某些实践指南(如,美国精神病学协会,2004)和美国退伍军人事务部将其囊括在内,而有的则没有(医学研究所,2008;国家精神卫生合作中心,2005)。此外,药物治疗可以有效地治疗抑郁症和焦虑症的共病(例如,恐慌症、社交恐惧症或强迫症)。一个有趣的问题出现了,这个问题我们前面已经提到过,那就是关注整合治疗。一些研究表明在治疗中使用 CBT 后，部分药物治疗的反应者可以完全缓解 PTSD 症状(Rothbaum et al.，2006)。一些小型研究表明在 SSRI 治疗中添加非典型性抗精神病药物会使部分药物反应者的治疗成效更好(见本书第九章，Friedman，Davidson，and Stein)。我们期望这一全新的重要研究领域在未来可以吸引研究者的高度关注。这暗示增强技术(例如，抗抑郁症中所使用的)也可以用于 PTSD 的治疗。另一个相关问题是 PTSD 患者常常在治疗中使用多种复合药剂。我们已有的研究数据基本聚焦于一次使用一种药物的治疗，开展对整合疗法(包括同时介入或先后介入)的系统性调查无疑是必要的。

不同于许多其他疾病，PTSD 有明确可辨的出发点，因此，预防性药物治疗是适用的。一些小型实验的研究结论认为在创伤事件发生后立即使用普萘洛尔、氢化可的松、丙咪嗪可以预防 PTSD 的后续发展。这显然是未来研究中让人兴奋且非常重要的领域。

(四) 儿童与青少年治疗

自从本书第一版公开出版后，在儿童和青少年领域的 PTSD 治疗取得了不少令人印象深刻的进步。概括地讲，已经有证据证明心理动力疗法、亲子心理治疗法可以减轻遭受家庭暴力的学龄前儿童 PTSD 的症状；在英国和西班牙的诊所及家庭中亲子心理治疗法(CPP)被使用于有复杂性创伤的母亲和她们年幼的孩子。校园创伤的认知行为干预也被证实可以改善遭受暴力的儿童所出现的 PTSD 和抑郁症状；CBIT 在学校情境中有着明显的优势，它可以帮助我们接触那些通常容易被忽略的孩子们。一些为儿童提供的聚焦创伤的治疗模式及以认知为本的治疗模式的有效性已经获得证据支持。研究测试最多的就是聚焦创伤的认知行为治疗模式，已经有多个研究项目对该模式进行了评估，其中就包括我们在之前提到过的一项针对复杂性创伤的包括 200 多名儿童运用 TF－CBT 加舍曲林的整合性治疗研究。以 CBT 为本的治疗有为难民营儿童提供的儿童友好型叙事暴露疗法(KIDNET)和为 PTSD 及药物滥用共病症的青年提供的寻求安全疗法。一项关于儿童眼动脱敏再加工治疗(EMDR)的研究也运用合理的研究方法得出了正向积极的成果(见本书第八章，Cohen et al.)。心理急救和新的网络传播模式的发展为我们了解儿童 PTSD 领域的快速进步提供了很多例子，吸引了人们的目光。然而，为 PTSD 儿童提供有效治疗仍然存在挑战。该领域的药理学研究有限，而由于各种原因这种情况仍然会持续，包括对儿童可能出现的药物副作用影响的合理关注。一些治疗者即便知道某些药物是无效的甚至会给儿童带来伤害却仍然在干预的过程中使用(例如,再生疗法或其他限制性干预)。尽管存在这些挑战,我们仍要看到儿童创伤领域所取得的成绩,也相信该领域今后将继续阔步向前。

(五) 眼动脱敏再加工治疗

本次再版中,关于眼动脱敏再加工治疗(EMDR)最突出的进展就是有了能够证明其成效的扎实研究。虽然不是所有,但绝大部分的临床实务指南都将 EMDR 看作是 PTSD 的一种循证治疗方法。一方面,英国国家精神健康合作中心(2005)指南指出 EMDR 成效证明的证据比药物治疗的更加强而有力。另一方面,美国医学研究所(2008)的报告指出有足够的实证证据支持暴露疗法的成效,而 EMDR 和药物疗法的证据支持是不足的。不过,我们还是被有关 EMDR 的研究证据、排名及其作为 PTSD 成人治疗方法的 A 级别所说服。重要的是,自从本书出版后,EMDR 的研究质量大大提高,这是基于我们的推导得出的结论。

正如科克(Koch et al.)及其同事所指出的那样(本书第十一章),一些研究对 EMDR 所提出的治疗运动机制进行了拆解式的研究,其结果发现没有眼球运动(或其他一些重复的运动)的 EMDR 似乎与有眼球运动的 EMDR 所产生的成效是一样的,也就是说他们怀疑眼球运动在 EMDR 中的核心角色。鉴于这个发现,理解 EMDR 是如何运作的就变得非常重要。基恩(Keane,1998)指出需要一个令人信服的理论模型来理解 EMDR;缺乏说明 EMDR 各个组成部分的概念模型也将限制我们理解 EMDR 怎样运作、为什么这样运作及适合哪些人群。EMDR 是 CBT 的一种变形吗,或者暴露创伤只不过是通过不同的方案实现的(Lohr et al.,1999)? EMDR 疗法是通过夏皮罗和马克斯菲尔德(Shapiro and Maxfield,2002)所设计的治疗过程实现其成效还是通过其他不同的作用机制? 又或者 EMDR 疗法的成功是由一种被证明的、以患者为中心的治疗方法的独特组合(Hyer and Brandsma,1997;Lohr et al.,1999)? 很明显 EMDR 的 8 个阶段与许多其他疗法都有重叠之处,例如,获得患者的过去史、拟定治疗计划、建立治疗关系、PTSD 的教育、评估、辨识适应与不适的认知、联想创伤记忆。哪一个内容对可观察记录到的有效治疗成果是必不可少的呢?

(六) 团体或小组治疗

团体治疗作为一种可以处理各种不同创伤经验所导致的 PTSD 的有效治疗方法被广为推崇。有意思的是,关于团体治疗有效性的研究似乎表明直接针对创伤的干预所产生的效果与不处理创伤的干预效果差不多。例如，自信心训练和支持性干预：所有实施团体方法干预的都比没有干预或候补控制组产生了更明显的效果。换句话说，包括认知行为、人际互动过程和领悟疗法等的各种策略都有积极的结果。团体治疗方法在临床上被广泛使用且有很多有效能的临床资源，尤其是那些有着同样创伤经历（例如，性、军队、灾难等）的人群，然而，却只有少数随机对照试验（RCT）有足够的样本容量以保证有确定的建议。

尽管有关团体治疗的研究比个别化治疗的临床实验更具有挑战，我们还是希望研究者们将来可以突破这一挑战，从而帮助实务工作者回答一些对他们来说非常重要的问题。这些问题包括直接比较不同团体模式来确定哪种更优，或者通过治疗的匹配来确定哪些人群可以从哪些团体策略中获益更多。最重要的问题是相对于个别化治疗而言团体治疗的有效性，甚至更具体的说哪种团体治疗策略比哪种个别化治疗策略更好。

研究者认为存在这样的可能性：一方面，所有团体治疗模式中所包含的相互支持、赋权、集体的问题解决及分享观点等内容比具体的治疗方法更有效，虽然治疗方法可以帮助我们区分不同的团体治疗。另一方面，团体治疗也可以聚焦个人的独特问题而不会在治疗过程中被某些团体成员所打断，这也有利于组员的个别化治疗。鉴于个别化治疗和团体治疗在临床上有着巨大的影响，我们需要找出哪一种更有成效、对谁更有成效及在什么情况下使用。最后，未来的研究应该对个别化治疗和团体治疗进行比较，并通过采用更大的样本量，设计严格控制的研究，保证患者可以随机分配到不同的情境等方式评估两种治疗形式的特定过程。

（七）心理动力治疗

霍罗威茨等（本书第十四章）为心理动力理论和治疗技术提供了相当完整的回顾，让读者得以思考 PTSD 治疗中治疗者和患者在人际互动过程所扮演的角色。的确，一方面，心理动力治疗的优势之一就是它聚焦治疗关系的一般性因素，也包括 PTSD 的治疗。另一方面，有关心理动力取向 PTSD 治疗成效的实证性研究很少。这是因为心理动力取向的心理治疗的目标在于去影响人的连接能力或者个体所有的对过去经验的不完整的观点，而不是去减少像 PTSD 这种特殊障碍的症状（这是 CBT 和药物治疗的目标）。对心理动力取向的这种治疗目标，我们还没有令人满意的方法来进行评估。根据 PTSD 实务指南目前所强调的重点，库德勒和同事并没有关注那些适合心理动力治疗的患者：比如，重复遭受创伤者、遭受深度伤害者、遭受长期人际关系创伤的受害者，有时他们被诊断为"复杂性 PTSD"患者。这些病人最突出的问题主要是与人际互动、内在心理缺陷、对他人的不信任、自我价值感低、分裂、身体化、冲动、自残行为和情绪调整能力不足有关，而不是《精神疾病诊断和统计手册(第五版)》(DSM-Ⅳ)中的 PTSD 症状。需要明确的是，还没有实证文献涉及心理动力取向的心理治疗对"复杂性 PTSD"和相关问题的治疗成效的验证。

(八) 心理—社会康复

心理—社会康复技术已经被证明对严重精神疾病患者的治疗非常有价值，尤其是在工作疗法和个案管理两个方面。的确，已有实证研究指出在诸多公共部门所实施的计划中，心理—社会康复技术用于精神分裂症和情感障碍患者的治疗成效是值得肯定的。因为对这些病人来说 PTSD 常常呈现为一种"共病"的病症(Mueser et al.，1998)，也因为在精神疾病患者(SMI)和无家可归者收容所中(Friedman and Rosenheck，1996)经常能发现严重的慢性 PTSD 患者，这使得设计和测试心理—社会康复的服务方案十分有意义。相较于其他精神疾病，PTSD 有一些独特的精神心理病理，如社交回避和过度警觉等，这也使心理—社会康复治疗有其独特的治疗内容。很重要的是，被提供此类治疗的患者需要在自理、独立生活、家庭功能、社会技能及有报酬的稳定工作等方面接受评估，而不是仅仅减轻 PTSD 症状。我们希望这些特定的评估内容可以系统化，同时可以开发和研究专门针对 PTSD 及相关障碍的康复技术。目前已经有一些前期研究，后期还需要开展观察性研究的系统复制，从而确保针对 PTSD 患者的康复疗法有严谨的检验方式。

(九) 催眠

正如马尔多纳多等(Maldonado et al.)在本书第十七章中所提到的，催眠是用来治疗创伤及相关困扰最古老的心理治疗技术之一，拥有丰富的历史，这自然使催眠成为治疗者的备选治疗方法。尽管依据研究者的研究历史，作者们清晰地描述了如何在 PTSD 的一般治疗中整合催眠疗法，但可以支持该技术治疗功效的实证证据太少了。只有 2 个随机对照试验(RCT)对此加以说明：一个早期的研究表明催眠治疗与其他治疗有着同样的治疗成果(Brom et al.，1989)，另外一个近期的研究则发现治疗 PTSD 的重复体验性症状时，催眠结合 CBT 相比较单独使用 CBT 略有成效(Bryant et al.，

2005）；而 3 年后对两组的追踪研究发现其成效相等。

（十）婚姻或家庭治疗

PTSD 的婚姻或家庭治疗包括两种策略：支持治疗和积极（或系统）治疗。评估 PTSD 家庭治疗时有这样一个问题：PTSD 症状的减轻并不适合被当作治疗评估的结果变量，因为治疗者治疗的目标是以改善夫妻婚姻为单位的。尽管当家庭关系改善时，患者的 PTSD 及相关困扰也会减轻，但这种情况也可能会出现在其他障碍中而不仅仅是 PTSD 所独有的，例如，精神分裂症。很明显，一方面，PTSD 对家庭的影响是广泛的，针对 PTSD 给家庭带来的影响所开展的治疗也是有价值的，将给家庭不同的功能领域带来深刻的变化。另一方面，如果家庭治疗的焦点只是家庭中的 PTSD 患者而不是巩固家庭，那么将无法满足其他家庭成员的支持性需求。这样说来，婚姻和家庭治疗的关键作用是尝试在应对 PTSD 患者的功能失调症状和行为，以及关注家庭成员的需求之间找到一个具有临床意义的平衡。这是该治疗方法在未来研究中的一个重要领域。

不幸的是，该领域从本书第一版出版至今仍未有丰富的研究成果。不过最近有两项计划（Devilly，2002；Monson et al.，2004)已经尝试同时改善患者的 PTSD 症状和夫妻关系质量。我们将期待这个重要领域的未来发展。

（十一）创造性艺术治疗

如同催眠疗法、心理社会康复疗法及婚姻与家庭治疗一样，创造性艺术治疗关注 PTSD 的重要维度并在其他治疗技术陷入僵局时发挥重要功效。因此，读者们可以参考本书提供的关于创造性艺术治疗的方法和独特目标来为他们的患者提供服务。创造性艺术治疗一旦获得突破将会对减少PTSD 症状有更好的效果。有趣的是，即使是创造性艺术治疗也无法回避面对 PTSD 患者的治疗时候的典型问题：解决当下问题（例如，述情障碍）和深入过去创伤之间的平衡；暴露和重塑创伤和发现新的、面向未来的表达方式之间的平衡。我们注意到创造性艺术治疗所使用的独特治疗形式——包括想象暴露法、认知重构法、焦虑管理法等——可能都与认知行为治疗有所重叠。研究者对该可能性的猜测还需要严谨的科学研究来验证。尽管创造性艺术治疗已经占据治疗者的想象，但正如本书所讨论过的其他治疗方法一样，其对 PTSD 及其他相关症状的治疗成效仍然缺乏可用的实证证据。

对此,需要我们铭记于心。

(十二) PTSD 及其共病的治疗

大约有 80% 的 PTSD 患者都可能会伴随至少一种另外的精神障碍 (Kessler et al., 1995),共病的情况是常规而不是例外。尽管这个领域的研究还处在早期起步阶段,但专门拿出一章来介绍这个主题本身就已经是该领域取得进步的标志。本书第一版中还没有本章。对在 PTSD 和物质使用障碍的共病治疗中,寻求安全治疗模式已经经过严格测试并获成效,这是巨大的进步(Najavits, Gallop, and Weiss, 2006)。这种整合的、聚焦当下的应对技巧模式是值得关注的,因为它是为共病障碍所量身定做的。这种将共病障碍设置为治疗目标的积极做法是例外而不是常规,因为已经有证据证明共病治疗成效的研究其实是将 PTSD 作为治疗目标。但研究者回顾时却发现,治疗最终的临床成果是由 PTSD 共生的其他障碍(例如,抑郁或广泛性焦虑症)的改善而促成的。对 PTSD 和其他精神状况来说,伴生性精神障碍的治疗是未来研究的关键领域。

(十三) 总结

至此,我们已经对每一个具体的章节做了简单的回顾,同时也确定了已有关于治疗成果文献中的交叉性问题。接下来我们将对在本章开始就阐述的关键性问题做出回应,有一些实验数据可以引导我们获得对这些问题的答案。但其实对实务临床工作者来说,他们是无法等待慢节奏的科研成果来救援的,因为 PTSD 患者需要即刻治疗。他们往往需要马上确定选择何种治疗方法、何种治疗组合、治疗的合理期待、治疗时间及随访、PTSD 跨治疗模式的特殊治疗问题、如何处理复杂临床症状和共病情况、如何理解临床出现的困难,以及最重要的一点:如何评估失败。

四、选择治疗目标

如前所述,治疗方法的选择需要通过综合考量病人的需求、能力及偏好。做出治疗方式选择的第一步就是确定治疗目标并思考此目标是否可以实现。对大部分 PTSD 患者来说,减少 PTSD 症状是其最主要的目标。但是对某些患者来说,共病症状和行为症状更加难受,这些症状就需要优先处理。对很多患者来说,减少症状是治疗的重点,但对某些患者来说,保持状态稳定和预防复发才是治疗的重点。在某些个案中,治疗的最初目标是协助患者认识到他们需要通过寻求心理或药物治疗来解决 PTSD 的问题(而不是通过喝酒或付诸不当的行动来缓解症状)。对另一些患者来说,需要首先处理生活中的压力事件或不利的生活情境,才能使 PTSD 症状停止活跃或恶化。一些儿童因为与创伤问题无关的行为问题而被家长带来治疗,却被治疗者偶然发现他们的创伤经历或 PTSD 症状。对这类家庭中的某些家庭来说,创伤问题的解决是无关紧要的。在这种情况下,如果现有症状的确不重要或者家庭可能不会返回前来接受治疗,那么对治疗者来说处理儿童的问题行为就变得非常关键。最后,即使患者本人是治疗的焦点,但治疗仍需包括其他人,如,家庭成员及可能因患者 PTSD 症状而影响人际沟通的关系中的其他人。

● **如何选择治疗模式?** 目前还没有明确的指南来指导治疗者选择治疗模式。不过,有几个标准可以作为参考。首先是预期成效。缺乏预期成效,"治疗"的核心概念就不存在了。这也是为什么本书自始至终都在强调"成效"。接着,我们就需要评估某种治疗方法应用于相关障碍和情境的成效,也需要考虑该治疗的潜在困难、副作用或负面影响(医源性)。其次是患者是否接受和同意使用某种治疗方法。最后是评估治疗的花费、时长、文化适应性。"接受"是评估儿童和成人患者的一个重要因素。接受度是非常重要的,某些治疗对儿童来说可能在学校的情境中开展比家长或照顾者每周带他们去诊所治疗更容易接受。如果临床医生了解某个特殊家庭并不愿意接受诊所治疗,即便以学校为本的治疗的有效性略差于以诊所为本的治疗,对儿童来说这也是最好的选择,因为至少儿童可以接受治疗(也就是说接受效果还不错的治疗比无法接受效果很好的治疗更重要)。最后,还应该评估治疗者自己的资源和技能,以及治疗对司法鉴定可能产生的影响。上述内容对 PTSD 幸存者的治疗有着独特的影响。

PTSD 治疗方法的选择标准:

① 改善 PTSD 严重情况的可预期成效;② 相关的障碍与问题;③ 困难、副作用和负面影响;④ 接受和同意;⑤ 文化适应性;⑥ 时长、花费和可用资源;⑦ 法律、行政和对司法鉴定的影响;⑧ 家庭的适应和接纳程度。

功效,这里特别指预防、改善或消除 PTSD 症状。对每种方法来说都一样,所选择的治疗方法必须被实证研究证明其功效。

相关的障碍与问题是指 PTSD 的全部或部分维度或相关表现特征,例如,抑郁、自杀、暴力行为或者饮酒习惯。某些个案中,在处理 PTSD 之前,治疗需要先稳定病人混乱的状况以防止不良事件(如失去工作)或行为(如酗酒)的发生。例如,自杀患者需要先住院,酒精依赖、戒毒和严重抑郁症患者需要先服用抗抑郁药物。如果可能的话,所选择的治疗方法最好可以同时改善患者急需解决的问题和 PTSD 症状。举例来说,SSRI 对同时出现抑郁和 PTSD 的患者来说是一个不错的选择。入院治疗是有自杀倾向患者的必须选项,同时也为他们 PTSD 治疗的启动提供了契机。当饮酒行为成为患者最急需解决的问题时,整合酗酒—PTSD 的治疗方法就成为最好的选择。

治疗的副作用包括伴随每种治疗技术(例如,使用药物引起的食欲不振)所出现的影响及 PTSD 治疗过程中所发生的状况(例如,在聚焦创伤的治疗中相关症状临时出现加重的情况)。治疗者和患者之间的互动也可能导致困难、副作用或负面影响。我们都应该记住 PTSD 是与不断增加的生理和心理反应联系在一起的,它可能是特定的(例如,与个人的创伤经历相关)也可能是非特定的(例如,由外在环境所生成的)。

与某些观点相反,有研究者认为患者接受或同意既非二分(是或否)的明确表态,也不是患者在治疗开始前做出的声明。接受或同意是一个动态的过程,往往十分脆弱。在每一个治疗中,"信任"都需要在公开或私下被不断更新以重新获得,尤其是对那些遭受非人性化对待及人为创伤的幸存者。此外,在选择治疗方法的时候需要仔细权衡患者的偏好。例如,有的患者拒绝服药,而另外一些患者可能抗拒以创伤为焦点的治疗。在这两个例子中,治疗者的治疗信念(如,最好的治疗方法就是患者接受并配合规定的治疗)必须服从于案例中的可能性。

在以难民为个案的案例中,跨文化边界的接受度是特别重要的。难民们可能会也可能不会接受他们的痛苦(例如,作为精神障碍患者)。跨性别问题可能会出现在一些与性别相关的创伤幸存者身上。事实上,许多创伤幸存者都怀疑他们的治疗者是否能"真正理解"他们,是否能真诚地与他们那些无法言说的创伤经历进行连接。治疗必须是发展性的、文化性的、情境性的。治疗者为学龄儿童开发的治疗方案需要适合儿童或青少年的接受能力。儿童治疗的实施必须考虑个体不同的文化、性别、创伤经历及发展水平等因素的差异。例如,一个 5 岁的、遭受性虐待的墨西哥裔美国女孩和一个12 岁的目睹父母被杀害的非洲难民男孩,这两个儿童所需要的治疗活动、书籍、游戏及教育素材都是不同的,而一个遭受家庭暴力的 16 岁非洲裔美籍女孩所需要的治疗又不同于这两个儿童。

从概念上说,费用和可用资源的问题在很多社会是非常重要的,尤其是贫困的国家和富裕国家中的贫民窟。在不发达国家和发达国家的贫困地区,SSRI 治疗的费用是让一般个体无法承受的。在非洲灾区和中南美洲,找到一个有经验的心理学家或精神科医生的可能性微乎其微。尽管我们目前已有的推广已经在显著改变这种情况,但即便在发达国家要找到一个合格的 CBT 治疗者仍然不是一件容易的事。专门的儿童精神科医生在全世界更是罕见。的确,在任何一场大规模的灾害中,受害者的数量远远超过那些能够提供专业帮助的治疗者的最大努力。虽然专业治疗者的资源短缺也同样存在于其他病例中(例如,艾滋病),但目前仍没有简易的治疗方式可以像在贫困国家实施预防艾滋病的方法一样用于 PTSD 患者的治疗。例如,目前已经有针对赞比亚受艾滋病影响和被性侵犯儿童的 TF - CBT 计划,该计划由当地的辅助专职人员对 TF - CBT 治疗进行了改良,该计划已经被开发并公布。为 PTSD 创伤幸存者开发低成本的治疗是这个领域未来发展的主要任务。

最后,对许多创伤个体来说,法律、行政或法庭等因素也可能是与治疗有关的资源。常见的例子如:与治疗有关的诉讼、治疗的财政覆盖情况、残障的认定和退休金的福利、赔偿。这些因素可以通过多种渠道连接或影响治疗行为及治疗的预期结果。治疗者应该辨识类似的问题并清楚说明它们在个案中对患者治疗效果造成的影响。

● **如何整合多种治疗技术?** 在 PTSD 的治疗中整合治疗是普遍的现象,然而能够支持整合治疗成效的实证数据却十分有限。的确,在少之又少的此类研究中,有一项研究说明了这个问题。福阿和同事(1999)发现单独使用长期暴露疗法和单独使用压力预防治疗比整合运用长期暴露疗法和压力预防治疗有更好的治疗效果。一些研究发现认知重构并没有加强暴露疗法的疗效(Foa et al., 1999)。事实上,大部分 CBT 方法会结合多种不同的治疗模式,就像 PTSD 患者的药物治疗中常常会使用两个或两个以上不同种类的药物。另一种临床上常见的现象是,许多 PTSD 患者在接受个别心理治疗的时候也会使用至少一种药物。这样的患者除了个别化心理治疗和药物治疗外,也同时接受小组治疗、婚姻或家庭治疗。虽然临床医生对整合治疗的观点是:整合治疗必须能够增强治疗效果,且该临床实践需要通过严格的实验方案的测试。我们前面提到过的一项研究就是发现 SSRI 治疗的部分患者在接受 CBT 增强后出现了更加显著的治疗成果(Rothbaum et al., 2006)。我们也列举过一些小实验,发现部分 SSRI 的患者在使用非典型性抗精神病药物的药物治疗后出现了明显的改善(本书第九章)。在这种类型的研究中往往有非常高的优先权,研究规定了不同部分的频率(而不是根据某种治疗的特定程序),也规定了 PTSD 患者多久可以同时接受不止一种的治疗。

整合治疗缺乏实证证据并不能说明这种治疗方式缺乏疗效。鉴于该问题的重要性及 PTSD 整合治疗方式在当前临床实践中的广泛运用,我们强烈建议应该按照合理的序列并考虑患者的选择和治疗者的经验,一次只引入一种治疗方法。在治疗者选择了最初的治疗方法后(并且患者能够接受),必须对该方法进行一定的临床实验以确定其有效性。如果临床治疗的目标达成了,就没有必要再添加额外的治疗;如果治疗者的治疗是无效的或者它产生了患者无法忍受的副作用,就必须停止并改用其他的治疗方法。然而在临床上常见的情况是,患者的情况的确有所改善,这可以说明最初选择的治疗方法是有成效的,但改善的程度还不足以达到令人满意的效果。这时就可以引入第二种治疗方法,同时仍维持使用第一种治疗方法。同样,治疗是否成功取决于治疗目标是否达成。如果成功的话,第一种治疗应该逐渐减少或停止使用,因为它可能已经被第二种更有效的治疗方法所取代。这儿有一个常见的问题:一种治疗一旦开始就会被无限期地维持下去,即便它的治疗成效值得怀疑。我们相信整合性治疗在 PTSD 治疗中可能有着非常重要的位置,也必须在未来的研究中加以说明。我们也相信任何一种治疗方法——无论是整合性治疗或其他——都需要被定期评估以保证它可以维持理想的临床效果。

● **如何处理复杂的临床现象和共病情形?** 我们已经讨论过复杂的临床状况,提到在 PTSD 治疗之前必须首先处理精神病危机,这些包括自杀行为、酒精依赖、抑郁及儿童的严重问题行为(参考上一部分:选择 PTSD 的治疗方法)。我们也讨论了针对 PTSD 选择两种或两种以上的整合性治疗方法。然而当 PTSD 连同至少一种共病的精神障碍出现时,以上两个问题都需要被重新考虑。

正如纳雅维兹和同事在本书第二十一章中所广泛讨论到的那样,共病是临床医生经常面对的问题。最常见的 PTSD 共病症是情感共病(如,抑郁症、精神抑郁症)或焦虑障碍(如,恐慌、社交恐惧症、强迫症)或酒精-药物滥用。此外,在精神分裂症和慢性情感障碍等 SMI 患者中 PTSD 的高发病率正受到越来越多的关注(Mueseret et al.,1998)。最后,人格共病、分裂、身体化(通常与长期的童年创伤有关)是在临床实践中另一个经常出现的挑战。正如纳雅维兹和同事所做的回顾(本书第二十一章),有小部分研究已经开始检验针对 PTSD 和共病症，如，物质使用障碍（SUD）、严重抑郁症、广泛性焦虑症、强迫症、边缘性人格障碍和精神障碍所开展的干预。因为已有研究的质量良莠不齐，证据的强度也参差复杂，寻求安全的模式已经成为治疗 PTSD 和 SUD 共病的 A 级治疗方法，但其他治疗方法的实证证据质量仍是参差不齐的。

当 PTSD 同共病的疾病一起出现时，我们有几种不同的路径设计治疗方案。俗话说"少即是多"，药物治疗和认知行为治疗的治疗者应该从能够同时改善两种病症的某单一治疗方法入手。例如，当 PTSD 与抑郁症、恐慌症或强迫症共病时，SSRI 似乎是合乎逻辑的首要选择。我们常常看到儿童和成人患者会使用"药物探针疗法"，当一种药物无效时，我们不是停止使用这种药物，而是加入另一种药物来"增强"它。不久，患者就被用了 3 种、4 种、5 种或者 10 种药物，治疗者根本无法确定究竟是哪种药物改善或恶化了患者的症状。而时间都被用来花在帮助患者戒断这些药物然后又重新开始（如果患者可以戒断）方面。类似的问题并不只限于 PTSD，它普遍存在于那些患者有共病病症而普通治疗又不起效的患者。总之，俗话"越多越好"不太适用。

同样，PTSD 的 CBT 治疗程序可以与一些特定的模块相结合来处理恐慌症、社交恐惧症、强迫症。CBT 还可以结合预防复发的模块（Foy et al.，1997）来解决酒精药物滥用或成瘾。最后，我们建议当 PTSD 和药物成瘾或依赖共病时采取同时治疗的方法，而不是按照顺序先做酒精—药物的戒毒和康复，然后再发展 PTSD 的治疗（除非出现极端情况，比如，成瘾或药物依赖的严重程度使 PTSD 治疗无法进行）。当治疗者所选择的 PTSD 治疗方法对共病疾病来说被证明没有疗效，那么以上的指南就不适用了。一些 CBT 治疗方法（例如，长期暴露疗法、认知加工治疗）已经被证明其不但能减少 PTSD 的严重程度，也能减少抑郁症和广泛性焦虑症。然而，如果心理动力疗法、团体治疗和婚姻治疗是治疗中的优选方法，那必须为共病的疾病提供单独的治疗。如果共病的疾病因为其严重程度或紧急性被认定为首要处理的目标，那必须在 PTSD 治疗开始前首先解决共病的疾病。例如，如果 PTSD 与重度抑郁症共病，使用抗抑郁药物是治疗最恰当的第一步，PTSD 治疗需要被推迟，待抑郁症被控制后，心理动力疗法、团体治疗或婚姻治疗才可以开始。如前所述（见整合性治疗），我们建议所有治疗（无论是否为共病疾病或 PTSD）一次只引入一种方法，同时在停止或添加其他方法之前需要对这种方法进行足够的临床试验。我们再次重申所有的治疗（对 PTSD

的或者对共病疾病的)都需要被定期评估以保证它们保持理想的临床效果。

● **一项治疗需要追踪多久?** 我们对有效治疗成效的维持时间知之甚少,主要有两个原因:一是因为我们缺乏相关的科学数据,二是因为 PTSD 自身的特性。首先,像 CBT 治疗是非常明显的例外,其治疗成效可以维持长达 5 年之久,但大部分针对治疗后成果追踪的研究临床监测时间却很少超过 1 年。显然,我们需要通过长期研究来帮助发展并维护对治疗成果的合理期待。在药物治疗方面,经典研究设计是停药研究,此类研究是把成功用药的患者随机分配到安慰剂组或继续用药组,通过长期随访来确定用药和不用药的复发率。对 CBT、EMDR 和其他有时间限定的心理治疗,需要操作化的问题是:(1)治疗的有益结果可以维持多久?(2)治疗的成效可否通过定期回访被增强?如果可以,定期回访的频率和时长如何安排?其次,那些从 PTSD 中自然复原的人如果再次遭遇创伤或与创伤相关的刺激,其后续发作的风险很高。我们希望接受治疗的人可以因为在治疗中所获得的应对技巧而比未接受治疗的患者更不易复发。因此,此领域未来发展的重点一定是设计培养抗逆力和预防复发的干预策略。从长远来看,类似的治疗将比仅限于当前症状改善的治疗更有价值。

● **除了积极治疗外,PTSD 是否有某些特质需要特别留意?** 无论选择哪种看上去似乎是最佳的治疗或整合性治疗,医生和治疗者都必须铭记 PTSD 的几项特质。初步评估必须十分谨慎,因为患者要回顾和碰触那些被回避和压抑的创伤记忆。临床医生要尊重患者的防卫机制,建立一种信任和安全的氛围,当患者不愿展开创伤叙事时也需要表现出耐心。患者的矛盾表现是可以理解的,他们一方面希望可以缓解症状,另一方面又害怕再次暴露痛苦的想法、记忆和感受会增加他们的痛苦。这种情况在拟订治疗合同中很常见。治疗者需要与患者谨慎讨论来确定符合实际的治疗目标。治疗的每一个步骤和治疗速度都需要仔细考虑。对严重和慢性 PTSD 患者,尤其是遇到长期创伤的情况时(如,儿童性虐待),通常有必要对家庭环境和治疗环境的安全性进行评估,例如,像聚焦创伤的心理治疗对持续遭受创伤事件的患者未必可取(例如,持续的家庭暴力或身体或性虐待)。对于此类个案来说,治疗的第一步是建立安全感和保障。只有做到这点后才可能使用暴露创伤或其他聚焦创伤的治疗方法。关于这一点,一定要记住:正如前文所提及的处理理由,聚焦创伤的治疗方法并不适合每个人。这一点非常重要。

在实施本书所提出的任何一种推荐的治疗方法时,治疗同盟的建立是最为重要的。例如,信任是所有 PTSD 患者都关心的问题,因此治疗者必须可以证明自己的真诚和专业能力。证明的方式之一就是能够与患者共同协商一份有明确规定流程、时限和治疗目标的治疗合同。另一个建立信任的方式就是不做无法兑现的承诺,例如,治疗者不应该允诺患者可以使其完全复原,因为这是不可能发生的,即便症状完全缓解了,后续复发的风险也永远存在,这样做可以帮助患者建立合理的期待。治疗者对上述问题加以关注是与 PTSD 患者建立有效治疗同盟的先决条件。

● **如何理解治疗中的抗拒和失败?** 如同其他的精神类疾病一样,PTSD 患者在慢性发展阶段,有时候对治疗会很抗拒。尽管对 PTSD 的治疗困难和疗效不佳有很多重复性的描述,但此类疾病的治疗抗拒很少被界定。具体而言,以下问题还没有令人信服的答案:哪些治疗方法受到"抗拒"? 哪些症状特别顽强? 何时可以明确某种治疗是无效的? 这种情况应该如何应对? 是添加更多治疗、改变剂量或者开始新的治疗策略? 考虑到 PTSD 的治疗方法和创伤人群(例如,长期遭受暴力的幸存者、遭受严刑拷打的幸存者等)的异质性,这些问题更加难以回答。

至此,我们所知关于 PTSD 及其他疾病(例如,慢性化、共病、依从性差、有害生活环境)所出现的抗拒治疗的原因,连同更加具体的内容,都尚未经过充分探讨和解释(如,极端的或重复性创伤、在治疗关键发展阶段遭受创伤)。当临床医生遇到抗拒治疗时,目前还没有明确的指南提供给他们,临床医生只能利用临床智慧去探索和改善患者使用的治疗方法,去发现哪里可能错了(探索得太快或太慢、未能完全反映当前的生活压力、缺少家庭练习、用药过度或不足)并利用本书提供的多种选择来完善和丰富自己。

五、结论

国际创伤压力研究协会最佳实践指南(第二版)的工作还在进展中。尽管关于 CBT、药物治疗和 EMDR 的研究已明显多于其他方法,但平心而论,我们对其他 PTSD 单一疗法仍然知之甚少,更何况是整合性的治疗方法。

不过,近几年严格设计的临床研究正快速增长,这是一个好消息。自本书第一版出版后,新的临床试验数量让人印象深刻,研究的质量也逐年提高。新问题不断涌现,更复杂的研究设计和分析方法的出现让我们可以回答曾经无法回答的问题。事实上,我们完全有理由相信本书所提出的问题将在不久的将来得到确切的实证答案。在那之前,我们希望本书的专家们所给出的有关治疗方法的研究分析和建议可以协助该领域的临床医生，并不断推出更多更有效的 PTSD 治疗方案。最后，我们要感谢所有为创建这些最佳实践指南准则而贡献宝贵专业知识和技能的人们。

六、致谢

本章更新了本书第一版中最后一章的内容(Foa，Keane，and Friedman，2000)。在第一版中，阿里·沙列夫(Arieh Shalev)是本章的主要作者。我们感谢他为本章提供了基本结构和很多见解，再版中我们都有所保留。

参考文献

American Psychiatric Association. (2004). Practice guidelines for the treatment of patients with acute stress disorder and posttraumatic stress disorder. *American Journal of Psychiatry, 161*, 1–31.

Barlow, D. H., & Craske, M. G. (1994). *Mastery of Your Anxiety and Panic II* (Treatment manual). Albany, NY: Graywind.

Blanchard, E. B., Hickling, E. J., Freidenberg, B. M., Malta, L. S., Kuhn, E., & Sykes, M. A (2004). Two studies of psychiatric morbidity among motor vehicle accident survivors 1 year after the crash. *Behaviour Research and Therapy, 42*, 569–593.

Brom, D., Kleber, R. J., & Defares, P. B. (1989). Brief psychotherapy for posttraumatic stress disorders. *Journal of Consulting and Clinical Psychology, 57*(5), 607–612.

Bryant, R. A., Moulds, M. L., Guthrie, R. M., & Nixon, R. D. V. (2005). The additive benefit of hypnosis and cognitive-behavioral therapy in treating acute stress disorder. *Journal of Consulting and Clinical Psychology, 73*, 334–340.

Cahill, S. P., Hembree, E. A., & Foa, E. B. (2006). Dissemination of prolonged exposure therapy for posttraumatic stress disorder: Successes and challenges. In Y. Neria, R. Gross, R. Marshall, & E. Susser (Eds.), *Mental health in the wake of terrorist attacks* (pp. 475–495). Cambridge, UK: Cambridge University Press.

Cohen, J. A., Mannarino, A. P., Perel, J. M., & Staron, V. (2007). A pilot randomized controlled trial of combined trauma-focused CBT and sertraline for childhood PTSD symptoms. *Journal of the American Academy of Child and Adolescent Psychiatry, 46*, 811–819.

Davidson, J. R.T., Foa, E. B., Huppert, J. D., Keefe, F. J., Franklin, M. E., Compton, J., et al. (2004). Fluoxetine, comprehensive cognitive behavioral therapy, and placebo in generalized social phobia. *Archives of General Psychiatry, 61*, 1005–1013.

Devilly, G. J. (2002). The psychological effects of a lifestyle management course on war veterans and their spouses. *Journal of Clinical Psychology, 58*, 1119–1134.

Foa, E. B., Dancu, C. V., Hembree, E. A., Jaycox, L. H., Meadows, E. A., & Street, G. P. (1999). A comparison of exposure therapy, stress inoculation training, and their combination for reducing posttraumatic stress disorder in female assault victims. *Journal of Consulting and Clinical Psychology, 6*(7), 194–200.

Foa, E. B., Franklin, M. E., & Moser, J. (2002). Context in the clinic: How well do cognitive-behavioral therapies and medications work in combination? *Biological*

Psychiatry, 52, 989–997.

Foa, E. B., Hembree, E. A., Cahill, S. P., Rauch, S. A. M., Riggs, D. S., Feeny, N. C., et al. (2005). Randomized trial of prolonged exposure for posttraumatic stress disorder with and without cognitive restructuring: Outcome at academic and community clinics. *Journal of Consulting and Clinical Psychology, 73*, 953–964.

Foa, E. B., Keane, T. M., & Friedman, M. J. (Eds.). (2000). *Effective treatments for PTSD*. New York: Guilford Press.

Foa, E. B., Liebowitz, M. R., Kozak, M. J., Davies, S., Campeas, R., Franklin, M. E., et al. (2005). Randomized, placebo-controlled trial of exposure and ritual prevention, clomipramine, and their combination in the treatment of obsessive-compulsive disorder. *American Journal of Psychiatry, 162*, 151–161.

Foa, E. B., Rothbaum, B. O., Briggs, D. S., & Murdock, T. B. (1991). Treatment of posttraumatic stress disorder in rape victims: A comparison between cognitive-behavioral, procedures and counseling. *Journal of Consulting and Clinical Psychology, 59*, 715–723.

Foa, E. B., Rothbaum, B. O., & Furr, J. M. (2003). Augmenting exposure therapy with other CBT procedures. *Psychiatric Annals, 33*, 47–53.

Foy, D. W., Glynn, S. M., Ruzek, J. I., Riney, S. J., & Gusman, F. D. (1997). Trauma focus group therapy for combat-related PTSD. *In Session: Psychotherapy in Practice, 3*, 59–73.

Friedman, M. J., & Rosenheck, R. A. (1996). PTSD as a persistent mental illness. In S. Soreff (Ed.), *The seriously and persistently mentally ill: The state-of-the-art treatment handbook* (pp. 369–389). Seattle, WA: Hogrefe & Huber.

Heimberg, R. G., Liebowitz, M. R., Hope, D. A., Schneier, F. R., Holt, C. S., Welkowitz, L. A., et al. (1998). Cognitive behavioral group therapy vs. phenelzine therapy for social phobia: 12-week outcome. *Archives of General Psychiatry, 55*, 1133–1141.

Hyer, L. A., & Brandsma, J. M. (1997). EMDR minus eye movements equals good psychotherapy. *Journal of Traumatic Stress, 10*, 515–522.

Institute of Medicine. (2008). *Treatment of posttraumatic stress disorder: An assessment of the evidence*. Washington, DC: National Academies Press.

Keane, T. M. (1998). Psychological and behavioral treatments for posttraumatic stress disorder. In P. E. Nathan & J. Gorman (Eds.), *A guide to treatments that work* (pp. 398–407). New York: Oxford University Press

Kessler, R. C., Sonnega, A., Bromet, E., Hughes, M., & Nelson, C. B. (1995). Posttraumatic stress disorder in the National Comorbidity Survey. *Archives of General Psychiatry, 52*, 1048–1060.

Kofoed, L., Friedman, M. J., & Peck, R. (1993). Alcoholism and drug abuse in patients with PTSD. *Psychiatric Quarterly, 64*, 151–171.

Litz, B. T., Engel, C. C., Bryant, R. A., & Papa, A. (2007). A randomized, controlled proof-of-concept trial of an Internet-based, therapist-assisted self-management treatment for posttraumatic stress disorder. *American Journal of Psychiatry, 164*, 1676–1683.

Lohr, J. M., Lilienfeld, S. O., Tolin, D. F., & Herbert, J. D., (1999). Eye movement desensitization and reprocessing: An analysis of specific versus nonspecific treatment factors. *Journal of Anxiety Disorders, 13*, 185–207.

Marks, I. M., Lovell, K., Noshirvani, H., Livanou, M., & Thrasher, S. (1998). Treatment of posttraumatic stress disorder by exposure and/or cognitive restructuring: A controlled study. *Archives of General Psychiatry, 55*, 317–325.

McDonagh-Coyle, A., Friedman, M. J., McHugo, G. J., Ford, J. D., Sengupta, A.,

Mueser, K. T., et al. (2005). Randomized trial of cognitive-behavioral therapy for chronic posttraumatic stress disorder in adult female survivors of childhood sexual abuse. *Journal of Consulting and Clinical Psychology, 73*, 515–524.

Monson, C. M., Schnurr, P. P., Resick, P. A., Friedman, M. J., Young-Xu, Y., & Stevens, S. P. (2006). Cognitive processing therapy for veterans with military-related posttraumatic stress disorder. *Journal of Consulting and Clinical Psychology, 74*, 898–907.

Monson, C. M., Schnurr, P. P., Stevens, S. P., & Guthrie, K. A. (2004). Cognitive-behavioral couple's treatment for posttraumatic stress disorder: Initial findings. *Journal of Traumatic Stress, 17*, 341–344.

Mueser, K. T., Trumbetta, S. L., Rosenberg, S. L., Vidauer, R. M., Goodman, L. B., Osher, F. C., et al. (1998). Trauma and posttraumatic stress disorder in severe mental illness. *Journal of Consulting and Clinical Psychology, 66*, 493–499.

Najavits, L. M., Gallop, R. J., & Weiss, R. D. (2006). Seeking Safety therapy for adolescent girls with PTSD and substance use disorder: A randomized controlled trial. *Journal of Behavioral Health Services and Research, 33*, 453–463.

National Collaborating Centre for Mental Health. (2005). *Post-traumatic stress disorder: The management of PTSD in adults and children in primary and secondary care.* London: Gaskell.

Resick, P. A., Nishith, P., Weaver, T. L., Astin, M. C., & Feurer, C. A. (2002). A comparison of cognitive-processing therapy with prolonged exposure and a waiting condition for the treatment of chronic posttraumatic stress disorder in female rape victims. *Journal of Consulting and Clinical Psychology, 70*, 867–879.

Rosen, C. S., Chow, H. C., Finney, J. F., Greenbaum, M. A., Moos, R. H., Sheikh, J. I., et al. (2004). VA practice patterns and practice guidelines for treating posttraumatic stress disorder. *Journal of Traumatic Stress, 17*, 213–222.

Rothbaum, B. O., Cahill, S. P., Foa, E. B., Davidson, J. R. T., Compton, J. S., Connor, K. M., et al. (2006). Augmentation of sertraline with prolonged exposure in the treatment of posttraumatic stress disorder. *Journal of Traumatic Stress, 19*, 625–638.

Schnurr, P. P., Friedman, M. J., Engel, C. C., Foa, E. B., Shea, M. T., Chow, B. K., et al. (2007). Cognitive behavioral therapy for posttraumatic stress disorder in women: A randomized controlled trial. *Journal of the American Medical Association, 297*, 820–830.

Shapiro, F., & Maxfield, L. (2002). Eye movement desensitization and re-processing (EMDR): Information processing in the treatment of trauma. *Journal of Clinical Psychology, 58*, 933–946.

Tarrier, N., & Sommerfield, C. (2004). Treatment of chronic PTSD by cognitive therapy and exposure: 5-year follow-up. *Behavior Therapy, 35*, 231–246.

Taylor, S., Thordarson, D. S., Maxfield, L., Fedoroff, I. C., Lovell, K., & Ogrodniczuk, J. S. (2003). Comparative efficacy, speed, and adverse effects of three PTSD treatments: Exposure therapy, EMDR, and relaxation training. *Journal of Consulting and Clinical Psychology, 71*, 330–338.

VA/DoD Clinical Practice Guideline Working Group. (2003). *Management of posttraumatic stress* (Office of Quality and Performance Publication No. 10Q-CPG/PTSD-04). Washington, DC: Veterans Health Administration, Department of Veterans Affairs and Health Affairs, Department of Defense.

Welch, S. S., & Rothbaum, B. O. (2007). Emerging treatments for PTSD. In M. J. Friedman, T. M. Keane, & P. A. Resick (Eds.), *Handbook of PTSD: Science and practice* (pp. 469–496). New York: Guilford Press.

译 后 记

　　本书是全球学者在创伤后应激症(PTSD)领域中的经典著作,这本具有里程碑意义的巨著,汇集了此领域内的顶尖科学家为 PTSD 的治疗提供最佳的指引。更重要的是,它帮助临床实务工作者在为他们的患者选择最合适的治疗方法时,提供了一个有系统的架构。全书分为五大部分:第一部分介绍工作者们对 PTSD 的预估与诊断,第二部分介绍工作者们对 PTSD 患者的早期介入,第三部分介绍工作者们对 PTSD 患者的长期治疗,第四部分介绍工作者们治疗 PTSD 患者时坚守的原则,第五部分介绍全球 PTSD 领域治疗与研究的展望。

　　本书由笔者主译和统稿,各章节具体初稿译者如下:沈黎(第一章),管向梅(第二章),周晶(第三章),向平萍(第四章),冯敏良(第五章),虞骧(第六章),袁静(第七章),沈黎、陈鸽(第八章、第九章、第十八章、指南5),连晓媛(第十章、指南7),金江英(第十一章),李同(第十二章),郁赟(第十三章、指南10),吴晶(第十四章),李悦(第十五章、指南12),李妍(第十六章),王子葳(第十七章),刘斌志(第十九章),张梦如(第二十章、指南17),蔡超恒(第二十一章、指南18),王亮(指南1、指南4、指南6),叶倩(指南2),李欣恬(指南3),姜春艳(指南8、指南9、指南11),金妍艳(指南13、指南14、指南15),周雪(指南16),张婷婷(第二十二章)。同时,在本书的出版过程中我们请新西兰梅西大学的叶明珠博士进行了最终的审读和校定。

　　翻译本书是一件非常愉悦同时也很艰难的事。要感谢的人很多,尤其要感谢本丛书主编、南京理工大学公共事务学院张曙教授的信任,感谢华东理工大学出版社社科事业部的大力支持。同时,我要衷心感谢参与本书初稿翻译的各位老师和学生。本书亦是国家社科基金一般项目"社会工作者替代性创伤之形成历程与应对策略研究"(20BSH160)的阶段成果。翻译不足之处,敬请读者批评指正。

沈　黎

南京理工大学